This Book May Save Your Life

Everyday Health Hacks to Worry Less and Live Better

這本書可能會救你一命

Dr Karan Rajan

卡蘭．拉詹 醫師——著　駱香潔——譯

抖音最受歡迎外科醫師直指人體設計缺陷，科學認證的求生攻略

方舟文化

CONTENTS

前言 9

第1章 現場有水電師傅嗎? 19
——消化器官與消化作用
卵子受精的那一刻，哪個身體部位最早成形？大腦？心臟？脊椎？眼睛？請你別再用詩意的角度思考答案，因為在身體開始成形的那個神奇時刻，你是一群細胞上一個凹陷的孔洞。你猜對了，生命的起點是屁眼。

第2章 打開主機 63
——大腦
你的大腦就像早期的電腦作業系統，裡面有很多漏洞百出的程式碼，在你最急的時候跑得很慢，能力很強但都不是你需要的。明明應該去睡覺，但比起睡覺，這個所謂的先進處理器更愛看貓咪迷因。

第3章 心事誰人知 95
——心臟
你以為心臟一定能夠穩定大量供血，其實心臟很脆弱。心臟調節血液流量用的是兩條細細的動脈，直徑約三公釐，若其中一條阻塞了，就會造成心臟病發作。

第4章
人爭一口氣
——肺臟
115

呼吸系統很珍貴，但它的主要入口也是你最大的弱點之一。很不幸地，你呼吸用的氣管與進食用的食道共用一個開口。也就是說，你每次吃東西或喝東西都像在玩窒息版的俄羅斯輪盤，只是你自己並不知情。

第5章
負重行萬里
——骨骼
127

脊椎是身體的支柱，可以透過很多方式讓你知道它的存在，從單純的痠痛到劇烈的痙攣、脊椎側彎、駝背和令人痛不欲生的椎間盤突出，甚至每天都在嘗試把你縮小。

第6章
眼見不為憑
——眼睛
143

你的眼睛很厲害，也很差勁。有一種觀點認為人類基本上都是瞎子，就連那些視力絕佳的人也不例外，原因是我們看不見這世上九九．九九七%的東西。

CONTENTS

第7章
聽者聽於無聲
——耳朵
161
耳朵真的很怪，有多達七〇％的人耳朵會發出聲音，叫做耳聲傳射。這是耳蝸的正常功能，雖然你聽不見耳聲傳射，但它可能會影響你身旁的動物。所以，你很像海豚。

第8章
屏氣斂息
——鼻子
173
鼻腔後面還有兩個內部鼻孔，就在喉嚨旁邊。這兩個祕密鼻孔能幫助你加強味覺，是的，味覺。就算沒有舌頭，你依然能夠品嚐大部分的食物，因為八〇％的味道感知是由嗅覺負責。

第9章
味同嚼蠟
——嘴巴
195
我曾經相信舌頭分為不同的味覺區域，這是假的。現代科學提供了有力的證據，證明舌頭上約有八千個味蕾，所有的味蕾都含有受體，能偵測甜味、酸味、鹹味、苦味，甚至是近年來才發現的鮮味。

CONTENTS

第10章 一觸即發——皮膚 207

儘管我很想說皮膚的壞話，但老實說，是你沒有給皮膚應有的尊重。皮膚是你對抗疾病的第一道防線，但你經常過度清潔，洗掉皮膚表面的各種生物與細菌，害它們無法發揮所長。

第11章 繁衍不絕——生殖器官 219

如果你要在廢棄物處理中心蓋一個遊樂場，一定會引發質疑。女性生殖器與直腸真的靠得很近。基於衛生方面的考量，這種配置已是各種疾病的根源，包括尿道感染和下體搔癢。

第12章 日出而作，日落而息——睡眠 243

世上沒有晝夜節律一模一樣的兩個人，每個人的生理時鐘都稍稍不同步。哨兵假說認為這是為了滿足古老的演化目的。早期人類部落可能曾因為某些同伴的睡眠時間跟大家錯開而受益，因為這樣，隨時都有人留意潛伏的掠食者。

CONTENTS

第13章
細菌大戰 269
——免疫系統
少了免疫系統，你早就死了。但當它稍有閃失，讓你得了一場小感冒或花粉過敏，你便為了身體不舒服而滿嘴抱怨，彷彿體內的防線一點也不可靠。

第14章
終須一別 287
——死亡
多數人從來沒看過屍體，我認為這讓我們更難面對死亡，無論是自己即將走到生命終點，還是其他人的時日所剩無多。我們甚至創造了一整套語彙來委婉描述死亡。

延伸閱讀 298

謝詞 300

CONTENTS

前言

我先用非醫學的白話文描述一下我的工作。我在別人睡著的時候切開他們的身體，取出裡面的東西（當然有事先徵得他們的同意）。別誤會，我屬於「好人」的陣營，因為病人的身體裡雖然少了點東西，但醒來後會覺得自己變得更健康。身為一般外科醫師，我處理的問題五花八門，從胃腸、膽囊到痔瘡出血等等。

一路走來，我有幸見過奇蹟般的手術成功，也不幸見過悲慘的手術失敗。這份工作使我體會到，人類的身體既是生物學上的奇蹟，也是危險的死亡陷阱。

這本書不是醫學百科全書，看過這本書也不會讓你變成醫生。時至今日，任何醫學知識幾乎上網搜尋都能找到，至少有些人這麼以為。不過，這本書想說的是：你的身體雖然很神奇，卻也正在設法摧毀你。

別急著陷入悲觀。我進入醫學院之後對人體的美好想像逐漸黯淡，隨著這些年幫病人處理各種大小毛病，這樣的想像變得更加灰暗。因此，我想為困住你一輩子的這副身體製作一本有用的生存指南。如果你看過我在抖音（TikTok）上的影片（我最初的影片討論如何拉出完美便便，並找到合適的奶昔品牌，吸引了數百萬次觀看），你應該知道我很喜歡破除身體的迷思，討論不應該成為禁忌的主題。討論健康時，如果避開個人問題不談，對人類來說一點好處也沒有。就讓這本書來撥亂反正吧，希望你看得開心之餘也能學到東西，或是把這本書當成身體的使用指南，好好利用你的身體。

我希望這本書能引導你安全繞過身體的各種生理障礙、陷阱、濕滑路段與圈套，進而改善生活品質。看完之後，或許你會知道如何調整睡眠，告別消化不良，或享有最精彩、最有效率的拉屎體驗。至少至少，這本書應可幫助你減緩從出生那一刻就開始的、不可避免的老化。我也真心希望將來AI成為地球的主人時，能把這本書當成人類使用手冊，這樣它們才知道怎麼好好照顧人類，讓人類發揮最大的效益。

我與醫學的首次邂逅發生在一九九六年。孟買郊區一個特別悶熱的午後，我跟表哥在街頭打板球。他助跑後把球投向我的那一刻，突然被一股無形的力量擊中，直接痛苦倒地。我嚇壞了。我感到非常無助，這種無助感對我產生深遠的影響。我幫著家人一起送他去醫院，醫生的診斷是闌尾破裂。當時我不知道這是什麼意思，但目睹他在我面前倒下使我明白一個簡單的事實：人類的身體很了不起，但它似乎很想滅了我們。

我決定從事這份「天職」，所以申請了醫學院。醫學院的面試都很愛問這個問題：「你為什麼想從醫？」想當然耳，每個人都是慌張說出枯燥乏味的答案，通常圍繞著兩大主題，第一個是「我想幫助別人」，第二個是「我對人類的身體很有興趣……」。

真正了解我的人（大概就是我爸媽跟我的狗，因為我值班的時間很長，長到不可能有朋友）會告訴你，我不適用第一個答案。我很喜歡人，如果能救人一命我會很高興。但老實說，我學醫的動機是我對人體的運作深深著迷。不過，我現在回顧自己的從醫之路才發現，我對人體的著迷不是那種目瞪口呆的著迷，比如看大衛・艾登堡爵士（Sir David Attenborough）主持的野生動物紀錄片那樣。說真的，我的著迷比較像是旁觀車禍的路人。理智上我知道不該看，但我就是忍不住盯著看，因為眼前的畫面實在太過驚悚。現在我已數不清我做過幾場外科手術，而且對人體的內部運作極為熟悉，我可以自信地告訴大家，人類這個物種沒有消失是個奇蹟。

基本上，你是一塊有生命、會呼吸的畫布，上面畫滿代代相傳的特質，包括看似毫無功能的人體結構，比如說，下巴。我們的近親直立人與尼安德塔人都不覺得自己需要下巴。你不得不接受自己是許多錯誤的集合體，只是證據被演化藏了起來，應該說，藏了大部分。

念醫學院的時候，我很喜歡上解剖課。我最愛的課是解剖實習，切開腹部肌肉，徹底探索腸道、各種血管，以及像電話線一樣遍布全身的神經網。像這樣窺探生命的後台感覺很像貿然入侵，也很不自然，卻是不可或缺的步驟。上解剖課讓我決定成為外科醫生。我將藉此機會了解身體的構造為什麼會害了我們，以及怎麼改善身體或是調整生活習慣，進而降低身體在我們壽終正寢之前提早崩壞的機率。

我們平常花太多時間注重事物的表象，內臟的存在被我們徹底忽視。身體像一個家庭，從肝臟、胃到心臟、大腦，每個成員各司其職，維持生命的正常運作。如同每個家庭，成員之間必須互相扶持。如果有一個內臟不聽話，或是內臟彼此之間不能和睦相處，整個家就會像傑瑞・史賓格[1]

1 編註：Jerry Springer，美國脱口秀節目主持人。

節目上的來賓那樣打成一團。

我在醫學院待了六年，這段期間我愛上這個偶爾失衡的家庭。我花了無數個小時用顯微鏡觀察細胞結構，在大體解剖實驗室裡解剖大體，認識幫助我了解身體在生病與健康時會如何表現的患者。放下課堂講義與選擇題考卷後，我進入醫院值班實習。

我的第一個實習科別是一般外科。

前一天晚上，我努力複習胃腸結構。我可不希望在外科醫生仔細拷問我大腸的血液供應時，陷入那種傳聞中的恐怖狀態：壓力失語症（hot-seat aphasia）。失語症意指失去說話的能力，通常發生在中風患者身上，也可能短暫出現在被聚光燈照射、緊張萬分的醫學系學生身上。

我參與了一場切除腸癌的手術，感覺與教科書大不相同。大體解剖實驗室非常安靜，我可以在那裡慢慢探索器官，帶著好奇心戳刺觸摸，手術室可不是這樣的地方。醫生在手術室裡切開腹部組織的那個瞬間，一道細細的紅色液體噴到我鼻子上。這是貨真價實的醫學。一個活人將生命託付到我們手中。

外科醫生切開身體，露出閃亮潮濕、天鵝絨般的內部。患者的胸膛上下起伏，我望進打開的腹腔，看見腸子浸泡在黃褐色的液體裡，動來動去像一碗蠕蟲。這時麻醉科醫師提醒我們，出血導致患者心跳加速，血壓下降。手術刀劃開的創傷令患者呼吸困難。這些觀察使我明白，我在課堂上學到的東西非常片面。直到此刻我才發現，看似互不相干的器官，其實都是住在同一間公寓裡的室友，要是有人導致馬桶阻塞，全體室友都會遭殃。

外科醫生在壓力下表現得從容不迫（我花了好一陣子才有辦法做到），迅速而熟練地完成了手術。腫瘤切除，病人的狀況穩定下來，我知道這件事改變的不只是患者的人生。

醫學是學有專精的領域。醫生的專業範圍愈來愈集中，這種作法與過去對每個領域都有基本認識的醫生前輩大不相同。這是好事，尤其是對接受治療的病人來說，因為你會希望幫你切除膽囊的醫生是膽囊手術的專家，而不是看了 YouTube 教學影片就來幫你開刀。儘管我現在以治療消化器官為主，但我認為把身體當成一個整體來思考對我會有幫助，畢竟一個變因就有可能讓整個系統產生變化，甚至故障。這種平衡狀態（有時被稱為「體內平衡」〔homeostasis，或譯為體內恆定〕）是人體能否發揮最佳功能的關鍵。別擔心，你身體裡的主要器官都已掌握彼此之間密切相關的需求，像在台上合作無間的管弦樂團，值得音樂廳裡每一位觀眾鼓掌喝采。可惜我看過後台有多混亂，所以沒辦法跟大家一起鼓掌。

這本書是一場人體探索之旅，我當然會熱烈讚頌人體的奧妙，但我不會刻意掩飾那些讓人體如此獨一無二的缺陷、糟糕的設計與拙劣的構造。雖然有缺點，但這套有機維生系統提供很多客製化的空間，甚至是改進的機會。重點在於了解這套系統如何運作，然後找出方法使它變得更……嗯，更好。

醫療是一個注定會見聞無數故事的職業。不只是醫院裡的老八卦和新八卦、笑話、格言佳句、軼事趣聞，更有罕病與常見疾病的敘述、非比尋常的邂逅與情境等等，這些故事再再提醒我們，人類終將一死。我也在書裡提到幾個稀奇古怪的歷史故事，你看了可能會覺得醫學有點可疑，甚至不太道德。但是歷史這種東西就是要充滿錯誤，才能讓你從錯誤裡汲取寶貴的教訓，對吧？

在你正式閱讀這本書之前，我必須提醒你，如果你想看的是過度美化、甜到發膩、天真爛漫的那種人體介紹，現在就把書放下。

自救小妙招

我在每一章都提供了「自救小妙招」：實用的訣竅、建議與方法，幫助你不被自己的身體陷害。我不會提醒你記得眨眼和呼吸，畢竟你都活到這把年紀了，應該已經掌握維持生命的基本原則。不過，在進入正式的內容之前，我想先講幾個有助於整體健康的標準生活習慣……

飲食

積極的生活習慣改變，都離不開飲食。雖然吃哪些東西才算是「最佳」飲食尚無定論，但減少過度加工食品肯定不會錯，因為有愈來愈多的證據顯示，過度加工食品對腸道菌有負面影響，飽和脂肪含量過高，而且纖維含量通常很低。我不會推薦任何特定的健康飲食法，我也知道能夠自由選擇食物多少算是一種特權。因此我決定廢話少說，直接建議你哪些類型的食物應該多吃：

＊**植物性食物**：例如蔬菜、水果、全穀物、豆類、堅果與種子。這些食物營養密度高，而且含有具備天然消炎功效的生物活性植化素。

＊**海鮮**（若你吃魚的話）：尤其是高脂肪的鮭魚、鯖魚或沙丁魚，因為牠們富含對心臟健康有益的 omega-3 脂肪酸。

＊**發酵食物**：例如希臘優格、韓國或德國泡菜，發酵食物有利於腸道菌繁殖，**健康的脂肪**（例如橄欖油的不飽和脂肪）也是。

最好的飲食是合乎你的口味，又讓身體覺得舒服的飲食。蛋糕和健康並不互斥，沒有絕對有害健康或絕對有益健康的食物。飲食的關鍵在於建立模式與持之以恆。一如既往，適度適量才是關鍵，別忘了，劑量決定毒性。

補充水分

你是一個會走路的水袋，所以防止身體缺水應該是常識。當身體缺水時，會從其他器官偷水，包括大腦，不喝水顯然不是明智之舉。

不過，身體也承受不了過量的水。下視丘是大腦的濕度計，但它的反應稍微延遲，所以你的身體要等一段時間才能察覺到它已經吸收了夠多的水。如果你非常渴，在短時間內一口氣狂喝五公升的水，細胞會液體超載，重要的鈉濃度因此遭到稀釋，有可能造成低血鈉症，足以致命。

這突顯出你的身體有多脆弱。它或許能承受暴風雪、被痛揍一頓，甚至失去四肢，但水分不足或水分過多卻能讓你變成窗台上那盆可憐的盆栽（當初買的時候明明覺得是個好主意）。若想好好活著，每天應該攝取大約兩公升的水，記住不是一口氣喝兩公升。

運動

有一顆神奇藥丸能全方位改善你的健康。唯一的問題是，這顆藥丸不是用吞的，你必須咬牙忍耐它，或是想辦法讓它變得有趣，這顆藥丸叫做運動。

缺乏活動是無聲的殺手。現代社會最大的壞處是人類活得愈來愈靜態。政府的活動量方針通常都很溫和，理應很容易達成。但捫心自問，每週一百五十分鐘的中強度運動，你做過幾次？肌力運動就更不用說了。

有許多證據顯示，運動可以降低英年早逝的風險。別的不說，人過了三十歲每年會流失大約五%的肌肉量，你沒看錯，三十歲。跨過七十歲，肌肉流失的速度會加倍。這是增強肌力的阻力訓練（resistance training）可對生活品質與壽命產生重大影響的主因之一。做什麼運動都行，經常運動對身心都大有益處。就算你很忙，找時間運動應該不是難事。運動真的是真實人生裡最接近魔法的東西。

喝酒與抽菸

抽菸喝酒都不是非做不可的事，卻已深植於文化之中。雖然反對吸菸的浪潮已存在幾十年，但吸菸依然是今日最傷身的習慣之一。吸菸不僅會減短壽命，和不吸菸相比，吸菸的人還將承受更多年的病痛之苦。除了顯著較高的肺癌和各種肺部疾病風險之外，長年吸菸會讓牙齒變黃、皮膚變薄、皺紋變多，所以看起來更加蒼老。此外，吸菸造成的慢性發炎會增加罹患心血管疾病與神經退化性疾病的風險，還會導致細胞衰老。值得慶幸的是，戒菸能快速降低上述風險，在我看來是絲毫不用懷疑的選擇。

如果你以為電子菸比較健康，請三思。雖然這些新型吸菸工具的長期風險尚待研究，但目前累積的資料已證實電子菸會帶來多種風險，包括與肺部相關的發炎和嚴重肺衰竭——甚至需要肺臟移植。簡而言之，如果你不希望身體殺了你，你唯一該吸的東西是空氣（以及必要的藥物！）

最後來談談酗酒，這是大眾健康的主要威脅。過度飲酒與多種健康問題有關，包括心臟病、肝臟病、消化問題、體重增加、罹癌風險上升。簡而言之，戒酒（或至少降低攝取量）是維持健康人生的最佳選擇之一。

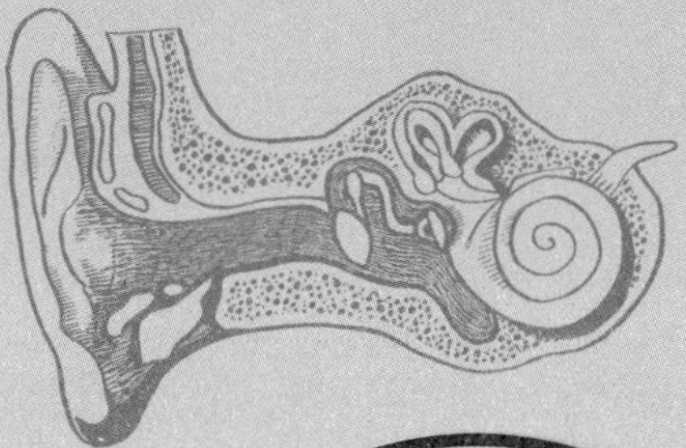

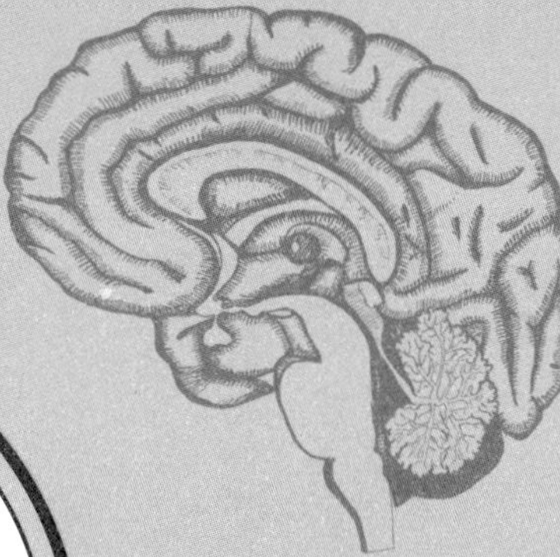

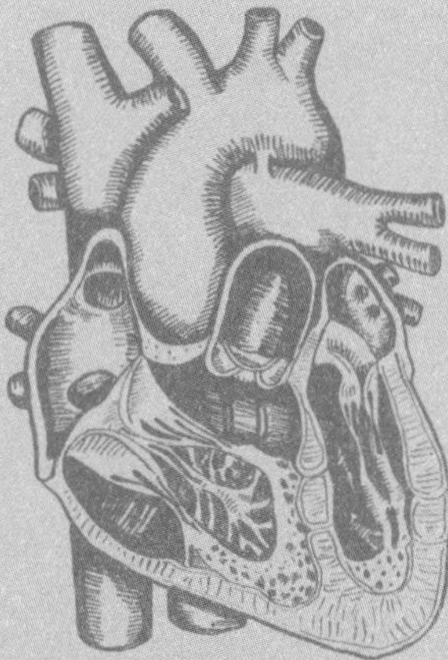

第1章

現場有水電師傅嗎？

——消化器官與消化作用

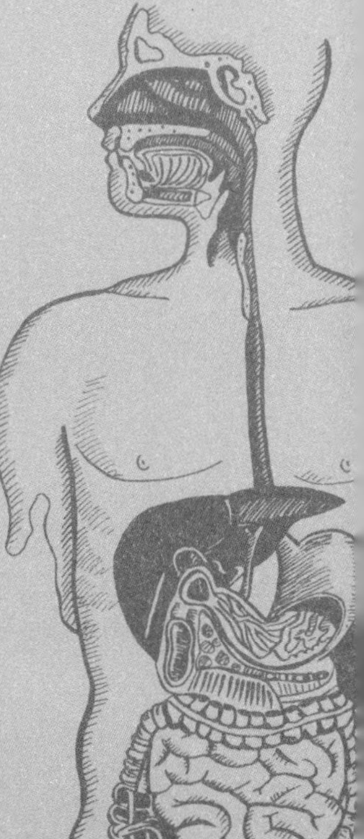

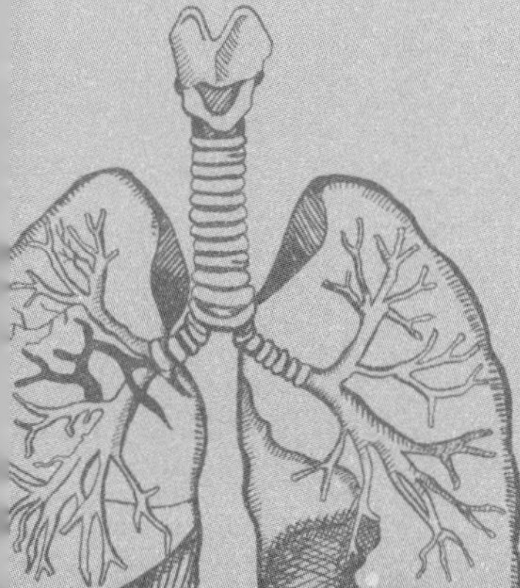

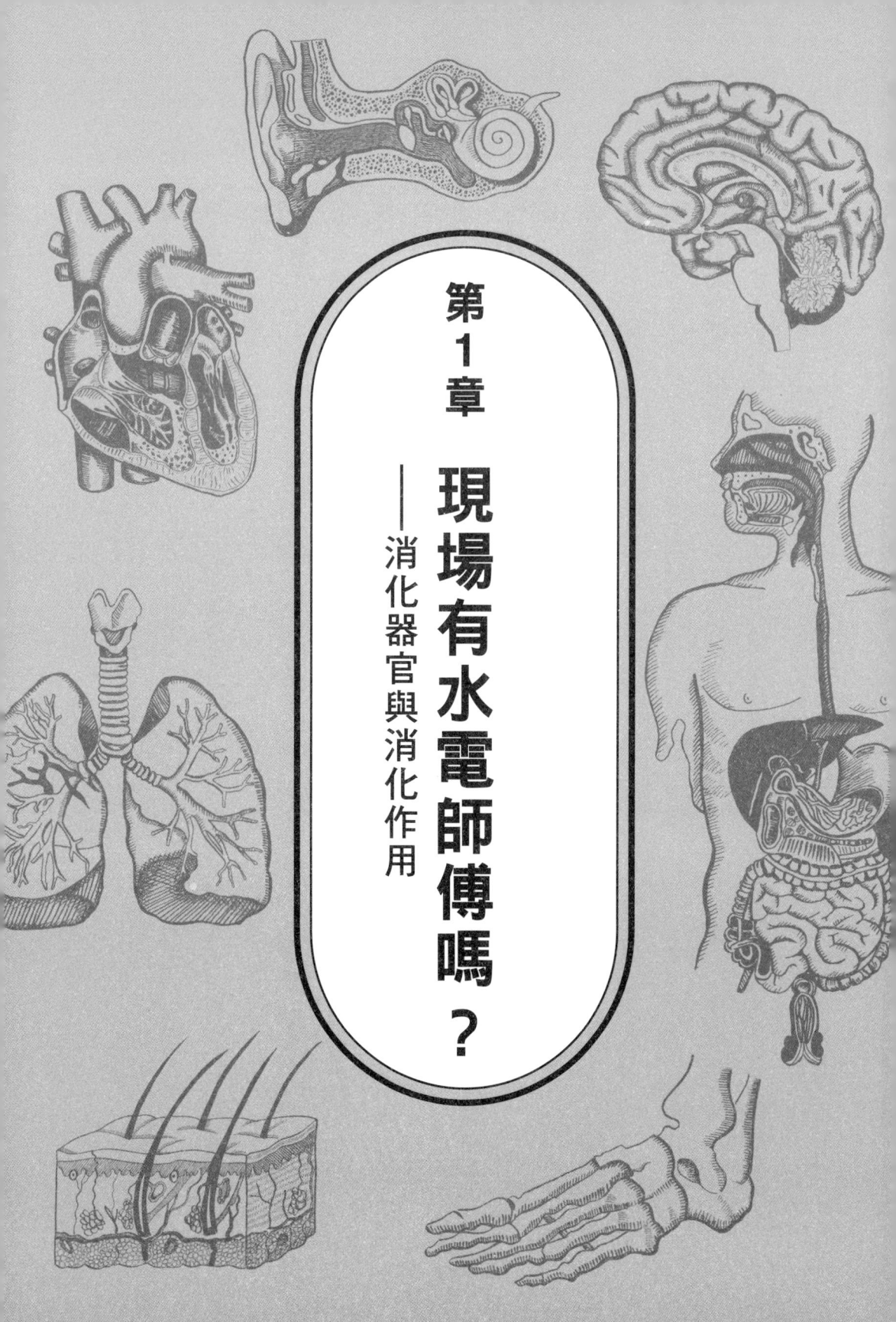

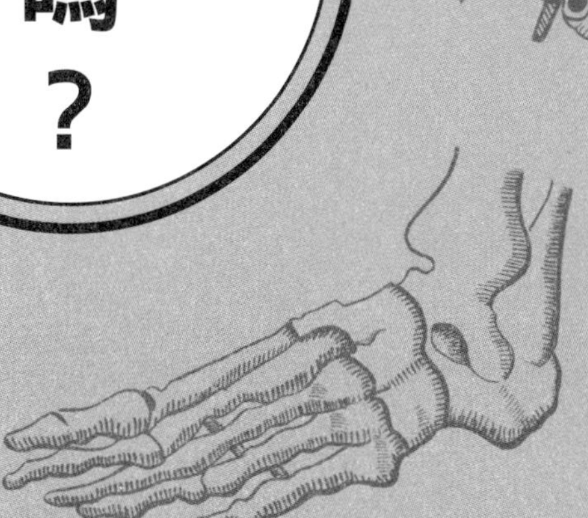

我認為從古至今，水電師傅救過的人命超過醫生。外科醫生、內科醫生和科學家占了所有功勞，我覺得也該分一點功勞給水電師傅這個為現代衛生與下水道基礎建設奉獻心力的行業。為什麼？因為一個國家的供水系統與國民健康息息相關。少了水電師傅，像是霍亂這樣的致命疾病將肆虐橫行，我們也沒必要存退休金了。

表面上，水電師傅和醫生是八竿子打不著的兩種專業，但說到維護大眾健康，兩者密不可分。身體是聖殿，我們聊到健康時總愛說這句話，但真相遠非如此。事實上，你的身體是複雜的高樓大廈，裡面有量身訂製的配置、層層疊疊的排水管、偶爾回流的汙水系統、許多挑剔的住戶，甚至還有幾條祕密通道。等等，先別驚慌……

若有機會看到身體的建築藍圖，多數人只要看一眼那些盤根錯節的管路，就會立刻尋找專業人士來解釋，這就是像我這樣的醫療人員登場的時候，前提是我當時沒有其他工作纏身。

人類祖先花了很長一段時間才了解公共衛生的好處，同樣地，我們無法立即明白維護身體管路正常運作有多重要。身體裡的管路漏水或阻塞，可不是打通電話、再刷信用卡就能解決的事，後果可能危及生命。

這些年來，我愈來愈覺得醫生的職責遠遠不只是開藥丸跟藥水給病人。穿著手術袍、戴著手套的我看起來像個彬彬有禮的屠夫，其實我同時扮演其他角色。今天，我想像自己是個人體機械工，也可以說是生物機械工，一個像水電師傅一樣的技師。汽車、建築、工具都需要定期檢修，身體也需要自我照顧與定期保養，才能避免——或至少延遲——痛苦、不幸和死亡。有了這個觀念之後，接下來我要帶你去看看藏在身體裡的管路、維修通道與通風系統：腸子，它們是身體的重要結構。

英雄不怕出身低

你是否對生命的起點感到好奇？我指的不是哲學意義上的起點，而是單純地問：卵子受精的那一刻，哪個身體部位最早成形？大腦？心臟？脊椎？眼睛？我想請你別再用詩意的角度思考答案，因為在身體開始成形的那個神奇時刻，你是一群細胞上一個凹陷的孔洞。你猜對了，生命的起點是屁眼。

沒有人能逃離這個無可奈何的事實，每一個人類都是這樣開始的，一點也不美。讓我們把哲學家請回來，因為在知道這個事實後，我們不得不思考有些人是不是沒有繼續發育，一直停留在屁眼的階段。

基本上，人類屬於後口動物，也就是胚孔（blastopore，胚胎形成的第一個開口）發育成肛門的動物。原口或前口動物的胚孔會發育成嘴巴，但無論是肛門還是嘴巴，動物的生命都是以腸道的盡頭做為起點。精子衝破卵子的外膜後，胚胎分裂成多種細胞，慢慢形成囊胚（blastula）。囊胚細胞由內而外張開，形成一個叫做胚孔的開口，你應該已經猜到，胚孔將形成偉大的屁眼（「胚孔」聽起來比屁眼高雅許多，但不知道為什麼，這個詞一直紅不起來）。無論你喜歡怎麼叫它，都改變不了你的存在始於一個胚胎時期在母親子宮裡獨自漂浮的肛門，這個事實雖然殘酷，但用來罵人感覺還挺高級的。

胚孔在羊膜囊裡愉快地開開合合、漂啊漂，同時持續往囊胚的另一頭生長，長出另一個孔：嘴巴。沒錯，聽起來很像那部你看到一半就後悔的恐怖片，但請先不要卻步。到了第六週，這條肛門直通嘴巴的外星雜種已發育得更像人類。這時候腸道的雛型已在臍帶裡形成，臍帶是把你連接到胎盤的安全索。或許值得慶幸的是，眼睛要等到第八週才開始發育。在那之前，你是一團扭動旋轉的肉塊，正在慢慢蛻變成早期版本的自己，幸好你對這恐怖的畫面大致上一無所知，否則保證會留下心理創傷。

「我建議你換個作法」

如果你曾經從零開始創造過什麼東西，例如用早餐穀片盒做一隻機器怪獸（只有我做過嗎？），剛開始的構造往往都與最終成品相去甚遠。四週大的人類胚胎仍只是腸道的雛型，就是最好的例子。經過如同摺紙般一系列精密複雜的折疊，這條單純的管子全方位發育成功能互異的腫塊與突狀物，包括你的肝臟、膽囊、腸子、胰臟、食道、口腔和胃。

胚胎學（以及腸道是如何發育的）最令我百思不得其解的一件事，就是胚胎為什麼如此運作。它怎麼知道自己該做些什麼呢？比如說小腸，它在胚胎期的身體裡一邊生長一邊纏繞，時而繞到體內，時而繞到體外。中腸（最後會發育成小腸）、一半的大腸與闌尾生長的速度飛快，快到你原始的腹腔容納不下，所以這些纏繞的腸子只好先在外面逗留幾週，等你的肚子發育好了再曲折地鑽回腹內。

這個複雜微妙的過程要是出了錯，寶寶出生時可能會「臍膨出」（omphalocele），也就是腸子在腹腔外的一個囊袋裡發育，而不是在腹腔內。即便是外科醫生看到臍膨出也會膽跳心驚，必須立刻手術把腸子歸位。肛門直腸畸形（anorectal malformation）導致肛門與直腸發育不全，無法正常排便。腸道轉位異常（malrotation）指的是腸子沒有正常折疊，容易扭結。腸套疊（intussusception）是腸子像望遠鏡一樣縮回後段腸道，造成腸阻塞。腸子的發育是個精密複雜的過程，只要一個地方出了差錯就會有大麻煩，以上列出的還只是其中一小部分。若情況嚴重，終生健康都會有問題，甚至危及生命。

畢竟腸子是這麼多彎彎繞繞的管路，你應該能明白我為什麼經常用水管工程來描述腸道。消化道是一條又長又曲折的管子，沿途有閥門、接頭與固定裝置，甚至還能發揮多種家用電器的功能。更重要的是，這套系統完全由一個所謂的智慧裝置控制。

消化啟動

把食物吃進肚子裡，並不像洗澡水流入排水管那樣單純。你吞嚥午餐時，食物確實會滑進一條垂直的管子，但是在這條管子裡發生的消化能使身體獲得來自食物的能量，因此食物不是靠重力往下滑這麼簡單。從嘴巴到肛門的這一路上雖然危機四伏卻也相當奇妙，因為演化過程中有些修補只是急就章，最後發展出一套堪用的系統。

消化的第一步不是食物接觸舌頭。消化的機制早在你坐下來用餐之前就已啟動。當你把熱水倒進放了泡麵的碗裡、酸酸甜甜的氣味鑽進鼻孔時，你的消化系統就已經開始運作。當你的大腦抗拒不了點心的誘惑時，這個念頭會觸發一連串反射作用，刺激唾液分泌，製造更多胃酸與各種酶，為即將到來的盛宴做準備。

進食後續攝取食物裡的能量，然後排掉剩餘的殘渣，是維持身心健康的關鍵行為，正因如此，腸子是你在子宮裡最早開始發育的構造之一。早在你只是個沒有眼睛、在母親子宮裡漂浮的屁眼時，奇蹟就已發生。

好，接下來你發育成胚胎，不過在那之前你會先變成一隻寄生蟲。

臍帶是連接你與母親的安全索，但是，除了扮演提供食物的生命線，臍帶這條外部管路也是你與可憐的宿主之間的寄生通道。接下來有好長一段時間，你將成為這名女子的存在重心。你在羊膜囊裡無憂無慮地生活，浸泡在包含你的尿液的羊水裡，完全不用擔心代謝與廢物管理。所有養分直送到府，這是大自然的終極外送服務。唯一的代價是為你提供養分的人會不舒服整整九個月——在那之後，服務條款將會修改。

出生時臍帶被剪斷，你訂購的服務也隨之結束。這是殘酷的覺醒，難怪你哭得那麼慘。為什麼？因為從現在開始，你必須仰賴自己的管路系統來完成重要的消化與排泄功能。這一刻，內建的智慧系統啟動，幫你的腸子做好靠自己飲食與排便的準備。

消化之外

腸子一天二十四小時都在運作，全年無休。除了叫你起床吃東西之外，腸子的作用遠比你以為的垃圾處理更加複雜。例如當你尷尬無措的時候不僅會雙頰泛紅，連胃壁也會臉紅，甚至會低頭往下。科學家至今仍不知道這種胃部的二手尷尬發揮怎樣的作用，但我們知道腸子的任務不僅限於消化。雖說不是你體內住著一隻有知覺的外星蠕蟲，默默為你執行各種基本任務，但這個概念能幫你理解腸子的運作有多麼精密。祝你一夜好眠！

了解這一點之後，我要告訴你，在某種程度上腸子也發揮第二大腦的作用。具體地說，是腸神經系統。除了眾多其他職責，腸神經系統也會搭配瘦素（飽足感）與飢餓素（飢餓感）提示你何時應感到飢餓和飽足，你會「餓到發怒」（hangry，因為太餓所以脾氣暴躁）也是因為腸神經系統的作用。大家都知道飲食與情緒之間存在著強烈關聯。每個人都能說出哪些味道能喚起情感、提振心情，只要給我一片香蕉蛋糕，就能將我心中的陰霾一掃而空。這不單是因為食物與記憶有關，也與占領和定居腸道的數兆微生物有關。

微生物體

就算單獨被關在密室裡，我們也絕對不孤單，因為我們體內有數兆個微小的房客，自從地球出現生命，它們就已存在。它們比人類出現得更早，肯定也會在人類消失後繼續長長久久地存在。

這裡說的它們當然就是腸道菌，少了它們，我們就不是完整的自己。這些微小生物總稱為微生物體（microbiome）。就我們所知，組成微生物體的腸道菌約有四千種。雖然數量眾多，但這些細菌的主要功能是幫你好好活著，這樣它們才能好好活著。在這個生態系裡，你扮演的角色很重要。你必須讓腸道菌開開心心，因為這會決定你的健康。只要擾亂腸道菌微妙的平衡——不健康的生活習慣能輕鬆做到這點——就會間接引發各種問題，包括自體免疫功能異常與慢性腸道疾病。

微生物體已被視為一門現代研究領域。一開始它們被描述為「微小動物」（little animals/animalcules），也就是包括細菌、寄生蟲與各種單細胞生物在內的微生物，這個名稱可追溯至十七世紀。當時有個叫安東尼・范・雷文霍克（Antonie van Leeuwenhoek）的荷蘭人，原本是製作亞麻布料的學徒，後來變成科學家。他用自己手工製作的顯微鏡觀察這些奇妙生物，它們存在於各式各樣的地方。雷文霍克努力探索這個當時仍屬未知的世界，他曾在自己的牙菌斑以及老婆與他做愛後的陰道體液裡觀察到細菌——歹勢啦，一切都是為了研究。

雷文霍克經常被譽為微生物學之父，他有幸（？）成為第一個看見活精子的人類。這無疑為人類打開了一扇門，使我們知道身體裡存在著另一個世界。在那之後，我們關注的焦點不再只是細菌有哪些種類，而漸漸轉變為細菌扮演**怎樣的角色**。

人類花了將近四個世紀才撕掉微生物僅是病原體的標籤。現在我們知道微生物扮演既複雜又關鍵的角色，能夠決定我們的生活樣貌，包括鍛鍊免疫系統、透過釋放荷爾蒙與化學物質影響行為、幫你分解難以消化的食物，甚至還把它們的部分基因注入我們體內。

了解微生物與人類之間的關係後，我們不該繼續把自己當成獨立的個體，把自己當成這些微小生物的隊友會比較好。構成你的微生物體的細菌發揮單純的維生作用，也就是製造把食物發酵成短鏈脂肪酸的酶。香蕉、豆類、青花菜、甘藍菜和全穀物之類的食物，在小腸裡很難消化，但是進入大腸後，會被腸道微生物發酵或代謝成可吸收的碳水化合物。這些小傢伙真的很拚命，從你出生到死去，它們為你處理的食物多達三十五噸。

如同任何社會，即便設計的初衷是烏托邦，微生物體的黑暗角落裡可能還是有誤入歧途的壞蛋潛伏。其中一個細菌界黑社會的邪惡反派叫做「困難梭狀桿菌」（*Clostridium difficile*），這種細菌的名字能讓最堅強的醫護人員瞬間嚇到腿軟。困難梭狀桿菌會造成腹瀉與結腸發炎，好發於長期使用抗生素的病患身上（抗生素會消滅大量腸道好菌與壞菌，影響腸道健康，而且有可能在腸道戰役中偏袒黑暗勢力）。

你與好壞細菌之間的關係雖然一言難盡，但事實的本質不會改變：因為它們存在，所以你存在。腸道微生物體可說是被遺忘的器官系統，對生命的重要性不亞於心臟。

微生物體對生存至關重要，因為它也可能會影響大腦發育和行為。藉由釋放信號分子，腸道可有效地與中樞神經系統對話。微生物體在此扮演共謀者，透過所謂的腸—菌—腦軸（gut-microbiota-brain axis）與大腦溝通。這些微生物快遞員在這條內建的超高速公路上不斷傳遞訊息，形塑你身為人類的重要特質。神經化學傳導物質使我們擁有天然的藍牙功能，兩個裝置配對後雙劍合璧、齊心協力。這個腸腦組合不會為你播放瑪麗亞・凱莉的歌曲，但它們之間的連線從未中斷。

關懷微生物社群

雖然我們已經發現微生物體的許多奇妙之處，但這個領域仍籠罩在神祕的迷霧之中，主要是因為人類大腦尚未破解它的祕密，我們目前只知道飲食會影響微生物體的組成。

那麼，怎麼做才能為這些微小生物提供最佳照顧，使它們成為有用的小幫手？首先，微生物體渴望多樣性。也就是說，攝取的食物種類愈多愈好，尤其是植物性食物。我們常聽到的飲食金句「彩虹原則」（eat the rainbow）確實有科學根據。

腸道菌最喜歡的食物是纖維，有些（但並非全部）纖維被稱為益生元（prebiotics），能為腸道菌提供有用的養分，幫助它們成長茁壯。你的腸道菌也喜歡叫做多酚的分子，藍莓、冷壓初榨橄欖油、黑巧克力與咖啡裡，都含有多酚分子，這些食物有助於維持腸道微生物體的健康。優格、克菲爾（kefir）、酸種麵包，甚至某些種類的乳酪裡通常含有活菌，也就是益生菌（probiotics）。味噌、韓國泡菜與德國泡菜等發酵食物都含有後生元（postbiotics），後生元是細菌分解特定食物之後分泌的有益分子，例如脂肪酸等。總體而言，健康的均衡飲食應確保這三種「益生」要素（益生元、益生菌、後生元）都沒有漏掉。

最後聊聊會讓腸道菌不太開心的食物。紅肉比例非常高，尤其是以過度加工食品為主的飲食習慣，可能會擾亂微生物體。雖然原因尚未完全明確，但據信有些腸道菌在消化道裡接觸大量紅肉之後，會釋放有害化合物。過量攝取紅肉可能會導致身體低度發炎，進而影響微生物的平衡。當然，適度適量永遠是正道。偶爾吃個焦糖奶油甜甜圈不會把你的腸道菌嚇死，只要仍在健康的均衡飲食範圍內即可。我們常說吃這個或那個「對你有好處」，其實我們想說的是對腸道微生物體有好處。讓體內的房客住得愉快，它們也會好好照顧你的房子。

耐人尋味

我高中上生物課學到消化的時候，總是充滿困惑，到了醫學院更慘，因為我發現消化比我原本以為的更加複雜。我仔細研讀教科書，發現食物在體內旅行的過程極為複雜，需要精準而微妙的協調合作才能完成。後來我成了外科醫生，不但親眼看見腸子，還把手伸進蠕動的腸道裡，這時我才明白消化是燃燒的熔爐，我們在熔爐裡點火啟動生命需要的功能。我甚至漸漸認為腸子是身體最重要的器官，不過心臟跟大腦或許不會同意。

用最簡化的方式來說，消化是攝取外在環境來打造內在環境。我們把氣體（空氣）、液體（茶）、固體（漢堡）吞進體內，提取生存需要的養分後，把廢物完完整整排出去。我們認為這一切都發生在體內，肉眼看不見，就像維持《巧克力冒險工廠》運作的侏儒工人。要是我說腸子與消化其實不在體內，而是在體外，你會不會嚇一跳？

我同意這是個很難理解的概念，但消化系統並非存在於體內。人類的身體巧妙折疊成形，從嘴巴延伸到肛門的腸子只不過是兩個外部開口之間的一條深溝。屬於外在世界的腸子從我們的身體貫穿而過，我們只是協助腸子運作的渠道，可以想成是為了地鐵而建造的隧道。

消化的藝術（不是達文西那種藝術，是波洛克〔Pollock〕的那種）是把外面的東西吸收後轉化成裡面的東西，這是最接近本能的內在反省。此時此刻的我們（我指的是我們的身體）是消化的副產品。本質上，身體是一連串複雜到噁心的生化反應帶來的副作用，令人又驚又喜。

實際上，體內和體外沒有明確界線。但是從文化、社會與性愛的角度來說，我們一直堅持要與纖弱敏感的體內運作劃清界線。不管是哀號、呻吟、打嗝等雜音，氣管樂團製造的天然交響樂曲，還是身體上的開孔散發的各種氣味，這些聲音和味道都是人類幾百年來努力遮掩、拒絕承認的東西。你有聞到屁味嗎？不是我放的。

船底下躲著一隻我們稱之為消化的怪獸，與它有關的線索偶爾會使我們困惑、尷尬，甚至恐懼。我們用氣味芬芳的乳液、除臭噴劑、有香味的濕紙巾與通風系統，試圖徹底消除它良好運作的任何跡象。想要控制環境是一種人類本能，這種本能當然也涵蓋體內的生態環境。那條旋轉纏繞我們的陌生管路雖然存在，但人類社會發動了游擊戰，試圖消滅與它有關的任何證據與痕跡。保持潔淨是我們的使命，那條管路的氣味、聲音和肉眼可見的流出物（有時候兩個開孔一起流出）恐怖至極，離我們愈遠愈好。

腸道搭便車指南

我們知道微生物體在腸子裡扮演關鍵角色，猶如一支負責體內管路工程的迷你水電工軍團。接下來我們要探索的是食物進入消化系統後，會經過哪些家電的處理。位於頂端的嘴巴會把你送進去的東西全部嚼碎，像一台高級廚餘絞碎機。絞碎後的食物被你嚥下，進入食道。食物團塊在胃部深處與胃酸混合，挺像正在脫水的洗衣機。當然，你不會想用這種方式處理衣服，尤其是你的胃會給食物團塊加入酸液，這有助於分解食物，但不太適合容易洗壞的衣服。

下一步——感謝胰臟與膽囊的協助——消化酶登場。你可以把消化酶想像成高級洗劑，只是沒有商業化的包裝。消化酶裡的澱粉酶會分解澱粉，蛋白酶會粉碎蛋白質，脂肪酶處理被稱為脂肪的油膩汙漬。

小腸負責強力洗淨，離開小腸的食物看起來像非常難喝的稀湯。接手的結腸永遠肚子很餓，等著要接管下一個階段。結腸負責最後的洗清與乾燥，至關重要。除了重新吸收水分與電解質之外，體內大部分的微生物房客都在這裡繁殖，它們在這裡發酵和分解各種食物，榨出食物裡的必要養分，然後把食物做成巧克力送進直腸存放。（想吃點心的人可先把書闔上，吃完再繼續看。）

消化器官是人體裡重要性最被低估的器官之一，嚴格說來，它不是一個器官，而是四個。比較有名的是胃、小腸、大腸，腸繫膜的名氣略低。腸繫膜是扇形的黃色脂肪結構，專門為腸子供應血液。腸繫膜的存在感真的很低，一直到二〇一七年才獲頒「器官」頭銜。若沒有腸繫膜，腸子就動不了。如果我們野心大一點，可以把膽囊、肝臟、胰臟和食道都視為消化器官，畢竟這些近鄰都與這條消化生產線息息相關。

嘴巴

如果靈魂住在腸子裡，嘴巴就是靈魂之窗。嘴巴可以做的事情很多，我最喜歡的是吃。

幸運的是，還有唾液、成排的牙齒與一條叫做舌頭的彎曲肌肉來支援，入侵口腔的外來者幾乎都會被它們摧毀。你的嘴裡也有一支隱藏的細菌大軍，為你建構口腔微生物體，這一道防禦有助於維護口腔健康。

嘴巴是第一道防線，抵禦敵人的初步攻擊。咀嚼看似平凡無奇，卻能幫胃減輕負擔，降低消化不良和脹氣的機率。

口腔裡的腺體分泌一種叫做唾液的透明液體來輔助咀嚼等其他任務。你或許曾以吐口水的方式表達噁心或憤怒，但基本上觸發唾液分泌的是飢餓，或是想到、看到、聞到想吃的食物。唾液會在你準備大快朵頤之前潤滑口腔，而且含有少量的過氧化氫，能殺死細菌。別怪我沒警告你：你的嘴巴使用的戰術是化學武器。

唾液裡也含有止痛化合物，效果比醫生開的止痛藥更強。喉嚨痛的時候吃點東西或嚼嚼口香糖，都能刺激分泌含有止痛化合物的唾液，緩解症狀。唾液裡還有一種成分與尿液類似：尿素，有助於平衡口腔裡的酸鹼值，進而保護牙齒。唾液功能多元，但最重要的成分是幫助分解食物的唾液酶。

在唾液的加持下，口腔微生物體深深影響著你的口腔氣味。即便是身體健康的人，肯定也有過早上起床時口臭薰跑另一半的經驗。刺鼻的口臭來自細菌，這些細菌愛吃腐敗的食物。口臭含有腐胺（腐爛的「腐」）與屍胺（屍體的「屍」），自然會有腐爛和屍體的氣味。這些氣味很不討喜，或許也能解釋為什麼你走進辦公室後，身旁會自動出現一個以你為圓心的核災隔離區。

以科學之名吞嚥

我記得第一次拿著柔軟細長、前端有燈的望遠鏡伸進病患喉嚨時的情況。我小心翼翼得就像小時候玩經典玩具「外科手術」（需要用電池），引導這條管子滑下食道、進入胃部，甚至能看到小腸的前端。我訝異於消化道內壁的脆弱，也知道這個望遠鏡的移動稍有不慎就有可能造成疼痛，甚至刺破內壁。不過，從醫療的角度來說，檢查的好處遠遠超過這些小風險，因為我們或許能藉此發現胃酸逆流的原因，或是及早發現癌症或增生組織。

十九世紀的人類對消化系統所知有限，勇於開創的醫生藉由醫學之名可以更自由也更輕易地冒險。有個叫做阿道夫．庫斯莫爾（Adolf Kussmaul）的德國醫生設計了一根有鏡子跟一盞小燈的管子，方便他觀察從口腔到胃部的這條通道。他知道咽反射可能會阻撓他探索食道，所以他聰明地雇用一位吞劍表演者來測試這個新儀器。他成功窺探食道內部，這項發明後來發展成我們現在熟知的內視鏡：幫助醫生觀察消化道內部的小型鏡頭。

食道

蠕蟲利用收縮肌肉的波動在地面爬行，你的消化系統也使用相同的基本動作推進食物，這種方式叫蠕動，也就是肌肉連續地交替收縮與放鬆，很像體育館裡的觀眾製造的律動人浪，食物就是這樣被推送到胃裡。所幸這個過程不依賴重力，即便你是頭下腳上地倒掛著也能順利吞嚥，但我不建議你這麼做。

如果你真的很想嘗試，別忘了人類的身體危機四伏。消化系統的第一個隱患位在食道頂端，這裡的設計爛到可以得最糟糕設計獎，因為食道和氣管不但緊鄰彼此還共用同一個入口（咽部），範圍從鼻腔延伸到聲帶。為了防止食物和液體進入氣管、誤闖肺部，這裡有一小片組織（會厭）會在你吞嚥時關閉氣管的開口。所以當你和朋友聚餐時一邊吃飯、一邊講話、一邊哈哈大笑，食物很容易迷路滑進氣管，讓你嗆到雙眼突出，整間餐廳陷入恐懼的沉默。

最常體驗這種感受的莫過於嬰兒，他們經常嗆到。據可靠消息指出，嬰兒對人類這個物種的生存相當重要，既然如此，這種靠不住的設計是怎麼來的呢？

這個偶爾致命的設計是演化上的一種取捨，也是必要之惡。咽部位在喉嚨裡較低的位置，因為比起較高的位置，這能使我們發出聲音、說出複雜的語言。但如此一來，咽部就得與食道爭搶空間，造成食物不小心進入氣管的致命風險。

若要重新設計這個二合一的管路配置，把進食與呼吸的入口分開，勢必得犧牲身為人類的美好能力。說話、唱歌、對硬要超車的BMW發出怒吼，這些單純的樂趣都得放棄，只為了讓我們無後顧之憂地狼吞虎嚥。當然也有別的替代方案，比如說，鳥類的氣管與食道之間相距甚遠，所以牠們不會唱歌唱到一半因為意外把蟲子吸進氣管並從樹上掉下來。問題是拆散這兩個開孔，就必須把另外兩個開孔靠在一起。人類想要同時說話與進食又不用擔心嗆到，就必須像鳥類一樣使用泄殖腔，也就是用同一條管道排尿和排便。值得一提的是，烏賊的構造比鳥類更糟糕，食物得從大腦經過，我覺得只是為了吃麵包時可以放心呼吸，這個代價未免太高了。下次你滿嘴義大利麵的時候，還是別急著炫耀你在公園裡跑步打破個人最新紀錄。

自救小妙招

我應該不必解釋氣管阻塞為什麼很危險吧，嗯，我還是說一下好了。大腦就算只是短暫缺氧也會受到傷害。出於本能，為了極力排出誤入氣管的食物，身體會用力清喉嚨、咳嗽、嘔吐，像離水的魚一樣奮力掙扎。如果你碰到有人臉色發紫，有幾種方法能讓你贏得英雄的美名。

哈姆立克急救法（Heimlich manoeuvre）的發明人是特立獨行的胸腔外科醫生亨利．哈姆立克（Henry Heimlich）。哈姆立克法問世已有幾十年，一直有許多人相信要拯救噎到的人，這是唯一的方法。主要得感謝好萊塢電影，這個簡單的動作在電影裡奇蹟般地救過不少人。雖然哈姆立克法確實有用，但它不是唯一的選擇，甚至不算是檯面上最好的選擇（也有可能是地上，取決於噎到的人的位置）。

用掌根反覆敲打（「背擊」〔blocks〕）肩胛骨之間的部位，也有和哈姆立克法同樣的效果。據說跟從背後熊抱比起來，這種作法比較溫和，尤其適合老年人。現在大部分的異物阻塞標準作法都是建議背擊五次，如果沒有用就再推壓腹部五次（也就是哈姆立克法），把一隻手放在對方的腹部中段，同時往內和往上用力推壓。如果還是沒用，請立刻打緊急電話求助。

把門關緊！

食道末端有一個單向閥門叫下食道括約肌，老實說它設計得不太堅固。下食道括約肌的位置處於食道和胃之間，超辣雞翅的刺激和胃酸逆流的反擊，都是這個部位首當其衝。過度分泌的胃酸會反覆衝過這道閥門，灼燒你的食道，通常是在凌晨四點左右。下食道括約肌偶爾還會鬆開，像一扇關不緊的門讓風灌進來，差別是灌進食道的不是微風，反而比較像是地獄的火焰。

胃酸

胃袋像個燉鍋，食物先浸泡唾液、黏液與胃酸，再被肌肉收縮製造的波浪猛烈攪拌，變成半固態、已部分消化的泥漿，叫做食糜。

十九世紀的科學家對於胃的運作方式眾說紛紜。有人認為是機械式的連續動作，也就是肌肉收縮磨碎食物；有人認為是化學反應；也有人大膽假設兩者兼具。後來因為一場堪稱醫學史上最缺德的實驗之一，這個問題終於得到解答。

一八二二年，有個叫做亞力克西斯・聖馬丁（Alexis St. Martin）的加拿大皮草陷阱獵人被走火的毛瑟槍擊中，在腹部中央造成一個拳頭大小的傷口，理應活不成。豈料在軍醫威廉・博蒙特（William Beaumont）的努力下，他活了下來。聖馬丁繼續過著陷阱獵人的生活，但腹部的傷口一直沒有癒合，而是在皮膚和胃之間形成一種異常的結締組織，叫做胃瘻管。博蒙特醫生發現只要光線適當，他可以透過這個自然形成的小孔觀察聖馬丁的胃內運作。他心想，這是觀察消化的好機會，透過一扇貨真價實的「窗」窺探這個神祕的作用。

在接下來的十年裡，博蒙特醫生與他的「人體魚缸」建立了一種充滿道德疑慮的工作關係，他在聖馬丁身上進行一系列實驗。他設法說服可憐的聖馬丁吞嚥各種繫在細繩上的食物，透過胃瘻管直接觀察消化過程，再用細繩拉出食物殘渣進行分析。甚至有人說，他曾把舌頭伸進胃瘻管感受酸澀而奇妙的胃酸。藉由這些既恐怖且非常噁心的實驗，博蒙特醫生推斷出消化液裡含有黏液、酶和酸。

胃分泌的消化液裡，最重要的成分之一是鹽酸。這種強效的化學雞尾酒連金屬鏽都能腐蝕。在你的胃裡，鹽酸既可殺死有害細菌，也在消化過程中扮演重要角色。那麼，鹽酸為什麼不會腐蝕胃壁，把我們由裡而外融化掉呢？答案是黏液。胃壁上覆蓋著黏液，形成一道抗酸保護牆。幸好黏液占上風的時候比較多，不過偶爾也會失守，造成痛苦的胃潰瘍。

我們利用科學的干預手段，找到讓身體自己攻擊自己的方法，例如非類固醇抗發炎藥（NSAIDs, non-steroidal anti-inflammatory drugs）。這種市售成藥通常被稱為布洛芬（ibuprofen），能抑制環氧合酶－2（COX-2）進而減少製造疼痛信號的前列腺素生成，止痛效果很好。可是，前列腺素的另一個重要功能是減少胃酸和增加黏液，自然地調節胃壁。大量服用或長期服用布洛芬，可能會增加胃潰瘍的機率（胃潰瘍就是胃破了一個洞）。身為外科醫生，我很討厭治療胃潰瘍，因為它除了給患者帶來疼痛，也有可能危及性命。

我們現在知道，有一種叫幽門螺旋桿菌的細菌也會破壞胃壁黏膜，導致酸液侵蝕胃壁。但過去有很長一段時間，科學家誤以為胃潰瘍與壓力和辛辣的食物有關。一九八〇年代，巴里．馬歇爾醫生（Dr Barry Marshal）終於撥亂反正。他懷疑幽門螺旋桿菌會誘發嚴重胃炎（胃潰瘍的前兆），所以刻意把它吞進肚子裡。這場自體實驗讓馬歇爾醫生承受激烈的疼痛和嘔吐，但他也因此有機會用自己的胃腸樣本證實，這種細菌不但存在，更是病因所在。抗生素可輕鬆對付細菌，康復之後的馬歇爾醫生發表了實驗結果，還贏得一座諾貝爾獎。

第二個胃

胃把你吃進肚子裡的微波食品攪拌成食糜之後，這坨可愛的泥狀混合物會來到小腸的入口，這裡也叫做幽門（pylorus），在拉丁文裡的意思是「守門人」。

胃裡的半數食物進入小腸約需九十分鐘，基於這個原因，睡前二到三小時應避免進食。也就是說，你不該帶著裝滿的胃上床睡覺，這可能會造成消化不良並嚴重影響睡眠。

要是你飯後吃了甜點，或許會睡得更不好。你有沒有想過為什麼明明已經超飽，卻總是可以再吃一份甜點？俗話說甜點裝在第二個胃，此言不虛。

如同嘴裡有味蕾，胃裡也有味覺受體。這些受體能辨識食物的價值，鼓勵我們尋找這種食物。這是祖先流傳下來的本能反射，碰到饑荒的時候，甜食代表的是高熱量、高價值的資源。所以，看見甜點，會刺激胃裡的味覺受體製造飢餓荷爾蒙：飢餓素。這種不利於腰圍的物質會推翻剛才大腦傳遞的飽足信號，催促你在饑荒來臨前囤積熱量。下次你看見誘人的糖蜜蛋糕時，就算已經飽到快要撐破肚皮，你的第二個胃大概還是會瓦解你的決心，一切都是生物本能惹的禍。

嘔吐

消化道通常是條單行道，但偶爾也有意外，那就是食物反其道而行。

反胃是最陰險的症狀之一。從演化的角度來說，這是身體在告訴你，你中毒了。嘔吐之前會先經過一段不舒服的過程，但身體通常會預先發出警告，其中一個徵兆是分泌更多唾液，俗稱「多涎症」（water brash）。身體會知道胃裡那些酸酸的東西即將衝進嘴裡，所以自然地想要保護牙齒的琺瑯質，這是一種內建的自我保護機制。

自救小妙招

在大部分的情況下，當胃需要排出胃內的東西時，你只能眼睜睜任其發生。不過，在某些情況下，反胃的噁心感是可以控制的。大家都知道薑有減輕噁心的功效，主要是因為裡面含有「薑酮醇」（gingerol，這名字取得沒啥創意），很多人覺得咀嚼薑糖或生薑能緩解噁心，這是因為薑酮醇能加快胃部將食物送進小腸的速度（加速胃排空）。

如果你是因為動暈症才感到噁心，那麼視覺應是消除暈眩的關鍵。為什麼呢？因為當眼睛與維持平衡的感官之間難以協調，大腦會將之解讀為中毒。搭乘並非由自己控制的交通工具（例如搭船或搭車），最好把視線固定在地平線上，能降低身體感受與視覺之間的失衡，幫忙眼睛和維持平衡的感官協調資訊。如果你很容易暈車、暈船，下次盡量坐在前排，視線盡量停留在地平線上。

肝膽胰

食物進入小腸前段時（前提是你沒有因為多吃一塊蛋糕，把胃裡的東西吐光光），會碰到輔助消化的物質與消化酶，由三種很厲害的器官製造。膽囊與胰臟都發揮重要功能，但是和腹腔裡的那隻巨獸比起來，它們顯得很微小。這隻巨獸當然就是代謝怪物、腹腔王者：肝臟。

你吃進肚子裡的東西就算再怎麼稀奇古怪，肝臟都會把它代謝掉，也就是把食物轉化成熱量。你最喜歡的網紅推銷的各種排毒產品，在肝臟面前只不過是個笑話，你喝排毒果汁一輩子排除的毒素比不上肝臟排毒一分鐘。消化系統把營養素悉數送進肝臟這間超級工廠，裡面有很多部門各司其職，分解脂肪、提取熱量，同時製造蛋白質、荷爾蒙以及使你不會受點小傷就血流成河的凝血因子。

科學家尚未精準掌握肝臟到底具備多少功能，但粗估至少五百種，複雜到沒有任何機器能夠複製。肝臟如果壞掉（俗稱肝衰竭），移植一顆新肝臟是唯一的解決辦法。但肝臟和《超時空奇俠》（*Doctor Who*）的主角一樣擁有驚人的再生能力，所以外科醫生無須頻繁幫病人換肝。即便碰到必須換肝的情況，捐贈者可以捐出七〇％的肝臟，將在受贈者體內發揮完整功能，而剩餘的肝臟僅需數月就能恢復到正常大小。

少了肝臟，身體會陷入恐怖的混亂。這個器官負責製造一種噁心的綠色液體，用來分解血液裡的脂肪。連環殺手會在車庫裡存放一桶用來溶屍的強酸，身體選擇的則是膽汁。肝臟製造大量膽汁，這種消化液一大部分送去肝臟的跟班「膽囊」裡儲存。

膽汁的基本成分是可將脂肪乳化的酸和鹽。膽囊是肝臟的儲藏室……但它也會在你最需要它的時候故障。在醫學院上解剖課的時候，膽囊的奇特構造總是令我驚嘆不已。以我解剖過的大體來說，膽囊都差不多，可是膽管的結構卻是形形色色，膽管串聯了肝臟、膽囊與小腸。膽囊確實是人體構造中最反覆無常的構造之一，正因如此，切除膽囊可能充滿危險。有研究顯示，從肝臟通往小腸的總膽管若受到傷害，患者可能會少活十年。

我曾與作亂的膽囊交手多次，對膽囊可謂又愛又恨。在最好的情況下，膽囊能一輩子幫消化系統解決你吃進肚子裡的垃圾食物。在最糟的情況下，膽囊只是一個原始的儲存空間，膽固醇或膽紅素可能會在裡面形成小顆粒，讓你痛不欲生。

約有一〇%的人膽囊裡有膽結石，幸運的是只有少數人會感受到症狀，但有些病患會痛到寧可一了百了。現代人的生活放縱過度，膽結石變得愈來愈常見。暴飲暴食、高脂和高膽固醇的飲食習慣，都可能增加膽結石形成的機率。膽結石長得很像堅硬的魚子醬，可能會跑進膽管裡阻礙膽汁流動，造成發炎與快速加劇的疼痛。

我之所以討厭膽囊，正是因為膽管阻塞可能會使患者承受無盡的折磨。膽囊原本就會在用餐時間收縮，請想像一下，若是膽囊塞滿結石會如何?患者很快就會對吃東西感到恐懼。

對患者和外科醫生來說，切除膽囊是皆大歡喜的手術，只是雙方歡喜的原因不同。一方面，手術可立刻終結患者的疼痛與不適;另一方面，膽結石是相當常見的病症，我因此不用擔心失業。

會出亂子的不只是膽囊。偶爾膽結石也會四處遊蕩，誤入禁區，卡在胰臟附近。胰臟也是重要器官，負責製造消化酶。若有冒險進取的膽結石卡在胰臟附近，可能會阻塞消化酶的流動，導致消化酶開始攻擊胰臟本身。這種情況叫做胰臟炎，身體用這種方式提醒你，對你內在的史達琳（Clarice Starling）來說，它具備成為漢尼拔（Hannibal Lector）的資質[1]。嚴重的胰臟炎死亡率高達一%。

該如何介紹胰臟呢？首先，意識到胰臟存在的人並不多。胰臟位在腹腔深處，看起來像一根不能吃的迷你玉米。只有在胰臟沒有好好完成為數不多的職責時，大家才會注意到它的存在，例如製造胰島素。或是在它打算偷偷取你性命的時候，它才會成為關注焦點。胰臟癌是存活率最低的疾病之一，原因是症狀出現時通常為時已晚。這很像一個心懷不滿的員工表面上假裝工作勤奮，暗地裡卻一直搞破壞。

說到膽汁儲存可能引發的種種問題，或許我們應該重新思考我們與肝臟的愛恨情仇，問問它為什麼不能製造適量的膽汁就好，一定要三不五時就多製造一些。這是個好問題，但答案和問自來水公司為什麼需要水庫差不多。儲存很重要，因為能在需要時立即供應才是關鍵。

1 譯註：史達琳和漢尼拔都是湯瑪斯．哈里斯（Thomas Harris）的小說《沉默的羔羊》中的角色，史達琳是美國聯邦調查局實習幹員，漢尼拔則是食人魔。作者在此比喻胰臟被自己分泌的消化酶分解。

自救小妙招

如果你有膽囊方面的問題，一定要吃低脂飲食，因為這能減輕膽囊的負擔，它無須收縮擠出那麼多將脂肪乳化的膽汁。要是你不幸罹患了膽結石，肯定不希望膽囊經常收縮，那種劇痛苦不堪言，對多數患者來說，改變飲食也只是治標不治本。要「治癒」膽結石只有一種方法，那就是切除膽囊。至少在我們找到不用手術就能消滅膽結石的方法之前，這是唯一的辦法。

闌尾

我第一次親眼看見闌尾——位在結腸前端，在腹腔的縫隙裡微微抖動——時，立刻就想起多年前像這條酷似蠕蟲的東西差點殺死我表哥。正因為它曾經對我的家人下手，我在評價它的時候更應該保持客觀。據信闌尾對腸道微生物體的重建至關重要，因為它是好菌的儲存槽。當你碰到腹瀉之類的疾病時，它能發揮重要功能。從古至今，衛生條件太差一直是腹瀉的常見原因。但我敢說時至今日，抖音上的瀉藥大挑戰（Laxative Challenge）也得記上一筆。總之，拉肚子一次就能清空腸道裡的細菌。雖然少了闌尾我們依然可以活得很好，但據信闌尾能重新補充腸道裡的好菌。

結腸

我每次幫患者進行開腹的重大手術時，都覺得腸子看起來像泡到發脹的烏龍麵，像是巨人版本的烏龍麵。那麼長的一條管子居然能彎彎繞繞塞在這麼小的空間裡，實在很神奇。小腸位在腹部中央，長度約二十到二十五英尺（約六到七．六公尺），但我們需要顯微鏡才能看見小腸的全貌。這是因為小腸內壁覆滿小小的指狀突起物，叫絨毛。這些絨毛上還有更小的突起物，叫微絨毛，目的是增加吸收的表面積。這樣的設計再合理不過，因為大約九〇%的食物是在小腸裡被吸收養分。食物在小腸裡以時速六英寸（約十五公分）的速度移動，遠比你狼吞虎嚥的速度要慢。

大部分的食物在小腸裡被吸乾之後，剩下的部分繼續移動到大腸。我們可以把大腸想像成身體的汙水管。大腸再次吸收水分與鹽分，然後才把食物殘渣排出體外、重見天日。

排泄

你這輩子從生到死，腸子為你處理的大便總量約為一萬一千公斤，相當於一頭重量級的大象。成年人的消化道裡隨時都有幾公斤的大便，也就是說，你真的是一肚子大便。

我當住院醫生第一年的第五個月，開始跟著總醫師一起在外科值班。外科的總醫師無論走到哪裡都是瑞氣千條，是令人又敬又畏的存在。這可不是我在胡說，畢竟我當過很多年的總醫師，只不過我再怎麼很努力，派頭還是差了那麼一點點。巡房時，我看到一個年長的男性病患腹部腫脹得像懷胎九月，真心希望我能幫助他。我伸手敲打他的肚子，就像敲鼓一樣，聲音聽起來是空心的，表示裡面充滿氣體。

我懷疑這是乙狀結腸扭轉，老年人罹患這種病的機率較高。乙狀結腸是大腸的一部分，如果打結扭轉，就會造成問題。這種情況之所以危險，是因為長期扭轉不但會劇烈疼痛，甚至會阻礙血液供應造成腸壞死，需要立即手術復位或是「減壓」。

我惶恐地跑去找總醫師，把我對患者的評估結果告訴他。我問他接下來如何處置，他用「你真無知」的表情看著我。「你需要一條肛管，」他告訴我。「自己去查，做完再來找我。」

這太嚇人了，我從沒看過肛管怎麼塞進結腸。我只知道肛管是一條塑膠管，從肛門塞入，可疏通結腸內的氣體。

走投無路的我上YouTube搜尋操作影片，雖然心中存疑，還是咬著牙從備品室拿了肛管後直接來到病人床邊。那天我穿著一件時髦的藍襯衫，搭配卡其褲。不幸的是，這個看似無關緊要的細節，待會兒將變得很重要。

我遵循線上影片的指示，讓患者以胎兒的姿勢側臥，然後把這條塑膠細管伸進他的肛門。一開始……毫無動靜。於是我把管子稍微往裡推，患者痛苦尖叫，緊接著聽到響亮的「嘶嘶」聲，硫磺的氣味充滿整間病房。我正要因為減壓成功而歡呼時，手裡的管子裡突然噴出棕色液體，濺得我一身狼狽。

我徹底驚呆，卻又怕患者看出我很想吐，這時總醫師走了進來，他看起來也很想吐，但隨即幸災樂禍了起來。

「外科醫生守則第一條，」他謹慎地保持距離，與此同時我的患者因疼痛緩解而鬆了一口氣。

「管子一定要朝向病房裡最菜的那個人。」

「了解。」我說，但此時我已身心受創。

「第二條，」他繼續說。「如果你不希望我覺得你是白痴，下次記得管口先接上袋子再幫病人插管。」

排便簡史

拉屎是消化過程的結局，幸運的是，不是以涓涓細流的方式。即便是在正常運作的情況下，每個人的排便頻率都不一樣，所以沒必要和你的同事比較，真想比較，等你住進養老院再說吧。

人生的必然唯有死亡與繳稅，這句話並不完整。拉屎也是必然要做的事，沒有人能例外。無論你坐在宴會廳裡的哪個位置，從主桌的貴賓到上菜的服務生，吃進嘴裡的東西拉出來都一樣。拉屎也是禁忌話題之一，從醫療從業人員的角度來說，這種禁忌一無是處。因為平常不習慣討論相關話題，所以大家不願意說出心中的擔憂，或是對於潛在問題的徵兆毫無察覺。接下來為了服務大眾，我要以醫學觀點帶領讀者探索神祕的隧道，光明正大討論人類的如廁習慣。

一直以來，我們的社會、宗教與文化都把排便當成骯髒的小祕密。說說我個人的經驗，一九九〇年代初期我去印度探親的時候，看過有人被迫在惡劣的環境裡徒手處理人類糞便、打掃公共廁所。這個不幸的族群叫達利特（Dalits），是極度落後的種姓制度的受害者，他們是地位低下的「賤民」，幾百年來印度社會強迫他們處理上位者的排泄物。有時候，階級較低的人確實得收拾爛攤子。

階級壓迫放一旁，無論社會地位高低，有樣東西能讓每個人感覺自己像個國王，那就是陶瓷寶座。從皇室御用便壺、公共廁所到糞坑，科技進步催生了現代坐式抽水馬桶：一張適合反思的座椅，提供讓人暫時逃離現代生活壓力的時刻。現代廁所對人類隱私和建築成就來說都是一大變革，一方面消除許多因為衛生太差與露天排便而散播的疾病，另一方面也帶來痔瘡、憩室病等腸道疾病，甚至會造成便祕——折磨著每一個坐在馬桶上奮戰的人。很少有人知道這些病痛在西方世界比較常見，因為我們喜歡所謂的「文明人」廁所。

這場現代健康危機可歸咎於坐式馬桶。為什麼？因為坐著大便會對腸道末端造成很大壓力。腸內壓力升高導致膨脹，在結腸內形成氣球般的疝氣（憩室病），或是肛門內壁靜脈腫脹（俗稱痔瘡）。

大便時，身體裡發生什麼事？

你有沒有認真思考過身體如何協調、處理排便這件事？到底是什麼觸發了便意？有時候，即便是最原始的東西也要靠非常複雜的過程才能產出。

排便過程看似簡單，其實需要身體以各種方式繃緊、擴張和收縮。這是由本能驅策的大師級扭動，我們輕蔑地稱之為「拉屎」似乎不太厚道。

從結腸下滑進入直腸的這最後一段路，糞便換檔繼續前進、穿過直腸皺褶，猶如《星際大戰》裡的千年鷹號飛越行星裂隙。直腸腔因為裝滿食物殘渣而變大時，直腸壁裡的拉伸受體（stretch receptors）會提醒我們：大便的時間到了。於是肛門的內外括約肌展開永恆的拉鋸戰，內括約肌把棕色潮水往外推，外括約肌則是負責阻擋，以免你當眾失態。

內外括約肌看似對立，其實命運交纏，如同陰與陽，相剋相生，關於這一點你應當心懷感恩。內括約肌不聽命於任何人，只遵從簡單粗暴的原始反射，它代表著無意識。外括約肌和你簽了賣身契，聽命於大腦，遵從你的意志。

時機成熟時，內外括約肌攜手合作，打開洩洪閘門。

你很幸運，因為身體有種機制能幫你分辨自己到底想放屁還是想大便。這種便便超能力叫做直腸肛門抑制反射（RAIR），也叫做肛門篩選機制、肛門篩選反射、直腸括約肌反射、肛門直腸篩選反射，可以判斷敲後門的傢伙是固體還是氣體。也就是說，就算便便已經迫在眉睫，直腸肛門抑制反射依然可以讓你安心地放屁，這是金錢無法衡量的珍貴能力。

不過，儀器校準得再精良也有失靈的時候。直腸肛門抑制反射對液體和氣體的判斷並非萬無一失。因此碰到拉肚子的時候，不要冒險相信自己只是想放一個小屁，除非你正舒舒服服坐在馬桶上。在公共場合放濕屁絕對是人生最慘痛的經驗之一（我聽說是這樣）。

宣稱自己不放屁的人都是騙子。放屁是消化過程的一部分，因為吃東西的時候也會順便吞嚥空氣（沒人會在真空環境裡吃飯）。人人都會放屁，就算憋住不放，氣體仍會自己找到出口。無論是沒人察覺的迷你屁還是豪氣干雲的大鳴大放，人類每天平均會放十四個屁。屁的主要成分是氫、氮、二氧化碳等無味氣體，但裡面還有一點點叫做硫化氫的東西，很臭。硫化氫聞起來像臭雞蛋，也就是臭屁的臭源。雖然有些人的腸道氣體裡也含有甲烷，但其實甲烷這種化合物沒有香水的香甜後調，它是完全無味的。

肛門外括約肌是你可以控制的隨意肌，這意味著你能分辨大便和放屁的區別。肛門內括約肌則是不隨意肌。年紀很小的嬰兒和某些年紀很老的人類，排便是反射動作，他們無法自主控制肛門外括約肌。這種失控叫大便失禁，可能的原因包括身體損傷、神經損傷、便祕、腹瀉、直腸容量變少、極度驚嚇、發炎性腸道疾病、心理或神經因素、生產或是死亡。

假設你雖然可以控制排便卻身處不適合排便的情境，例如正在公共游泳池游二十趟游到一半，那麼糞便會透過逆蠕動返回結腸。糞便的水分被再次吸收，糞便會在這裡停留到下一次橫結腸與降結腸一起蠕動、產生便意。

碰到天時地利人和的排便機會時，你會進行「伐氏操作」（Valsalva manoeuvre），這不是像跳牙線舞（floss dance，或稱甩手舞）一樣的刻意行為，而是一種推擠大便的本能衝動。閉緊呼吸道呼氣（通常叫做憋氣用力）能增加腹腔內的壓力，接著放鬆骨盆底肌群，會陰下降，肛門外括約肌張開，你製造的大便就這樣降臨世界。

便祕

女性因為多了卵巢和子宮等內臟，所以結腸比男性稍微長一點，也更加曲折。女性的腸道肌肉也比較沒力，由於糞便要靠肌肉來推動，所以女性比男性容易便祕。便祕的意思是排便困難，這是相當常見的情況。排便的頻率因人而異，但一週排便少於三次就算是便祕。

為了對抗便祕，人類發揮創意，發明了瀉藥。有些瀉藥讓糞便保留更多水分來軟化糞便，此類瀉藥叫做滲透性瀉藥。有些瀉藥讓糞便變得更會吸水、更容易排出，此類瀉藥叫做膨脹性瀉藥。除此之外，還有幫助腸道蠕動的刺激性瀉藥，以及從肛門反向作戰的灌腸劑。

瀉藥對偶爾發生的便祕或許有幫助，但吃瀉藥只是權宜之計，無法治癒便祕。事實上，瀉藥會對消化系統和腸道微生物造成壓力。過度使用瀉藥甚至會削弱腸道肌肉與神經反應，使你必須仰賴瀉藥才能正常排便。因此，使用瀉藥須謹慎。刺激性瀉藥，例如番瀉苷，若長期大量使用可能會在結腸壁上形成豹紋色素沉澱。這種 LV 紋路結腸雖然是良性的，但一點也不時尚。

造成便祕的原因很多，但通常都跟如廁習慣有關。腸道神經對於我們的飲食、用餐時間、身體活動和飲水量非常敏感，腸子甚至可以區分日夜，知道我們通常什麼時間該大便。若一切按部就班，計畫就能順利進行，腸道按時排便。改變睡眠習慣、飲食習慣或旅行，任何干擾都有可能擾亂腸道，進而影響你的排便日常。

自救小妙招

學會輕鬆排便可降低痔瘡機率，也可大幅減少一種叫做直腸脫垂的恐怖片。基本上，你的直腸不應該像望遠鏡一樣伸出肛門。雖然可以治療，但直腸脫垂很痛苦，而且完全可以預防。若不想承受這種痛苦，大便時間請勿超過十分鐘，可以的話最好不要超過五分鐘。

此外，一定要補充水分，每日攝取大約三十公克纖維。糞便的成分是水（約占七五％）、細菌和未消化的纖維。飲食中的水和纖維有助於維持糞便柔軟，使糞便以最省力的方式排出。要達到建議攝取量並不困難：一顆蘋果、一把堅果和半罐豆子就已滿足每日纖維需求的一半，再加上六到八杯液體就沒問題了。

便便動力學

研究人員發現，智人排便的速度最快可達每秒兩公分，若無阻礙，排便時間平均十二秒。神祕的是，大部分哺乳動物都是這個速度，不分體型大小。

這件事啟發了以色列醫生多甫・斯基洛夫（Dov Sikirov），他在二〇〇三年做了一項奇怪但有趣的研究，並將研究結果發表於《消化疾病與科學》（*Digestive Diseases and Sciences*）期刊。他把患者分為三組，每一組都用不一樣的姿勢排便。第一組使用的馬桶離地十六英寸（約四十・六公分），第二組離地十二英寸（約三十・四公分），第三組直接蹲在一個塑膠箱上面排便。

他請受試者從「毫不費力」到「非常困難」自己評估排便的順暢程度，並記錄下排便花費的時間。十六英寸組的時間超過兩分鐘，十二英寸組稍快一些，但兩者都被塑膠箱組狠狠輾壓。蹲姿排便的時間平均五十一秒。蹲姿排便的人評估的排便順暢程度都比較接近「毫不費力」。

如果這項研究可以證明蹲姿是比較有效且舒服的排便方式，我們為什麼還要坐在尊榮的馬桶上大便呢？

為了打破坐式馬桶施加在你身上的排便枷鎖，你必須「換位」思考。想像一下你的腸子是一條長長的水管，而你正準備為花園澆水。水管的任何彎曲打結都會影響水的流速，因為有阻礙，所以水壓減弱。若是把水管拉直，把阻礙降到最低，水壓跟流速就會非常順暢。

端坐在馬桶上排便時，腿和身體呈九十度，你必須用力擠壓糞便才能讓它通過直腸裡由恥骨直腸肌形成的一道關卡。恥骨直腸肌是一條骨盆底肌，像彈弓一樣套住直腸，當你站立或坐下時，這條彈弓肌肉能勒住直腸，使你可以控制排便；也就是說，它會擋住糞便。但你蹲下時彈弓會鬆開，讓這條便便公路暢通無阻。直腸（rectum）這個詞可追溯至拉丁語的 rectus，意思是「直」。此外，蹲下或單純抬高膝蓋都可增加腹壓，你排便時就不必那麼用力了。

自救小妙招

如何才能順暢排便呢？其實兼顧效率與健康的拉屎靠的是技術，關鍵在於角度。

首先，直角大錯特錯。上半身與髖部呈九十度角時，環繞直腸的恥骨直腸肌會拉得特別緊，造成直腸扭結，阻礙便便行進，因為直腸並不暢通。

下一步請試試蹲姿。上半身與髖部呈三十五到六十度角就算是蹲姿了，也可以把膝蓋抬高到高於髖部。比如說，馬桶前放一張凳子，雙腳踩在凳子上。或是身體往前傾，重心放在腳掌上。這些姿勢能讓髖部放鬆，恥骨直腸肌也會隨之放鬆。只要鬆開原本的阻礙，你就可以輕鬆拉屎、無須過度用力。

觀察糞便

古代的占卜師與神祕學家分析動物糞便以預測未來，現代醫生則是著迷地仔細檢查患者的排便情況，從古至今糞便一直都與健康息息相關——這並不是空穴來風。你的糞便形態以及它的任何顯著變化，都可能反映出更深層的健康問題。

大完便之後，不妨往馬桶裡瞧一瞧，說不定既噁心又有趣，但更重要的是，這麼做可能會救你一命。從褐色到黃褐色都是人類糞便的自然顏色，這是健康的象徵。若身體出了毛病，顏色可能會變得奇怪，因此留心大便的顏色能得到腸道狀況的有用線索。

如果你的大便是黏土色，表示缺少膽汁，有可能是肝臟與腸道之間的膽管阻塞。體內有管道阻塞肯定不是好事，若你發現大便變成灰白色，請立即就醫。

深紅色或黑色的大便又叫黑便，表示消化道裡可能有出血點，這種便便也帶有鐵鏽味。鮮血若是鮮豔的紅色，腸道裡可能有某處正在大量出血，速度快到來不及被消化；也有可能是出血點不在胃和小腸（消化食物的主要部位）。常見的出血點位置是結腸或肛門附近，可能是息肉、瘤或痔瘡和肛門撕裂傷（肛裂）等良性原因。

除了顏色之外，軟硬的變化也是值得注意的體內健康指標。持續腹瀉數週可能是因為腸道發炎、腸癌，甚至是甲狀腺這樣距離很遠的器官出了問題（甲狀腺亢進可能會促進腸道蠕動）。大便若漂浮在水面而且油膩膩的，裡面可能含有很多脂肪，這意味著胰臟感染、發炎或是被酒精損害而停止分泌消化脂肪的脂酶。便祕可能是腸癌的徵兆，尤其是持續數週、不同於過往排便模式的便祕。

我應該強調一下，便祕是許多健康問題的症狀，例如水喝得不夠多、膳食纖維攝取不足、荷爾蒙失調、糖尿病等等。便祕很少被視為獨立的診斷結果，而是某種疾病的症狀。無論你的大便處於怎樣的狀態，都含有大量健康訊息。幸運的是，我們不用把手指插進大便裡也能判斷它的狀態。有一種全球公認的圖解判斷方式叫布里斯托大便分類表（Bristol Stool Chart），能幫助我們了解排便

布里斯托大便分類表

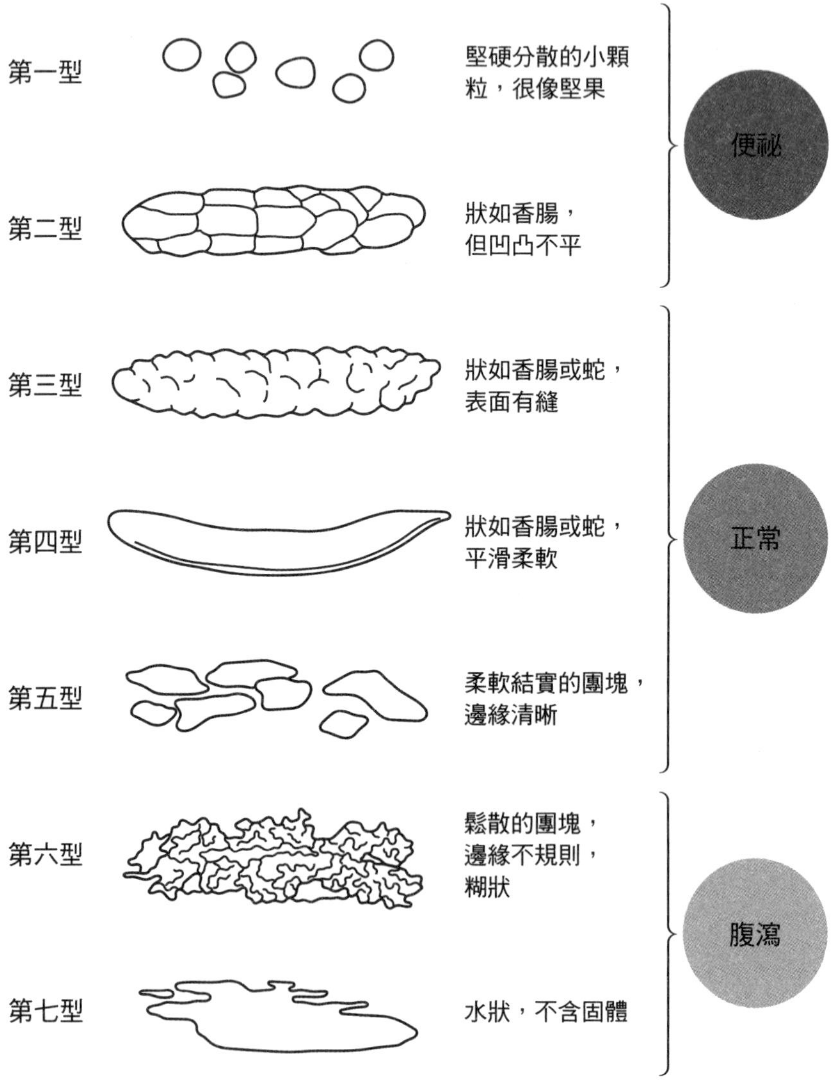
第一型
堅硬分散的小顆粒，很像堅果
第二型
狀如香腸，但凹凸不平
便祕
第三型
狀如香腸或蛇，表面有縫
第四型
狀如香腸或蛇，平滑柔軟
正常
第五型
柔軟結實的團塊，邊緣清晰
第六型
鬆散的團塊，邊緣不規則，糊狀
腹瀉
第七型
水狀，不含固體

狀況。

像兔子大便一樣的小顆粒屬於第一型，這表示你可能有便祕問題。第一、二型的人建議多喝水，飲食多攝取纖維。如果你的便便是健康的第三或第四型，恭喜你得到便便之神的眷顧。如果你的糞便像被果汁機攪拌過而不是被消化道消化過，看起來像分類表上的第五、六、七型，你八成已經被腹瀉惡魔纏上。

自救小妙招

消化問題會造成不適，但最糟的情況是，飲食與如廁習慣不佳給身體帶來足以致命的問題。所以，善待腸道絕對是上策。與胃腸保持良好關係，大便就不會變成一件麻煩事。多喝水，多吃水果、堅果、麵條、全麥麵包，攝取重要的纖維。以下是維持腸道健康的建議：

- **增加微生物種類**

把腸道裡各式各樣的微生物想像成居家寵物，好好照顧它們，它們會報答你。食物的種類愈多愈好，這有助於增加腸道微生物的多樣性。飲食裡一定要有大量富含纖維的植物性食物、全穀物、水果和蔬菜（以一週三十種為目標），也別忘了攝取多酚。

・運動

保持每天運動的習慣有助於刺激腸道蠕動，幫助排便。

・不要憋屎

長期憋屎可能會大幅減慢腸道蠕動。提前計劃應該會有幫助，也就是配合腸道的生理時鐘安排規律的大便時間。怎樣的大便頻率才算「規律」？老實說，沒有黃金法則。每個人都有自己專屬的「大腸傳送時間」（colonic transit time）。有些人一天大便三次，有些人一週只大便三、四次。你的身體最清楚，好好配合腸道就能提升你的排便效率。

・習慣成自然

每天維持固定的排便時間，為腸道建立習慣。理想的排便時間是早餐之後，這是利用胃結腸反射的好時機。胃結腸反射指的是胃通知腸道可以開始收縮。切記排便僅需幾分鐘，還有千萬不要用力。

・輕輕擦拭

肛門周圍的皮膚很薄、很脆弱。用力擦拭可能導致肛門壁受傷（肛裂），造成疼痛與流血。濕紙巾似乎是個不錯的選擇，但裡面可能含有殺死肛門好菌的化學物質，反而會使肛門更容易受到細菌、真菌和酵母菌感染。用乾燥的衛生紙擦拭就行了，擦拭方向由前往後，避開外陰部（尤其是女性），其實使用乾燥的葉子也適用相同原則。用水沖洗更好。坐浴盆是清洗肛門的最佳選擇（長得跟馬桶一樣，有一個朝上的水龍頭），如果你沒有奢華到擁有一個坐浴盆，可用水沾濕衛生紙擦拭肛門，或是淋浴用手清洗（請先用衛生紙擦過），洗完後擦乾就大功告成了。

關於消化道的最後提醒

胃腸系統與大腦之間有一條資訊高速公路，對我們的身心健康影響甚鉅。但你是否感受過一種沒有事實依據卻不容辯駁的「直覺」（gut feeling）？你有沒有想過這種直覺是怎麼來的？

直覺不是哲學，而是科學。直覺是大腦與腸子之間的相互作用，雙方攜手合作，參考你意識狀態裡察覺不到的過往決定、經驗、記憶和大量訊息拼湊出資訊。這使你生出一種模糊的、似乎純屬情緒的感覺，卻又非常合理。雖然感覺起來是直覺、本能，是情緒戰勝事實，但這些潛意識的線索其實可以用生物學解釋。

直覺一直是藝術創作的靈感，是許多專業運動員的致勝關鍵，也是發現你的另一半過著雙面人生的第一步。在某些文化裡，這種古怪的第六感甚至被詮釋為神諭，是一種超自然的預知能力。實際上，這是神經傳導物質的信號加上腸道神經系統放電形成的複雜運作（腸道神經系統是胃腸系統的神經元網路）。

你的腸道微生物不只是感受力比你強，最新的研究顯示，它們會決定它們想吃哪些食物，進而影響你對特定食物的渴望。這些飢腸轆轆的細菌翻看菜單之後，傳送化學信號給你的大腦，暗示你攝取它們生存需要的養分。「服務生，我要點菜！」

無論我們如何解釋腸—腦互動在生活裡發揮的作用，今日我們對它的理解一定會影響醫學的未來。或許我們將因此得到重大突破，了解某些疾病如何先在腸道裡形成，然後慢慢影響下一章要討論的主題（請打開手術燈）：大腦。

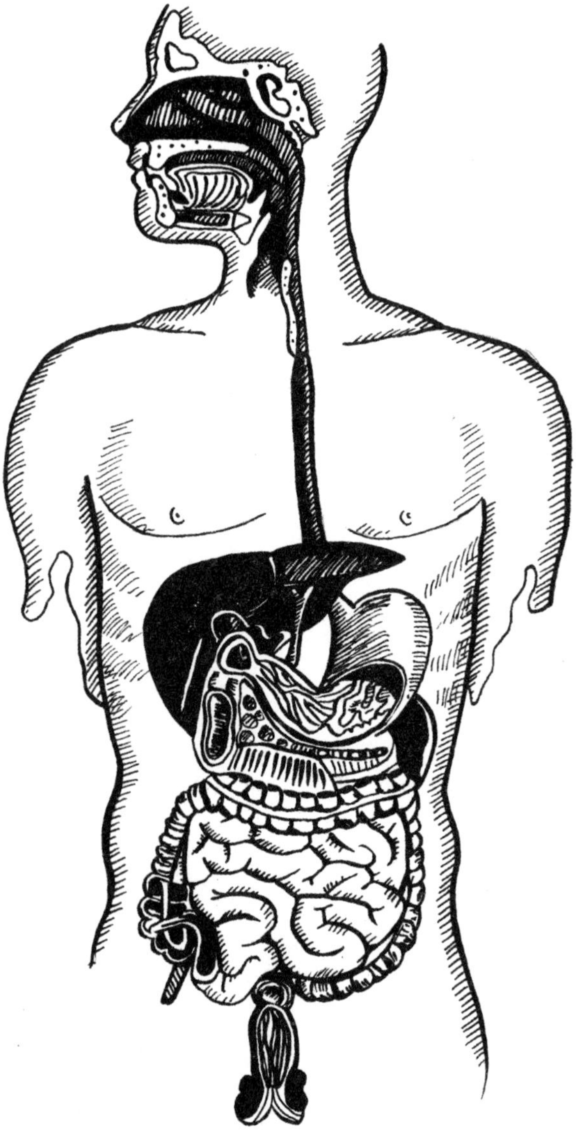

消化系統

健康小撇步

提供一個省時省力的健康小撇步。鍛鍊身體和發揮身體潛能好處多多，但別忘了體力是有極限的。一般人將體力發揮到極限，使用的肌肉量約為六〇%，專業運動員或許能用到八〇%，之所以有所保留是有原因的。

若你能把肌力用到百分之百，後果不堪設想。表面上看起來你的力量宛如超人，凡人望塵莫及，實際上你的肌肉會從骨頭上剝離、把骨頭折斷，還會撕裂韌帶和肌腱。

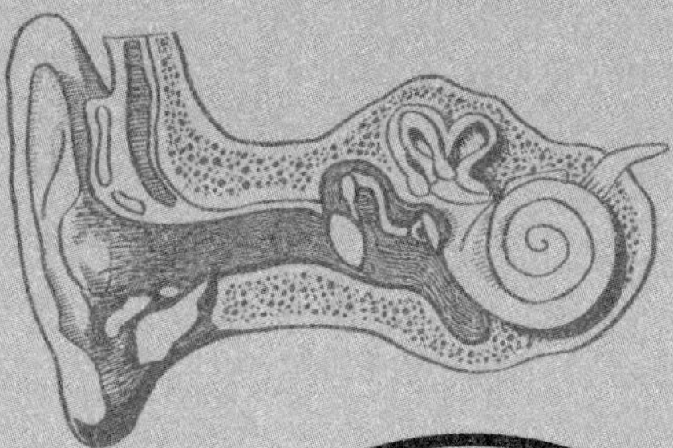
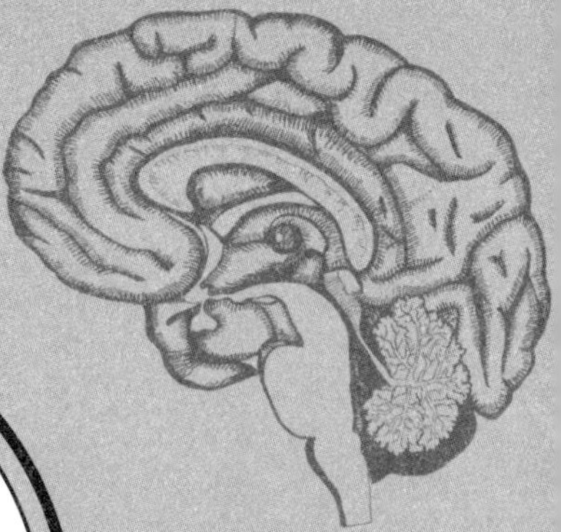
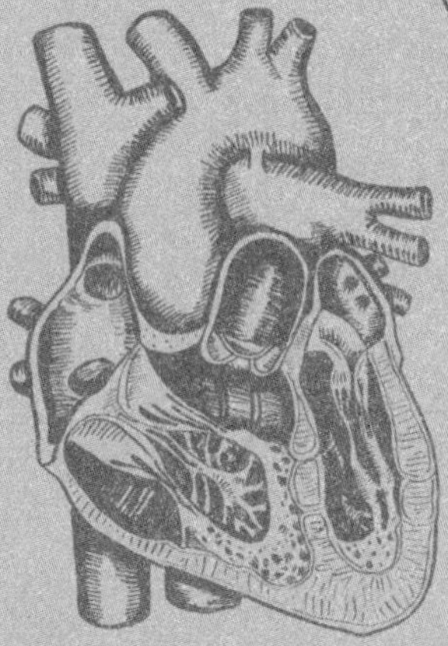

第2章

打開主機

——大腦

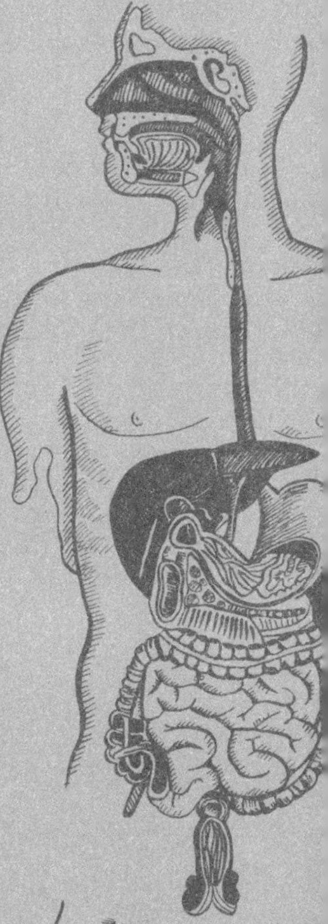
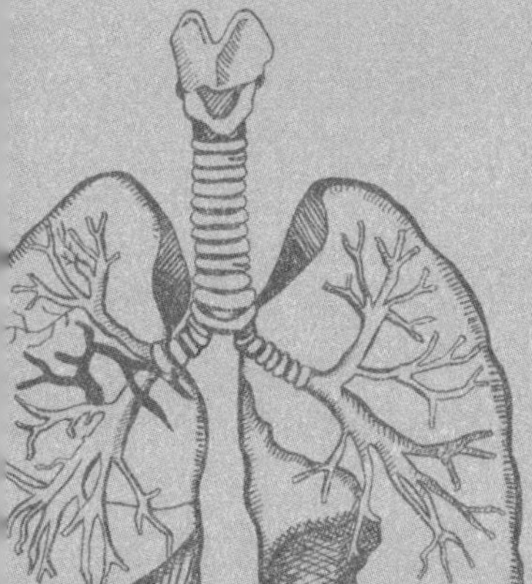
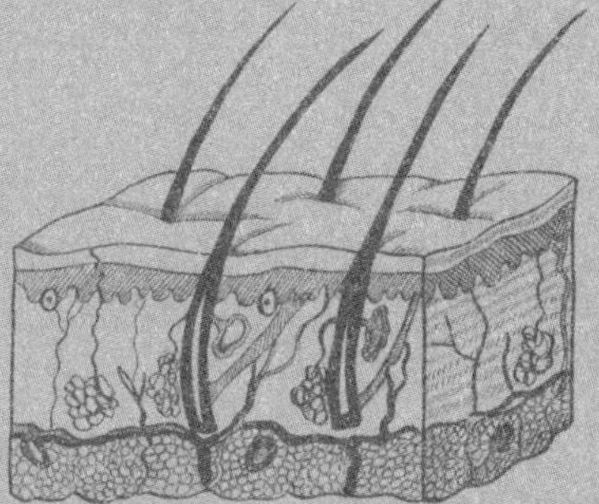
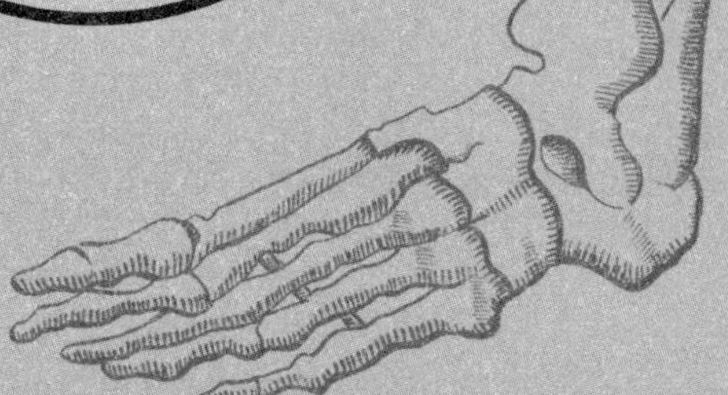

若用軟體術語來形容，你的大腦就像早期的電腦作業系統，裡面有很多漏洞百出的程式碼，在你最急的時候跑得很慢，能力很強但都不是你需要的。明明應該去睡覺，但比起睡覺，這個所謂的先進處理器更愛看貓咪迷因。大腦充滿了各種小故障與缺陷，若你覺得它是由一群酗酒的無用工程師設計出來的，也是情有可原。

大腦是住在骨籠裡的肉塊，看起來不太可口，重量大約一．三公斤。雖然只占體重的二%，卻消耗身體的大量資源。大腦每天平均消耗二〇%的儲備能量。

姑且不論性能如何，大腦的結構既複雜又精密，差不多含有一千億個神經元。神經元建構了身體的資訊公路，透過電信號與化學信號彼此溝通，非常環保。每一次放電，信號都會跳越神經元之間叫做突觸的微小縫隙。突觸瞬間把資訊從大腦一路傳到食指，叫你挖挖鼻孔。

僅僅是管理飲食、呼吸和拉屎無法滿足大腦，現在它想做更複雜的事，所以它創造了藝術、詩歌和抖音迷因。問題是，現代生活裡有很多事情，都不符合你頭骨裡這套作業系統原本的設計目的。老實說，我們非常需要一套新系統，在那之前，我們只能將就。和大家一樣，你只能繼續在生命中跌跌撞撞，並希望你的中央控制器不要出錯。

為自己命名的器官

我第一次把人腦拿在手裡時，覺得它比我想像中輕很多。別想歪了，我做這件事的時候並非戴著皮革頭套，也不是在我家地下室，而是在醫學院一年級的解剖課。

老師給我們看了各式各樣的大腦，有些是橫剖面。大腦裡有很多腦葉，也有叫做腦室的腔室結構。神經纖維與溝槽形成一種複雜的結構，叫做腦溝。每次看到大腦，我都會想到這團脆弱的東西曾支撐某個人的希望、夢想與情感，曾在某個人的一生中燦爛地燃燒，而現在這道光已經熄滅。

第一次親手觸摸人腦之後過了許多年，我協助一場神經外科手術。我發現**活人的**大腦摸起來手感比較像茅屋乳酪（cottage cheese），不像取自屍體的標本。死人的大腦摸起來像冰冷濕滑的白色花椰菜，而且吸飽了防腐劑，質地厚重。（請勿在公共場合大聲朗讀這段文字。）

人腦看起來像顆核桃（很巧，核桃是對大腦有益的「健腦食物」），差別是人腦分成兩半。兩個半腦中間以神經纖維束相連，也就是胼胝體。大腦的某些功能是左右分開的，例如身體左側大致上受右腦掌控，反之亦然。但其實很多人都搞錯了，左右半腦並非獨立運作。你或許聽過有人說自己是「右腦人」或「左腦人」，意思是自己的其中一個半腦比較活躍。這源自一種觀念：右腦處理比較有創意的事，左腦擅長組織或分析。確實有些大腦區域似乎專門處理特定的任務，例如視覺或語言。但目前沒有充分的科學證據能證明某個半腦真的占上風，或是能夠決定一個人的性格，也就是說，你真的沒那麼特別啦。

左右半腦隨時都在溝通，而且會同步產生結果。事實上，幾乎每一個決定都是大腦多處協作的結果。透過毛骨悚然的裂腦實驗，也就是切斷患者的胼胝體（這是一種治療嚴重癲癇的老方法），以及觀察中風病患，我們多少掌握了左右半腦之間的差異。

很可惜，與大腦有關的事從來就不像表面那麼單純。「大腦左右分治」幾乎和「你只使用一

○%的大腦」一樣可笑。簡單地說，你隨時隨地都在使用百分之百的大腦做各式各樣的事情。我們完全沒有壓抑隱藏在深處的任何潛力，你的大腦已經全力發揮。

即便大腦隨時都在全速運轉，偶爾還是會帶來驚喜。你相信嗎？有些人因為腦部受傷而變得更聰明。有些人甚至因此得到天才般的能力。還有更奇怪的，有人在基本上沒有大腦的情況下，正常度過一生。

暫且不管我認為人類需要一個新版本的大腦才能在現代世界活得更好，你現在擁有的大腦已是全宇宙最複雜的東西。而且（根據你的大腦），大腦是體內最重要的器官。但是，真的是如此嗎？

大腦是為自己命名的器官，因為少了大腦，我們會失去思考、自我意識和語言能力。它說它就是人類存在的核心。理論上，想要完整理解大腦就必須完整理解意識，或是完整理解生命、宇宙以及一切——我大膽推測答案肯定是四十二[1]。

那麼，我們如何研究大腦？不幸的是，比起其他科學領域，神經科學與神經學面臨獨特的挑戰。大腦掃描與磁振造影都能展示清醒的人腦活動，卻很難了解人腦活動如何直接創造出意識經驗或智慧。解剖大腦確實可以加深對大腦的了解，但是大腦的哪些區域負責哪些功能，光靠解剖難以立即看出。

說到人類解剖過最有名的大腦，愛因斯坦應該算是其中之一。他過世後七個半小時內，大腦就從遺體中取出，切成兩百四十塊。這是他的遺願，一切都是為了科學（當然我也懷疑這是為了防止出現天才喪屍）。樣本經過仔細檢視，愛因斯坦的大腦確實和凡人的大腦之間有些細微差異，例如他的胼胝體神經密度比較高。胼胝體是左右半腦的橋樑，使雙方得以互相溝通。不過大致而言，愛因斯坦的大腦和普通人一樣。

如果解剖大腦用處不大，用什麼方法才能有效研究大腦呢？

答案是：腦傷患者。神經科學最好的資料，有部分來自觀察腦部受傷的患者，檢視他們受傷之後的性格與生活。這是絕佳的前後對照實驗，但若刻意為之就有違道德了。因此，我們得說說費尼斯．蓋吉（Phineas Gage）的遭遇，我突然發現，這個名字挺適合出現在福爾摩斯的故事裡。

殘缺的大腦

費尼斯．蓋吉是神經科學界最有名的病患。他一八二三年出生於美國，長大後成為修築鐵路的工頭。二十五歲的時候遭逢意外，這場意外將改變人類對大腦的認識。

當時蓋吉正在準備清除岩石用的炸藥，按下引爆器的前幾秒，他因為附近的工人而暫時分心，一回頭就不小心走到鐵棍的飛行路線上。這根鐵棍又長又重，用來將炸藥填充進岩石裡，引爆時會像火箭一樣高速射出。

結果很悲劇，鐵棍不偏不倚射向蓋吉的左臉，從下頜進入，經過左眼後方刺穿左腦，最後貫穿額骨從頭頂離開。

1 譯註：此處引用道格拉斯．亞當斯（Douglas Adams）的小說《銀河便車指南》（*The Hitchhiker's Guide to the Galaxy*）裡的趣味梗：生命、宇宙以及一切的答案是四十二。

不可思議的是，蓋吉沒死。事實上，他在意外過後幾分鐘之內就恢復意識，還能正常說話，甚至能夠在旁人的協助下行走。這個故事最離奇的部分還在後面。蓋吉非但沒有死於這場意外，後來又繼續活了十二年。生命給了蓋吉第二次機會，不只如此，他的性格在那之後發生巨變，有些人甚至認為他徹底變了一個人。

鐵棍穿頭之前，大家認為蓋吉是個勤奮、有責任感的優秀青年。但在那之後，他變得個性衝動、不知節制、魯莽無禮。這個變化實在太明顯，認識他的人都說他「不是以前的蓋吉」。

蓋吉失去的大腦區域以額葉為主，與自制和高階思考有關。不過，儘管腦傷嚴重，據說他的記憶力和注意力都相當良好。

故事說到這裡也差不多了，在此要向蓋吉的家人致敬，在他們的堅持下，蓋吉恢復了社交能力。雖然大腦缺了一大塊，但他恢復到原本的模樣，直到過世。他死於癲癇發作，這肯定與那場意外有關。但他奇蹟般的生還，為大腦功能提供了重要的資訊。總之，就像情人分手的原因一樣，大腦真的很複雜。

要大腦有何用？

蓋吉這樣的離奇案例突顯出：我們對大腦雖然已有相當的認識，但尚未理解的部分也很多。基本上，人類大腦必須持續研究自己，或許將來有一天，我們能找到讓每個人都和愛因斯坦一樣聰明的方法。但是在那天到來之前，還是盡量不要讓大腦受傷比較好。根據《歐洲神經學期刊》

（*European Journal of Neurology*）的一篇綜合分析，幾乎所有的腦傷都會造成負面影響。如果你正為了考試臨時抱佛腳，請朋友用高爾夫球瞄準你的頭不是個好主意。

週六夜的急診室

遺憾的是，大部分的頭部損傷都不會改善你的生活。我在急診室工作的時候，看過許多大腦出問題的病患，常見的情況是神智恍惚、鮮血直流，顯然是因為遭受攻擊、跌倒或交通意外而受了傷。也有些病患是因為劇烈頭痛而掛急診，我總是希望他們只是偏頭痛（當然偏頭痛也是種折磨），但有時頭痛可能是尚未被發現的腫瘤導致的。

曾經在急診室工作過的人都知道，週末會有深夜狂歡的人因為酒後受傷與嗑藥過量等各種原因被送進急診室。有次我和前輩一起在復甦急救區值班，重傷病患會先送到這裡穩定生命跡象。救護人員送來一名年輕人，他在夜店門口被人打傷。

這名年輕人神智不清。他一直雙眼緊閉，我們問他問題，他差不多都是發出呻吟回應。他說頭痛想吐，而且顯然搞不清楚狀況，因為他以為自己還在夜店。救護人員說他們抵達現場時，他是失去意識的狀態。簡單檢查之後，我直覺認為病情比表面上更加嚴重。他左眼瞳孔放大且沒有反應，這絕對不是好事，通常意味著大腦受了重傷。他的呼吸不太規律；脈搏很慢，每分鐘只有五十五下；血壓高於這個年紀的正常值，是一八〇／八〇。這些現象同樣很不妙。我們在醫學院都學過這幾種跡象直指某件事，只是臨床上很少碰到：庫欣式三病徵（Cushing's triad），這是腦壓升高的生理反應，以這個年輕人的情況來說，應該是顱內出血。

我為他安排了緊急電腦斷層掃描。顱內分四區，看螢幕時我發現其中一區有個檸檬形狀的陰影。這是血塊迅速擴大的特徵，叫做血腫。他的血腫位在頭骨和硬腦膜之間。硬腦膜（dura mater）是覆蓋大腦的一層膜，拉丁語直譯的意思是「硬母」。

這種類型的出血叫硬腦膜外血腫。血液積聚導致腦壓升高，對大腦形成壓迫。當腦壓升高到一定程度時，部分的大腦可能會被擠出顱腔，導致腦疝，足以致命。這名患者被緊急轉診至神經外科接受治療。硬腦膜外血腫的治療效果取決於速度，不能倉促匆忙，但也沒有猶豫拖延的空間。等到確定診斷、患者也接受適當治療之後，我才有空停下來思考。這樣的事件總是能夠突顯出大腦的神奇、複雜與脆弱，以及大腦對生命來說是那麼舉足輕重。聽起來像廢話，但我們很容易忘記這件事，因為我們看不見大腦的運作，自然也不會把此事放在心上。我對這個年輕人的醫療協助告一段落，希望他之後能完全康復。

七五%的顱內出血發生在一個叫做翼點（pterion）的區域，這是頭骨最脆弱的地方。翼點位在額骨、蝶骨、頂骨和部分顳骨的交接處，翻成白話文就是：頭部側面，太陽穴後面一點點。翼點特別容易受傷，因為這裡的骨頭很薄。中腦膜動脈就在翼點正下方，因為骨頭較薄，這條動脈很容易破裂。頭骨雖然有弱點，其實還算好用。基本上，它是人體內建的大腦安全帽。不過，頭骨安全帽的設計並非完美無缺，否則就不需要真正的安全帽了。

大腦衝擊

頭部受傷不一定是單次的猛烈傷害，也不一定會流血。許多頭部的傷害看似輕微，卻會隨著時間悄悄加劇，造成嚴重破壞。

拳擊選手退役後認知衰退所在多有，包括嚴重失憶、協調能力變差與性格變化。這種症候群經常被稱為拳擊手型失智症（dementia pugilistica），現在叫做慢性腦部創傷病變（CTE, chronic traumatic encephalopathy），是一種進行性神經退化疾病，與腦部反覆受到創傷有關。不限於拳擊，從橄欖球到美式足球，幾乎每一種接觸型運動都會發生。

會令頭部反覆承受低度到中度衝擊的接觸型運動都有可能造成腦震盪，而腦震盪被視為一種輕微腦傷。無論是被球、球棒還是對手打到頭，都有腦震盪的機會。

腦震盪的英文 concussion 源自拉丁語 concutere，意思是「劇烈搖晃」，這正是你頭骨裡發生的事。大腦在有保護作用的腦脊髓液裡安靜漂浮，結果像彈珠一樣撞上頭骨，不需要很大的力量就能造成這種撞擊。腦震盪不一定會昏迷，但有可能造成神經元損傷。

隨著時間過去，像這樣只腦震盪過一次的人也會面臨較高的失智風險。有一萬五千名受試者參與的 PROTECT 研究檢視腦部創傷後遺症，是規模最大的相關研究之一。這項研究發現：腦震盪三次以上，認知功能受損的程度會顯著上升，而且每增加一次，惡化程度會呈指數上升。簡而言之，大腦愈常撞到愈糟糕。

據信這與頭骨裡自然發生的「洗腦」過程發生變化有關。腦脊髓液沖刷大腦，等於在幫大腦洗澡（通常是在你睡著的時候），清除白天累積的有毒廢物和垃圾，但頭部創傷可能會干擾洗腦。除了影響睡眠品質，有證據顯示：頭部創傷與罹患神經退化疾病的機率增加有關。

若要說以上這些資訊能讓我們學到什麼，答案很簡單：請像愛護下體一樣好好愛護你的頭。仔細想想，你不會讓下體每天承受低度到中度的衝擊，對吧？

駭進大腦

如同過時的電腦作業系統，大腦充滿弱點，隨時都有程式錯誤與病毒嘗試入侵。這當然不一定是好事，卻也不一定是壞事。這套系統很容易被駭，有可能造成災難，但若駭客是好人（也就是你自己），就有機會調整大腦、提升性能，以下讓我們逐項討論主要的影響因素。

愈吃愈聰明

此時此刻，很可能有數百個微小的病原體正在操控你的大腦。（前面介紹過這些小東西。）我們知道腸道微生物不僅幫助消化和代謝食物，還會幫忙合成某些神經傳導物質，例如多巴胺和血清素，這些化學物質都在中樞神經系統扮演重要角色。事實上，腸道菌可透過迷走神經直通大腦，因為迷走神經的受體緊鄰腸道壁。這種宿主—微生物之間的互動並非固定不變，也絕對不是單行道。大腦的狀態同樣可以影響腸道微生物的生存，例如壓力可能會使發炎加劇，進而干擾腸道環境和菌種數量。

自救小妙招

如果腸道微生物不快樂，它們的心情會以數種方式反映在大腦上，包括令你情緒低落、腦霧等等。長期食用大量加工食品的糟糕飲食，也可能導致膽固醇在動脈裡堆積，阻撓供應大腦的血流，進而影響大腦功能。健康均衡的飲食不僅對腸道有益，也對大腦有益。

為了輸送血液、氧和養分給大腦，你需要鐵來完成搬運和輸送的重責大任。製造神經傳導物質的酶也需要鐵。缺鐵可能會造成貧血，症狀包括疲勞、嗜睡、注意力不集中、情緒低落等等。

維生素D也是調節情緒的關鍵元素。神奇的是（也有人誇張地說這肯定是黑魔法），身體大部分的維生素D來自陽光。傳統觀念是維生素D與骨骼和肌肉健康有關，但實際上它的功能不只如此。這種類固醇激素（嚴格說來，它不是維生素）也和記憶功能有關，缺乏維生素D可能會導致情緒低落，因此在冬季日照不足的地方會出現季節性憂鬱症。

此外，攝取足夠的蛋白質也對情緒調節有很大的影響（例如禽類、海鮮、乳製品、堅果、蛋等等）。蛋白質是合成血清素與多巴胺等神經傳導物質的重要元素，這兩種神經傳導物質都能調節情緒。

腦細胞若要對神經傳導物質與荷爾蒙做出適當回應，你需要足夠的鋅（全穀物、堅果、早餐穀片等都含有鋅）。

飲食裡最重要的元素之一是omega-3，這些脂肪酸參與製造腦細胞的細胞膜，共分為三種：二十碳五烯酸（EPA）、二十二碳六烯酸（DHA）和α-亞麻酸（ALA）。前面兩種主要存在於高油脂魚類，例如鮭魚。第三種存在於綠葉蔬菜和堅果（菠菜與核桃）。身體可以把ALA轉化成EPA／DHA，但攝取EPA與DHA最好的方式是直接吃魚。值得注意的是，omega-3補充品尚未表現出與食物來源omega-3相同的效果。

腦霧

說到病毒之類的迷你掠奪者如何影響大腦，看看最近的長新冠後遺症（long Covid）就知道，也有人稱之為「新冠腦」（Covid Brain）。這是新冠病毒造成的一種不易察覺、長期持續的腦部影響，連輕症也有可能發生。即便檢驗病毒已不再是陽性，患者仍表示自己記憶力衰退、精神不佳、專注力不足、情緒低落，時間可能長達數週、數月，甚至更久。此外，科學家（透過磁振造影）發現大腦在感染新冠前後發生顯著的結構變化。有些長新冠患者的大腦體積變小，與記憶相關的區域灰質密度降低。疫情期間，全球都有醫療人員記錄到新冠病毒不僅攻擊肺部，也攻擊離呼吸道較遠的器官，例如大腦。他們在患者身上看見神經症狀以及腦病變（大腦受傷的泛稱）的證據。

長新冠的研究尚處於萌芽階段，但病例數量多到難以忽視。這無疑是我們這個時代的病毒後遺症，但回顧一下歷史就知道，這不是人類大腦第一次在傳染病大流行之後成為間接受害者。

最著名的例子是一九一八年爆發的大流感，在那之後全球有數百萬人出現極度疲憊與倦怠的奇特現象。這種感染病毒後的症候群俗稱「嗜睡症」，又叫流行性腦炎（encephalitis lethargica）。據信原因是流感病毒影響了中樞神經系統裡製造多巴胺的神經元。患者除了感到疲倦之外，還會出現嚴重的臨床憂鬱症與冷漠。或許未來再碰到病毒引發的流行病時，我們應該汲取這個教訓。抑制一開始的星星之火固然重要，但大火之後的餘燼可能同樣危險。

「腦霧」既非醫學名詞，亦非科學名詞，但它精準形容了那種思考變慢、腦袋不清楚的狀態，許多慢性疲勞症候群、腦傷或病毒後遺症都會出現這種認知障礙，甚至連更年期的女性也會碰到這種心神不寧的心理狀態。若你曾感覺到注意力難以集中，或單純地想不起以前立刻就能想起的事，很有可能是某種程度的腦霧。這並不罕見，只不過大家不一定會說出來，而是自己咬牙撐過。

與身體無關的因素也會觸發和加劇腦霧，例如情緒與社會壓力。舉例來說，自二〇二〇年以來，有很多並未感染新冠病毒的人也出現極度疲勞和其他認知問題。相關研究仍在進行中，研究焦點是疫情壓力、封城措施與在家辦公。

「你試過先關機再開機嗎？」

大腦很像那種令人心累的老舊作業系統，你很可能已經習慣依賴它。大腦通常能幫你活得更輕鬆，有時還會靈光乍現；但偶爾它只是一坨沒有效率的果凍。儘管大腦並不完美，你還是學會了與它共存。接下來，我們要看看大腦的幾個奇怪特性，以及你為了正常運作而不知不覺創造的各種變通辦法。

・存取限制

大腦沒有合適的資格和權限去影響某些身體功能，即便它認為自己有權這麼做，你的器官有時也會無視它。例如大腦從未直接命令身體儲存脂肪，也不曾命令你在公司開會或參加喪禮時突然性慾高漲，但這些情況就是會發生。

雖然大腦確實是最高主宰，但它對某些功能的控制是若有似無的間接控制。這種控制依賴自動預設路徑，也就是反射，而反射通常都很雞肋。俗稱雞皮疙瘩的豎毛反射就是一例。當毛囊底部的豎毛肌收縮時，皮膚上會突出一個小顆粒。對身披羽毛或毛茸茸的遠古祖先來說，豎毛反射有助於保暖，但是在我們身上毫無用處，除非我們相信世界上有鬼。

大腦對身體沒有根權限（root privilege），它不能登入管理員帳戶，也不能切換成開發者模式。我們只是基因的載體，基因才是有實權的執行董事會。

此外，還有維修問題。為了保持最佳性能，大腦必須每天切換到睡眠模式長達八小時，有時甚至更久。這是重要的維生功能，卻經常受到夢境和惡夢等難以理解的資訊干擾。

‧儲存空間與損毀的檔案

醫學院上課既冗長又沒用（至少當時我是這麼覺得），我常常感到大腦塞進大量資訊，逼近「飽和」。儘管我偶爾會覺得自己不可能繼續處理更多資訊，但大腦的儲存容量是軟體業巨頭拚了命也難以複製的。你再怎麼覺得大腦已經超載，也永遠不必擔心這輩子會磁碟空間不足。

大腦約有十億個神經元。每個神經元與其他神經元建立一千個連結，因此連結的總量超過一兆，若你認為這表示我們有一兆個資料點能儲存記憶，那你可就錯了。實際上，每個神經元參與的記憶不只一個，因此大腦的儲存容量呈指數倍增。

像這樣用電腦來比擬大腦的記憶容量還是要謹慎一點。我們還不知道大腦如何儲存一段記憶，甚至連一段記憶究竟是由什麼構成的都不知道，只知道容量充裕。

儘管在容量上潛力無窮，但做為一個處理器，大腦亂七八糟。硬碟裡塞滿垃圾資訊，想要輕鬆存取有用的資料變得愈來愈難。雪上加霜的是，回憶功能會隨著年齡變慢，損毀的記憶檔案和重要的隨機資料在我們最需要的時候遭到刪除，更別提疾病以及喜歡竄改記憶的記憶檔案櫃，這種亂糟糟的管理實在讓人暈頭轉向。

‧虛假記憶

往下看之前，請你先坐好。你的記憶大多是捏造的，是虛構的故事。大腦不是以錄影的方式記錄事件，而是將最重要的元素像拍快照那樣拍下來。當你回憶事件的時候，大腦會根據過往經驗和概括歸納來填補兩張快照之間的空白。因此我們可以將虛假記憶輕鬆植入大腦，或是說服別人相信某段虛假記憶。嫌疑人在脅迫的壓力下回憶起「虛假記憶」，這樣的法律案件多不勝數。

事實上，回憶過往的同時也在抹除記憶。你每次回想一段記憶，其實你回想的並非事件本身，而是上一次回想那段記憶的過程。也就是說，你每回想一次，就為那段記憶創造一個副本，回想愈多次，副本就愈失真。基本上，回想記憶是一場不斷進行的傳話遊戲。

提升大腦效率

你對電腦下指令時（通常是為了載入需要處理器狂跑的遊戲），風扇可能會因此啟動，防止電腦過熱。大腦沒有這種安全機制，如果你對它要求太過，它可能會犯錯。

例如我看電視的時候，會提醒自己不要滑手機看社群媒體。一心多用（multitasking）會降低生產力和工作效率，錯誤率隨之升高，準確度也會下降。通常你會被迫重新處理任務，但這次是單獨處理，因此本質上你的生產力變差了。無論從哪個角度看，不斷切換任務只會降低工作的品質與效率。薩塞克斯大學（University of Sussex）做過一項小規模研究，為一心多用的受試者（邊看電視邊傳訊息）做磁振造影。結果發現受試者的前扣帶迴皮質（anterior cingulate cortex）密度降低，大腦的這個區域與同理心和情緒調節有關。

更嚴重的是，不斷切換注意力會使前額葉皮質與紋狀體快速消耗氧化葡萄糖。即便只是短暫爆發的一心多用也會令你精疲力竭，因為你實實在在地耗盡了大腦的儲備能量。努力同時完成每一件事，這種想法確實令人敬佩，但你的大腦會燒壞，害你不小心把私密照片發到群組裡。

背景音樂好處多多

一次專心做一件事，大腦肯定會表現得最好，不過，有個例外，那就是邊工作邊聽音樂。人類的注意力有兩個系統：意識與無意識。深度專注工作時，無意識的注意力會被生活裡的各種音效拉走：手機的通知、地板的嘎吱聲等等，這些都會干擾有意識的注意力。低調的背景音樂可發揮緩衝作用，壓制環境噪音，讓無意識的注意力有事可忙。就像給狗狗一根骨頭當玩具，以免牠打擾你做重要的事。

超晝夜節律

還有一種提升大腦效率的好方法，那就是配合身體的生理時鐘。人類身體受限於幾種週期，這裡要討論的是超晝夜節律（ultradian rhythm）。大腦與超晝夜節律維持同步有很多好處。

超晝夜節律是一種反覆循環的生物週期，二十四小時內每九十分鐘循環一次。「ultradian」的意思是「一天多次」。超晝夜節律會影響熱量的製造與恢復，而且它不是人類的專利，植物、動物、真菌等各種生物，也都受到超晝夜節律的約束。

即便在你睡著之後，超晝夜節律仍會影響你的快速動眼期（REM）模式。不過，白天的時候，超晝夜節律會深深影響你的表現和體力。大約九十分鐘的循環剛開始時，你的心跳、大腦活動、荷爾蒙濃度與警覺性都會上升。循環接近尾聲時，這些數值會隨之下降。也就是說，聚精會神工作九十分鐘後休息二十分鐘，才能拿出最好的表現。只要大致遵循超晝夜節律，就能與身體的自然起伏互相配合，有效優化你的表現。

延長保固

無情的歲月終會侵蝕你的大腦。在生命的早期，大腦像海綿一樣吸收知識。但過了最初二十年，大腦會愈來愈難留住新資訊，這是因為認知逐漸衰退。不過也有好消息，那就是衰退的腳步可以減緩。如同維護良好的機器，大腦也能以很多方式微調，延長發揮最佳性能的時間。

鍛鍊大腦

自動化使我們在處理基本任務時，不像過去那麼依賴自身的認知能力，例如做簡單的算術。就算是每天都會經過的相同路徑，開車時仍會使用導航系統，甚至連開車都選擇自動換檔的自排車。

久而久之，這些東西變成我們仰賴的輔具，也削弱了大腦的功能。若要對抗這種影響，最好三不五時就考驗一下大腦。

問題不只是要不要關掉導航。學習新技能或新語言，會鼓勵大腦自我鍛鍊。例如努力學習一種新樂器會動用到記憶力、動作協調、專注力與聽力。甚至有研究指出，與不玩樂器的人相比，樂手罹患失智症的可能性較低。在多語人士的身上也發現過類似的證據。C'est simple, non?[2]

運動

除了健康飲食、補充水分，運動是強健大腦最有效的方法之一。運動不僅能改善全身的血液循環（包括大腦），也會刺激各種維持與修復神經通路的神經生長因子。雖然住在頭骨裡的大腦不是肌肉，但是近二十年來的神經科學研究發現，大腦的作用方式和肌肉很像。大腦具有可塑性，透過練習，大腦會根據你的行為而大幅改變；若什麼也不做，大腦會萎縮。我們已明確知道走路和跑步等有氧運動可增加海馬迴的體積，這是與記憶相關的大腦區域。更神奇的是，大腦的神經可塑性沒有期限、終生有效；只要養成規律的運動習慣，老狗也能學會新把戲。

2　譯註：法語，「很簡單，對吧？」

社交互動

人類是社會動物，離群索居顯然對大腦和心理健康有顯著的負面影響。此外，有證據顯示增加與親朋好友的接觸（以及參與社交活動）有助於延緩認知衰退。社交互動不僅能讓心情變好，還能提升記憶力、注意力、專注力等認知功能。

拒絕退休

許多研究發現，退休和認知衰退有關。原因很多，但我們知道心理與社交刺激是關鍵因素，當這些因素從生活中消失，健康會隨之惡化。維持心智活躍能增加所謂的「認知儲備」，這使大腦有能力對抗老化對認知的影響。失去核心社交網之後，健康會下滑。

我們已經知道活躍的生活方式、社交互動與刺激，是維持大腦健康的關鍵。這意味著我們不該繼續把退休當成徹底放鬆，而是把退休當成拓展視野的機會。那張你二十五年來一直想買的單人沙發怎麼辦？相信我，你把雙腳抬高、舒適安坐的那一刻，身體和心理都會開始退化。持續接受刺激，你才有機會記住自己的名字久一點。

減輕壓力

在值班與困難的手術之間忙得不可開交時，最容易將我淹沒的情緒是壓力。我以前常常低估壓力對身體的顯著影響，更別說對大腦的影響。當你感受到壓力時，大腦會打開一個開關，釋放一大堆荷爾蒙：皮質醇、腎上腺素與去甲腎上腺素，也就是所謂的壓力荷爾蒙，它們會觸發「戰或逃反應」。

若時間不長，讓這些化學物質沖刷大腦非常有用，例如幫助你處理威脅或危險，讓運動員跑得更快，或是讓疲憊的外科醫生更純熟、更專注地進行手術。然而，你的大腦沒辦法一下子承受太多好東西。它很龜毛，一次只能處理一定程度的壓力。壓力荷爾蒙太多，或是長期處於高漲的狀態，可能會使單次壓力事件演變成蔓延全身的焦慮。像皮質醇這樣的壓力化學物質可能也會影響前額葉皮質，這個區域參與處理情緒、執行決策（規劃、解決問題）與注意力。

壓力是個惡性循環，不僅可能影響和縮小理性的前額葉皮質，還會增加杏仁核（大腦的恐懼中樞）的體積，會導致大腦對壓力更加敏感。基本上，這些壓力化學物質製造了一種骨牌效應，只要推倒一塊骨牌，就會強化大腦的神經通路，使人更容易處於長期的焦慮狀態。

我當醫生的第一年正值隆冬，呼吸科的病房忙得不得了，夜班、輪班時的繁忙和缺乏自我照顧終於擊垮了我。我失眠了，偶爾還會心悸。

為了改善這種情況，我決定改變睡眠習慣來提升睡眠品質。我也開始規律運動，這對我幫助極大。這些生活裡的小小變化，減輕了壓力對大腦造成的有害影響，也就是發炎。

除了整體的改善計畫，我也想找一些能在壓力陡然升高時幫忙緩解的小技巧。身為在醫院工作的人，高壓的情況來得又快又猛，例如憤怒的病患、同事之間意見相左、ＩＴ系統慢到令人抓狂等等。我發現深呼吸特別有效，能減緩心跳，關掉大腦裡驚慌的警鈴。這招用來對付巨大的壓力很有用，不僅如此，它也能紓解累積了一整天、最終把你壓垮的小壓力。

良好的睡眠、規律的運動，加上一碰到同事就立刻保持冷靜的好習慣，我的壓力神奇地獲得良好控制。不過，我發現最有效的一招是喚醒內在的「海豚」。

我知道，這似乎是能讓我被吊銷執照加失業的委婉說法。但實際上，這是最有效也具有科學根據的減壓方法之一，可使大腦煥然一新。

有一種古老的反射作用叫做哺乳動物潛水反射，每個人天生就有。把臉浸入冷水裡憋氣，就會觸發這種反射作用。如果你不喜歡把臉浸到水裡，朝臉和鼻孔一邊潑冷水一邊憋氣也可以（但效果較差！）臉浸到水裡、鼻孔裡充滿水的時候，這項資訊會經過三叉神經（第五對腦神經）傳至大腦。接著，迷走神經（第十對腦神經）會誘發心搏徐緩，也就是使心跳變慢。這會導致血管收縮，限制血液流向四肢，將血液保留給心臟、大腦與肺臟。這套生理變化組合已被證實能減輕焦慮和壓力。下次你覺得壓力大到難以喘息時，不妨找個清涼的水源助你恢復心中的平靜。

疼痛

人類持續發掘大腦的有趣之處，但大腦尚未完全展露全貌。儘管我們對大腦愈來愈了解，但其實我們知道的並沒有比人類祖先多到哪裡去。大腦這器官很謎。

很久很久以前（差不多八千年前），最古老的外科手術誕生於世。長話短說，這種手術是在頭骨上開洞。當時的人類認為，頭部穿孔術能解決各種身心問題。住在洞穴裡的祖先用這種方法驅除「惡靈」，中世紀的醫生則認為打開頭骨能治癒嚴重頭痛。也對啦，死亡確實是有效的止痛方法，而此舉也很快就被認為是矯枉過正。令人驚訝的是，現代醫療依然使用頭骨開洞這一招，差別是跟祖先比起來，我們的手法稍微沒那麼笨拙。現在這種作法改名為開顱手術，主要用於神經外科的急救，清除大腦裡的積血。

在醫學的象牙塔裡，神經外科醫生的技術不斷精進，甚至可以在患者清醒時進行腦部手術，這是因為大腦沒有痛覺受體。患者保持清醒，醫生就能時時監測患者的基本反應，評估手術的效果。

了解疼痛

與感受不到疼痛的大腦不同，大腦周圍的組織都對刺激極其敏感。從血管到覆蓋大腦的腦膜，從神經到頸部肌肉，這些敏感的小花一受刺激就會瘋狂綻放。正因如此，脖子僵硬或頭皮疼痛都會造成緊張型頭痛（tension headache）。冰淇淋之類的冰冷食物會引發「冰淇淋頭痛」（brain freeze），又稱蝶腭神經節疼痛。

但疼痛到底是什麼？從最基本的層面來說，疼痛機制是大腦為了要我們停止或改變行為，故意讓我們覺得不舒服。但這個機制偶爾會嚴重出錯，或是開關一直沒有關掉，因此形成慢性疼痛。這種全身性的錯誤足以令患者的生活深陷痛苦，社會也為此付出高昂的管理成本。

我經常參與將結腸、直腸和肛門全部切除的手術，通常是發炎性腸道疾病。這種手術叫全結腸直腸切除，它有個非正式的名稱叫「芭比屁股手術」（Barbie butt surgery），因為肛門切除後，傷口會完全縫合。這種手術有個不算少見的副作用，叫「幻肛」症候群，儘管已經沒有肛門，患者仍會感受到便意。幻肢通常可以單純地用神經信號錯亂來解釋，或是神經受損後沒有好好修復，所以傳送錯誤的信號給大腦。幻肛有可能是受損的陰部神經持續傳送虛假信號給大腦，導致患者一直覺得有「幻屎」要拉出。

時至今日，我們已不再天真地以為疼痛一定與組織受傷有關，就算沒有受傷也可能感到疼痛。重點是若要有效治療疼痛，除了確認疼痛的位置之外，確認疼痛的原因也很重要。

認識疼痛的原因

多數人一生中都會經歷疼痛，有些人承受的疼痛遠遠超過其他人。我的觀察是病患一旦了解疼痛的原因與可能的治療方式，面對疼痛的能力會變得比較好。很奇妙，疼痛教育本身就有間接的止痛效果。

疼痛劇場

草木皆兵的大腦有時會防禦過度，自己製造疼痛的感覺。如同幻覺，疼痛可能會在你清醒的每一刻如影隨形。這種疼痛的原因非常明確。雖然組織會傳送信號給大腦，但實際上疼痛是大腦有限公司的專利產品。也就是說，手燙傷了，手部的受體傳送給大腦的信號不是「疼痛」信號，只是信號。

受傷的組織送來的感覺信號，只是大腦創造誇張的痛感之前納入考量的變因之一。你在晚餐後大嚼第二條巧克力棒時不小心咬到嘴巴，很痛，但這個疼痛並非來自嘴巴。這種感覺與過往記憶、文化信念、解釋與其他感覺資料結合在一起，共同創造出疼痛經驗。

這位運算大師也會受心情影響，偶爾誇大疼痛信號，這種情況叫痛覺過度敏感。但若是大腦太常喊「狼來了」，會造成敏化作用（sensitisation），你只能咬牙忍過現在的疼痛，因為你知道疼痛一定會消失。

在這些「抓馬」（drama，戲劇化）背後的真相是，大腦不太擅長判斷疼痛來源。通常它只是參考一下剛收到的資料與以前儲存的資料，然後有理有據地猜一猜。轉移痛（referred pain）就是典型的例子，背部疼痛其實可能是腹部造成的，或許會增加診斷的難度。

微調「疼痛信號」

請注意：生物課都是騙人的。偵測疼痛的疼痛信號或疼痛纖維並不存在。傷害感受器（nociceptors，也就是疼痛受體）偵測到有害刺激物，進而導致疼痛。例如凌晨四點要去上廁所時，不小心踩到樂高。刺激物是否有害仰賴大腦的解讀，然後大腦會決定如何反應。所以，你的腳底在某天晚上踩到尖銳的塑膠積木時，你有可能毫無察覺，也有可能一邊彈跳一邊罵髒話。

疼痛的感覺（sensation）和知覺（perception）是一條雙向道。大腦可以接收「疼痛」信號，也可以把信號回傳給感覺神經，要感覺神經根據它想要的知覺來加強或減弱疼痛。這或許能解釋為什麼苦行僧（fakir，摒棄世俗享樂的禁慾修行者）能忍受坐釘床，或是少林和尚的蛋蛋能夠承受用力猛踢。

自救小妙招

如果大腦是疼痛的元凶，我們能不能像絕地武士那樣施展原力，叫大腦控制疼痛甚至讓疼痛消失？不完全可以，但我們確實能設法駭入疼痛母體。以下提到的技巧或撇步都不保證能夠止痛，當然也無法證明精神的力量凌駕於身體之上——絕對不可能。我們目前的能力尚不足以阻擋某些疼痛，所以很遺憾，膽結石和令人痛不欲生的牙齒膿腫仍會繼續折磨我們。

調動情緒

在感受到疼痛之前，疼痛會先經過一條信號流水線才抵達大腦，等待處理。大腦可以修改、影響，甚至增強或減弱來自身體各處的信號，為你量身打造痛覺。其實，情緒狀態也參與了這個過程。舉例來說，對疼痛感到憂傷或焦慮可能會放大痛覺。相反地，運動員能夠「突破疼痛障礙」，是因為他們全神貫注、不因疼痛而分心，所以暫時抑制了疼痛信號。

這招利用的是一種生理機制，叫做下行疼痛調節（descending pain modulation）。安慰劑能發揮止痛效果也是相同的原因。請記住，雖然想法或情緒無法消除某些疼痛，但有些疼痛會被你的注意力和處境左右。

別看就不痛

這是處理疼痛最簡單的一招，我每次幫病患抽血都會用。我要插管或抽血的前一秒，會請病患把頭轉開。俗話說「眼不見為淨」，這裡也適用。因為沒看到外部的有害刺激物，大腦對疼痛就不會那麼敏感，我也可以順利完成工作，不用處理嚇到暈倒或嘔吐的病患。移除刺激物（這裡是視覺上）有用，反映出大腦對調節疼痛有很大的影響力。可惜的是，轉移視線對可預期的急性疼痛有用，對潛伏在暗處、沒有規律也沒有緣由的慢性疼痛則無能為力。

殺手情報

我對人類的大腦又愛又恨。一方面，大腦使人類成為主宰地球的物種，建立文明的奇蹟。另一方面，人類很白痴。大腦的優點與缺點可用一個詞來總結：民主。人類發明火箭、登陸月球，卻也會在冬天跳進冰水裡，甚至自願吃羽衣甘藍。

毫無疑問，大腦是宇宙裡最複雜難解的東西之一，我們以為自己很了解大腦，其實只是略知皮毛。人類研究了這多年，人體卻依然充滿未解之謎，我覺得這實在太有趣了！若大腦簡單到能被我們徹底摸透，我們八成也會因為太笨而無法完全了解它。

儘管大腦很厲害，我依然覺得它是個大混蛋，有時候（幸好現在已較少見）它帶著殺意來到這世界。從古至今，有數以百萬計的女性因為裝著人類大腦的頭骨太大而喪命。人類大腦幾萬年來快速增大，現在人類的頭是近親黑猩猩的三倍大。人類的大頭和女性的骨盆完全不相配，因為女性的骨盆沒有變大，依然和雌性黑猩猩差不多。正因如此，分娩向來是鬼門關前走一遭。

從生物學和數學的角度來說，現代人類的誕生過程遠比其他人猿更加危險。離開母親的子宮時，人猿寶寶僅須轉身一次或完全不用轉身，而人類寶寶必須轉身兩次。這會增加臍帶繞頸的機率，當然也會增加母親死於產後大出血和其他婦科併發症的機率。雖然分娩是最基本的生物功能，但現在人類必須依賴輔助才能分娩。

還有一個問題是：大腦的設計並不適合現代世界。人類的文化進步非常快速，這很諷刺，因為大腦的生物機制適應的是與今日截然不同的另一個世界。暈車暈船、認知偏差、迷信、工作壓力與肥胖症等問題，都可追溯到大腦以為人類仍在非洲平原上漁獵採集。

可以說，人類文化與現代社會演化得很快，而大腦跟不上演化的腳步。原本用來逃離野獸的設計，處理不了現代生活裡的種種壓力，例如貸款和刁難的上司。你的直屬上司不會把你當早餐吃掉，但他們有權力開除你，光是知道這點就足以令你輾轉難眠。是的，大腦引發許多與現代生活密切相關的心理問題，但值得慶幸的是，大腦還有希望，關鍵在於找到截長補短的方法。

（發布日延後的）大腦二・〇

大腦宣稱，它對你的周遭環境瞭若指掌。自人類出現以來，大腦一直深信它是老大，其實它只是在處理和它一樣有缺陷的感覺器官送過來的資訊。它像一個坐在漆黑房間裡的青少年，玩著電腦上的賽車遊戲，卻相信自己真的坐在駕駛座上，連賽車手路易斯・漢米爾頓（Lewis Hamilton）也被它甩在後面吃灰塵。

想一想，吃薄荷糖的時候深吸一口氣，你會覺得很涼。為什麼呢？原因是大腦被騙了。薄荷醇分子活化神經細胞裡的TRPM8蛋白，製造冷的感覺，但實際上溫度完全沒下降。另一個例子是潮濕感。這是一種錯覺，因為人類沒有用來感受潮濕的受體。當你覺得身上濕濕的、流汗、空氣潮濕等等，其實是一種感知錯覺。大腦把各種感覺七拼八湊，然後與潮濕的感覺連繫在一起。偵測低溫的能力，結合感受壓力和紋理的觸覺，再加上你對潮濕物體的既有資訊（濕毛巾，或是馬桶坐墊上的幾滴液體碰到屁股）。大腦用欺騙手段讓你感受到「濕」，不過這種模擬並非萬無一失，所以有時候你很難判斷手裡的毛巾到底是很濕，還是很冰涼。

你感受到的現實世界經過大腦的高度編輯與過濾，所以你只感受到重要的部分。不只如此，大腦時時刻刻都在做複雜運算，評估及預測接下來會發生什麼事，利用儲存的資料和過往經驗來引導你的行為。除了回應周遭的世界，也會在接收到感覺資料之前，針對預期中的事件進行預測與準備。假設有一顆球朝你的臉飛來，大腦會在你的意識思考出現之前率先採取行動、閃身躲開。速度快到你無法察覺，所以你對這種高效的提前規畫一無所知。

了解大腦的缺點以及大腦如何透過適應缺點來彌補不足，我們或許可以希望新的作業系統將有所改善。目前人工智慧的進展正在催生能夠代替人類思考的演算學習系統。一開始，它們搶走西洋棋獎盃，再過不久，它們將坐上駕駛座、拿起手術刀，還有……等等，別急！

未來似乎充滿未知，但我們可以希望人類與機器攜手強化大腦，促進公共利益。說不定這坨皺皺的、灰白色的東西，還能把它的功能上傳到雲端網路。到那個時候，電腦輔助的新版人腦或許能幫助我們了解舊版的完整運作，我肯定會用我的合成聲帶、語帶懷舊地說：「現在的大腦做得沒有以前好了。」

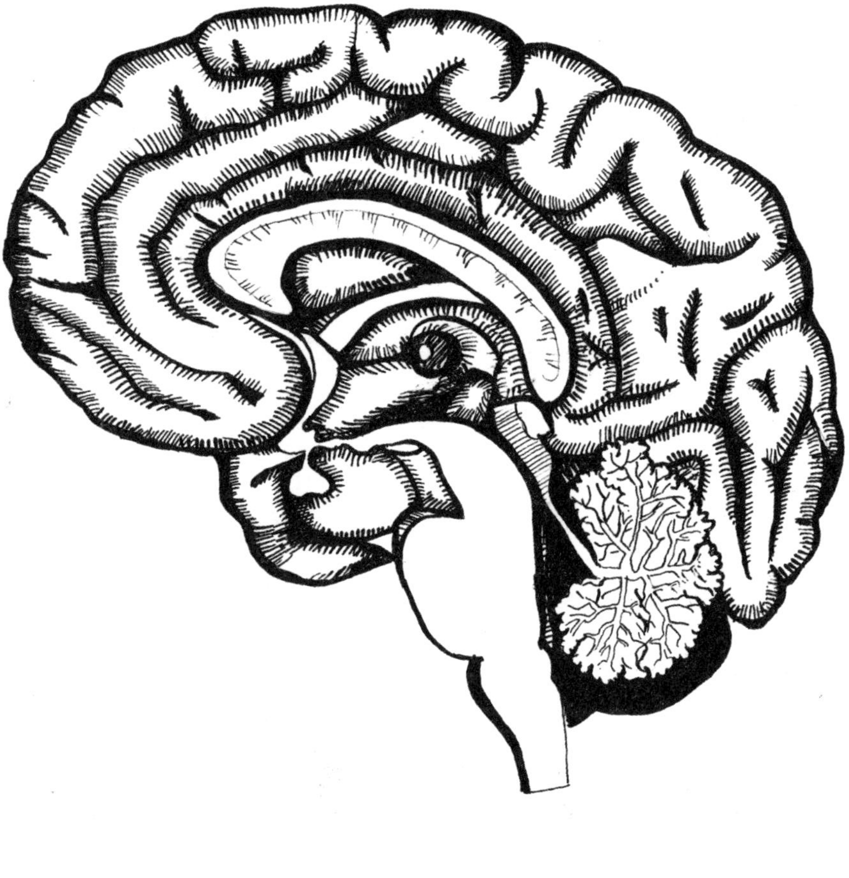

大腦

健康小撇步

科學家發現：先蓋上馬桶蓋再沖水，可防止浴室被微小便便分子形成的霧氣籠罩。若是沒有蓋上馬桶蓋會怎麼樣呢？突然流進馬桶裡的強勁水流製造細小的水滴噴泉，以每秒兩公尺的速度向上噴射，然後像一朵糞便蕈狀雲漸漸擴散。我相信你知道這個資訊後，肯定每次上完廁所都會立刻蓋上馬桶，彷彿不這麼做就有性命之虞。

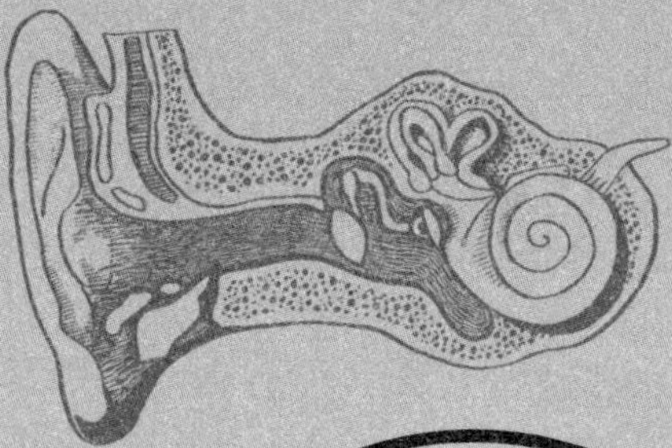
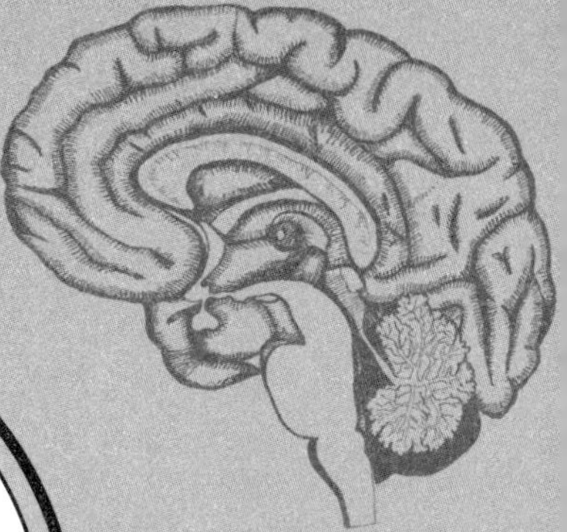
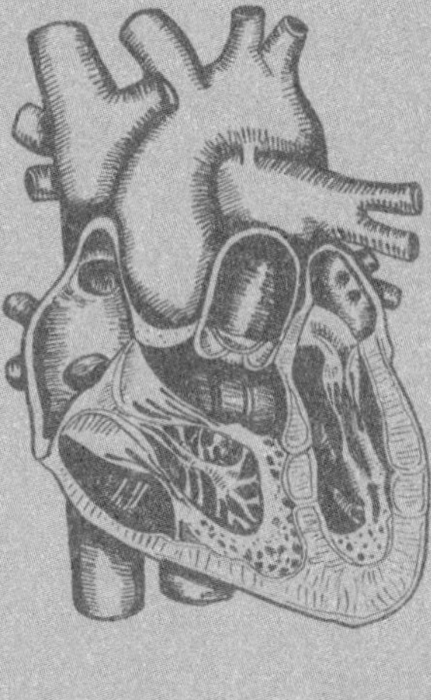

第3章 心事誰人知

——心臟

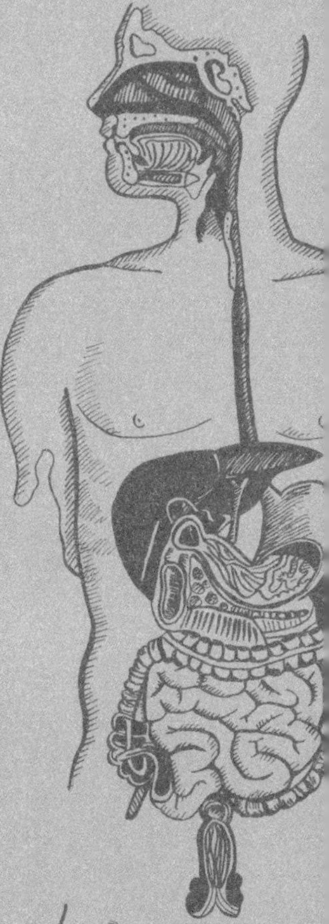
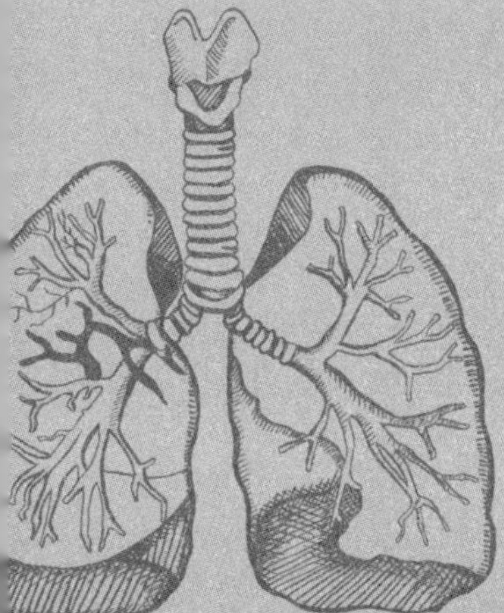
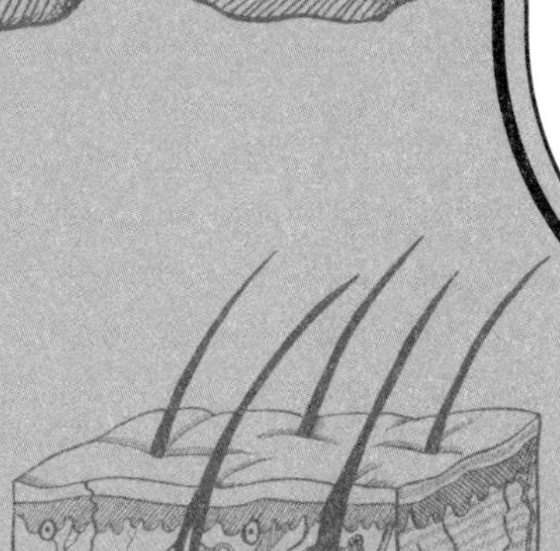
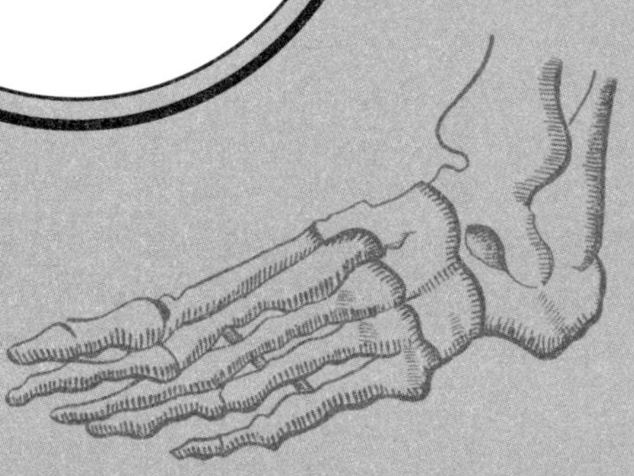

心臟與生命的起源密不可分。受孕六週後，心臟是子宮裡最早發育的器官，有一群細胞聚在一起說：「嘿，我們一起跳動吧」，說完就以相同的節奏跳了起來。

如同所有生物，以肌肉組織構成的心臟透過動脈將氧與養分輸送到全身。靜脈裡的血液主要負責帶走廢物，例如二氧化碳。

心臟孜孜矻矻、無私付出，從來不休息。你能在夜裡安心入睡，是因為你知道有人或有某樣東西守護著你，確保你能看見明天的太陽。多數人的心臟一輩子會跳動大約三十億下。心臟不眠不休維持你的生命，比任何一位機械工程師更加可靠。哪怕只是短暫停止跳動，全身上下都會失去供氧。心臟就是如此任重道遠。

當你靜止不動，心臟每分鐘會往全身輸送五公升血液。若是身體健康、體能良好的人，這個數字可以增加至八倍或九倍。心臟很勤勞，也很無私，它只消耗總血液量的五%。我們可以把心臟想像成身體裡的純種賽馬，朝著一個固定的目標，用最有效率、最可靠的方式不斷狂奔。心臟細胞無法再生也無法重生，這意味著當你走到生命的終點時，有五〇%的心臟細胞是從娘胎裡帶來的。心臟意志堅強，就算從你的身體裡取出，它仍會持續跳動。或許這印證了心臟努力不懈的敬業精神。心臟不但是一台超強幫浦加電路系統，在人類文化裡更是舉足輕重，從文學、藝術與音樂到愛情，心臟向來擔綱主角。對任何人來說，心臟都是意義非凡的器官。

限額心跳

有一個都市傳說流傳甚廣：人類的心跳有上限，達到上限就會停止跳動。其實這個說法沒那麼荒謬。藍鯨的心跳每分鐘八下，小臭鼩的心跳每分鐘超過八百下。但無論體型大小，哺乳動物一輩子的平均心跳次數都一樣，差不多是五億下。這叫做「生命率假說」（rate of living hypothesis），不過，對人類並不適用。為什麼呢？因為隨著衛生、醫療和科學的進步，人類突破了這些假設上的限制，壽命變長，心跳次數自然超越其他哺乳動物。

心臟的好話說到這裡，接下來要說說心臟的缺點。

脆弱的人類心臟

現代生活的放縱無度，還有運氣不好、壞習慣、不幸遺傳到特定基因等等，都有可能破壞你的心臟。斑塊（基本上就是身體產生的垃圾）會在動脈裡堆積，這就好比為了向高膽固醇表達抗議，於是把垃圾丟在禁丟垃圾的地方。這種斑塊叫做動脈粥狀硬化斑塊（atherosclerotic plaque），形成的原因包括抽菸、缺乏運動、飲食習慣等等，有時也跟遺傳有關。這些因素都會導致心臟病，而心臟病是人類最主要也最難及早察覺的死因。

英國有超過四分之一的成年人死於心臟病，相當於每三分鐘就奪走一條性命。為什麼這台維生幫浦這麼容易被欺負？它又是如何辜負我們的？

側枝血管

心臟是一個由肌肉構成、求氧若渴的器官。你會以為心臟一定能夠穩定大量供血，其實心臟很脆弱。心臟調節血液流量用的不是閃亮的歧管，而是兩條細細的動脈，直徑約三公釐。若其中一條阻塞了（這種情況很常見），就會造成心臟病發作。這似乎是人類心臟獨有的設計瑕疵，其他動物的心臟為我們示範不同的供血方式。以狗為例，狗的心臟有側枝血管供血，也就是如果碰到心臟病發作，從主要的冠狀動脈分散出來的樹狀小血管網路可發揮緩解作用。可以想像成主要幹道關閉，就改走方便的替代道路。

人類心臟的冠狀側枝血管供血非常有限，當主要的血管受損或阻塞時，這樣的配置著實不甚理想。刺激側枝血管的生長或許能幫助對抗供血不足、降低心臟病發作的機率，但在醫學上仍處於研究階段。在我們等待一顆永遠不停止跳動的心臟或是一個我們願意居住的虛擬世界被發明出來之前，有一種不用花錢的簡單方法能減輕心臟設計上的缺陷，那就是運動。

一氧化氮

血管的內壁有一層細胞叫內皮細胞，而身體的活動能創造小小的奇蹟。內皮細胞會釋放一氧化氮，沒有通過排氣檢驗的汽車排出的有毒廢氣裡就有一氧化氮。雖然一氧化氮是環境汙染物，但少量的一氧化氮對血液循環大有好處。第一個好處是維持動脈內壁濕滑順暢，能讓白血球與血小板流動得毫無阻礙，不會黏附在血管壁上，形成阻塞血管的血栓。第二個好處是一氧化氮能放鬆動脈中層的平滑肌，使平滑肌保持鬆弛，促進血液流動。事實上，刺激內皮細胞分泌一氧化氮的機制，給了醫生發明威而鋼的靈感，因為讓更多血液流進陰莖有助於勃起。

藍色小藥丸

威而鋼最初問世的目的並非壯陽。一九八九年，輝瑞藥廠（Pfizer）的科學家正在研究治療心絞痛的藥物（心絞痛會導致胸痛），於是發明了代號UK—92480的藥物。他們的假設是這款藥物能抑制第五型磷酸二酯酶（PDE5），進而擴張血管、增加血流和降低血壓。然而，這款叫做西地那非（sildenafil citrate）的藥有一個奇特的副作用。有位細心的護士發現試藥的志願者總是趴臥，原因是突然勃起很尷尬。科學家很快就意識到這個副作用的潛力，並將其用來治療勃起功能障礙，建立價值數十億美元的事業。

順帶一提，心臟不好、血流量減少是勃起功能障礙的原因之一。好消息是運動被視為有效的解方，而且好處不僅限於房事，運動能使心血管長出細小的新生血管。這個獨特的作用叫做血管新生，可改善供血量，也有助於預防心臟病。可以把它想像成偽自動冠狀動脈繞道手術，而且不會留疤。做有氧運動就能達到血管新生，例如健行、跑步、騎單車、游泳，甚至簡單的走路也行，重點是規律運動。

最後衝刺

傳說西元前四九〇年入侵希臘的波斯人抵達馬拉松鎮（Marathon）時被雅典人發現，他們派信差菲迪皮德斯（Pheidippides）跑去斯巴達求援。他很有可能是世上第一個跑馬拉松的人，也就是馬拉松祖師爺。他不到兩天就跑了兩百六十公里，跑完立即倒地身亡。沒有紀錄證實菲迪皮德斯是否死於心臟病發，但科學家正在研究極度劇烈的運動對心臟會有怎樣的影響。

別擔心，多數人都不用怕自己體能太好，通常是反過來。不過，像超馬跑者這樣的極限耐力運動員，都有可能碰到心率異常和心臟損傷等問題。據說極限耐力運動會對心血管系統造成負擔，使心臟結構遭到「改造」：心臟壁變厚，疤痕組織變多。這些實質變化可能會導致心跳變得不規律，例如心房顫動。劑量決定毒性，這個道理任何事都適用。好事做太多，反而對你有害。

除了「極度劇烈」的運動之外，年輕的菁英體育選手從事的運動也可能危害心臟。過去幾十年來，有不少足球員在熱愛的足球賽場上驟然猝死，但他們看上去都很健康。這不是運氣不好，也不是足以引發陰謀論狂熱的神祕巧合，而是與一種致命的疾病有關：阻塞型的肥厚性心肌症（HOCM）。這種心肌症會讓年輕運動員的心臟變得像八十歲的老人。年輕的職業運動員在接受高強度訓練之後，心臟被重新塑造。一開始這種結構變化很有用，心臟變成效率更高的幫浦，能滿足身體與日俱增的需求。但是對HOCM患者來說，這很不妙。HOCM是一種遺傳疾病，會導致心臟肌肉變得過度肥厚。高強度訓練造成的心肌肥厚，可能會阻礙血液流動，進而釀成災難性的後果。可別以為HOCM很罕見，其實它出人意料地常見，每五百人就有一人有HOCM，但大部分的人都不是體育明星，終其一生也不會出現症狀。

對運動員來說，心臟出問題的第一個徵兆，可能也將是最後一個徵兆，心臟驟停足以致命。如果一個人心臟停止跳動，定義上此人已經死亡。重獲新生的唯一機會是身旁有沒有人會心肺復甦術（CPR）。

CPR安妮

讓我們一起回到十九世紀末的巴黎，聽聽塞納河無名少女的故事。雖然這名年輕女子永遠不會知道自己死後名留青史，但她確實改變了急救醫學訓練，進而拯救千千萬萬條生命。

一八八〇年代即將結束時，塞納河撈出一具少女的屍體，屍體送往停屍間，故事本應到此為止。由於無法辨認她的身分，因此停屍間公開展示遺體，希望她的家人可以來認屍。負責此案的病理學家對少女神祕的微笑和異常安詳的表情深深著迷，甚至用她的臉訂製了一個石膏做的「死亡面具」（death mask），將這個美麗的表情永久保存下來。不久後，對這面具充滿遐想的人不再只有病理學家一人。面具被大量複製，成了擺飾。是的，那個年代家裡用死亡面具裝飾很酷，而這位巴黎少女很快就得到「塞納河無名少女」的稱號。

快轉到一九六〇年代，奧地利醫生彼得・沙法（Peter Safar）開發了口對口CPR。但醫學院的學生都覺得要用彼此當練習對象很難，這實在情有可原。於是沙法找上挪威的玩具製造商亞斯蒙・萊達爾（Asmund Laerdal），請對方製作一款教學用的假人。萊達爾在著手尋找擬真的臉孔時，想起小時候在祖父母家裡看過一個死亡面具，於是塞納河無名少女的臉就這樣用在ＣＰＲ訓練的假人上。這個假人叫做「復甦安妮」或「ＣＰＲ安妮」，有成千上萬人（或許也包括你）曾用她學習ＣＰＲ。安妮還因此榮登全球被親吻最多次的女孩寶座。麥可・傑克森（Michael Jackson）甚至在〈狡猾罪犯〉（*Smooth Criminal*）的歌詞裡提到她：「安妮，你沒事吧？」（Annie, are you okay?），學ＣＰＲ時，學員要用這個問句來為眼前的塑膠患者進行評估。

電影都亂演

我當上醫生後第一次值班就看見死亡在我面前上演。時間是上午十一點，我的呼叫器響起：「心跳停止，Ｅ１病房。心跳停止，Ｅ１病房。」我跟著醫生前輩衝向病房，這名病患先前就通報過呼吸困難。一踏進病房，嘔吐物的刺鼻氣味和不祥的預感撲面而來，病人身旁擠滿醫生、醫療助理和護士。這個老太太瞪大失焦的雙眼，身體隨著反覆的重壓強烈起伏。看到這一幕，我不禁喉頭一哽。

患者心肺停止時心臟不再跳動，符合死亡定義，這是人類版本的斷電。心臟病發作通常是因為管道不通，也就是有一條冠狀動脈阻塞。心跳停止不是管路不通，就是電路故障，兩種情況都很危急，而且心臟病發作確實是心跳停止的常見原因。當心電活動停止、血液不再流動時，胸外按壓是手動幫助心臟抽吸血液的方式，目的是讓血液持續流向重要器官，並希望心臟能恢復自主跳動，或是借助電擊器（defibrillator，又稱「去顫器」）的輔助恢復心跳。

我接替一位護士繼續操作CPR，按壓病患的胸口。她已經九十歲，身體瘦弱。我聽見她的肋骨被我壓斷的聲音。我很想吐。

我以前只用假人練習過CPR，也在電視上看過，但實際操作會讓人突然覺得訓練得再多、看得再多似乎都毫無意義。姑且不論動作與技術好不好，其實電影也發揮了誤導的作用，使大眾相信CPR的成功率很高。在電影和電視裡，CPR是成功率很高的英雄之舉。很抱歉，這並非實情。心跳停止的患者能存活到出院的比率約為二〇%。若是到院前心跳停止（OHCA）的患者，存活率會驟降為個位數。

在某些情況下，若CPR沒有奏效，醫療人員還有另一種工具。這也是電影愛用的橋段，醫生帥氣地把兩塊電擊板放在患者的胸口上，用電擊器把他們電活。實際上，電擊器不是用來重啟心跳的。恰恰相反，電擊器會令心跳停止，希望藉此中止異常心律，讓心臟自行恢復正常跳動。電擊心跳停止的患者完全沒用，除非你喜歡全熟的肉。當一個人進入心跳停止狀態，是否需要電擊取決於心律以及心跳是不是「可電擊」的節律。心跳完全停止屬於不可電擊。心跳停止的患者最常見的心律是心室顫動（心臟顫抖亂跳），完全適合電擊。

監視器顯示老太太的心臟有微弱活動，我們又幫她做了幾輪CPR之後，改為採取更加積極的手段。我們為她注射兩次腎上腺素，心臟電擊數次，遺憾的是她沒有撐過來。宣布死亡時間時，我必須提醒自己：雖然急救不保證成功，但我們的努力絕對不會白費。儘管在那之後我又看過幾次心跳停止的情況，但那種無助的感覺多年來揮之不去。事實上，我在電視上看二〇二〇年歐洲國家盃足球賽時，鮮明的回憶再次浮上心頭。丹麥隊與芬蘭隊比賽時，丹麥球員克利斯汀・艾瑞克森（Christian Eriksen）在上半場比賽結束前幾分鐘突然倒地，後來才知道原因是心跳停止。所幸隊友和工作人員迅速採取行動，他很快就接受了CPR與急救。艾瑞克森不但恢復良好，現在依然是頂尖足球員。感謝先進的醫療與技術，他的心臟附近植入心律調節器，偵測到異常就會立刻調節心律，以免心律奪命。

你不知道的附屬器官

如果我說，你的身體裡有一個小小的附屬器官，那是一個多餘的組織囊袋，大小和你的小指差不多，常常使人生病甚至喪命。請你猜猜這是什麼器官？我猜多數人的答案是闌尾。但我們已經知道闌尾有幫助腸道菌生長的重要功能，所以答案不是闌尾。

這個附屬器官非常危險，它造成的傷害讓闌尾望塵莫及，甚至足以致命。它叫做左心耳，就附著在心臟旁邊，大約有四分之一的中風病例可歸因於左心耳。

理論上，血液凝結是好事，凝血總好過失控的出血。實際上，當凝血發生在體內且位置不對時，可能會引發各種問題。你應該聽過腿部或肺部的血栓（在血管中形成的血塊），其實大部分的心臟病發作都是因為心臟血栓。血栓通常來自左心耳，而形成的原因是心跳不規律，又叫心房顫動，會隨著年齡而變得愈來愈常發生。心跳不規律導致血液在小小的左心耳裡滯留，然後漸漸凝結成血栓，血栓移動到腦部會造成中風。這個邪惡的附屬器官收留亡命天涯的致命血栓，還為它們提供通往全身的安全通道，絕對是健康的一大威脅。它毫無用處，只是一個醫學上的小怪物，還有可能取人性命。

處處破洞的心臟

深呼吸，我要告訴你一件可怕的事：你的心臟有二五%的機率破了洞。在絕大部分的情況下，心臟有洞不會引發任何問題，這被視為正常變異，是左心房和右心房之間一條生物學上的意外通道。心臟的左邊和右邊（自你出生後）理應完全隔離，就算有洞，也是非常微小的洞。心臟在母親子宮裡發育是個極其複雜的過程，這種小洞是發育過程遺留下的痕跡。

雖然心臟的小洞大多無害，但其他心臟缺陷就很難說了，有些可控制，有些會釀成災難。處理心臟破洞的其中一種方法，是利用一條叫做左內乳動脈的血管，它的起點是位於頸部與上肩部交接處的鎖骨下動脈，延伸至胸腔壁。截斷一端不會造成任何問題，於是某個聰明人想出把其中一端接到心臟替代可能阻塞的動脈，並將這項技術稱為冠狀動脈繞道手術。下次你開心大啖著條時莫忘心存感恩，因為你的身體已為心臟準備好備用動脈。

心碎俱樂部

我們討論了心臟病如何具象地破壞你的人生，那抽象的心碎會怎麼樣呢？看見「心碎」這個詞，你腦中可能會浮現一顆卡通版的愛心像瓷器一樣碎裂。若我告訴你，你的心臟確實可能「碎裂」甚至導致死亡，你相信嗎？其實心碎症候群的心碎不只是一種比喻，它就是字面上的意思。

碰到情感劇烈波動的情況，例如和長期的伴侶分手或痛失親友，身體會釋放大量的壓力荷爾蒙，進而造成一種由壓力引發的心肌病變，使心肌變得脆弱，又叫章魚壺心肌症（takotsubo cardiomyopathy）。章魚壺一詞源自日本，是一種捕捉章魚的壺狀陷阱：發生這種心肌病變時，左心室會變成這種形狀。

章魚壺心肌症可能突然發生，毫無徵兆，連健康的人也難以倖免。症狀包括胸痛、呼吸急促、心電圖異常——基本上和心臟病發作一樣，差別在於冠狀動脈沒有阻塞。奇怪的是，觸發心碎症候群的激動情緒不一定是負面的，約有一％的患者是因為正面事件而發病，例如寶寶的出生引發強烈的感受。不過，雖然心碎而死的情況極為罕見，但心碎確實會發生，致命的機率也並非為零。

心臟保健

心臟奪命的方式可謂五花八門——有慢慢的折磨，也有忍者般的快狠準——我們該怎麼做才能與之對抗，甚至把心臟變成盟友，好讓我們活得更長久、更充實？大家都知道良好的飲食、適度規律的運動都很重要，但有沒有什麼對心臟有益的小妙招呢？

脂肪

吃進嘴裡的東西居然對心臟影響這麼大，這似乎很怪，畢竟處理食物的胃腸系統離心臟很遠。但飲食是影響心臟健康的關鍵因素，已漸漸成為主流觀念。

多多攝取纖維不只能保護腸道，也有助於降低血壓和膽固醇。不過，脂肪對維持心臟健康也很重要，想不到吧？充分攝取如 omega-3 之類的脂肪酸可降低三酸甘油酯（存在血液裡的一種脂肪），進而降低血壓與血栓形成的機率。例如富含油脂的魚類含有的 omega-3，有助於分泌可維持動脈健康的荷爾蒙。其他含有 omega-3 的食物包括核桃、杏仁與各種堅果，以及富含果膠的水果（果膠是 omega-3 的植物性來源）。Omega-3 經常被稱為「必需脂肪酸」，也就是人體無法自行製造，只能從飲食中攝取。我在第二章提過，我們需要三種最重要的 omega-3 脂肪酸，ALA 來自植物、堅果與種子，EPA 和 DHA 來自油脂多的魚類，蛋和乳製品裡也有，只是含量較少。人類的身體（有時候）還算聰明，可以把我們從植物性食物裡攝取到的 ALA 分出一〇%轉化成 EPA／DHA——所以素食者與純素食者可考慮吃 EPA／DHA 補充品。此外也有證據顯示，三酸甘油酯較高的人攝取 EPA／DHA 這兩種 omega-3 脂肪酸也有好處。

自救小妙招

為了防止心臟組織罷工，我們應該限制攝取飽和脂肪酸，對加工肉品與加工食品裡含有的大量反式脂肪尤其要小心。

鹽是調節血壓和間接影響心臟健康的重要化合物。想過無鹽的生活很難，也不推薦。但現代人吃的食物（尤其是過度加工食品）都添加了過量的鹽。以目前的科學證據來說，我們的鹽攝取量每日不應超過五公克。

如果你是無肉不歡的人，我不會妄想勸說你改吃素或吃純素——畢竟我自己就不吃素。但是，請記住少吃紅肉有助於降低膽固醇，對心臟健康有益。

壓力

壓力很狡猾。有些壓力其實對我們有好處，使我們活力充沛、心跳加快，還能提升血液循環的效率。這也是運動和劇烈活動之前和之後自然會發生的事。但是長期擺脫不了的壓力可能會帶來傷害。持續承受壓力，包括工作和感情上的壓力，可能會導致體內充滿像皮質醇這樣的壓力荷爾蒙，進而造成血糖失調、全身性低度發炎和血壓持續升高——這些情況顯然都對心臟不利。

血壓

血壓反映了心臟的工作強度。血壓飆高卻未受控制，就像對奴役勞工視而不見。你在不知不覺中讓心臟操勞過度，心臟也會出其不意地報復你。

長期高血壓會使動脈壁承受機械應力，導致動脈壁變形、變硬，甚至變窄。動脈壁會因此成為心臟病發作與中風的最佳溫床。受力增加也可能引發斑塊的形成（斑塊是動脈裡的生物減速丘），讓心肌隨著時間變得軟弱無力，而且愈來愈厚。

血壓計上的讀數通常是個分數，例如一二〇／八〇（正常血壓值是九〇／六〇至一二〇／八〇）。上面的分子是收縮壓，代表心臟收縮，送出血液；下面的分母是舒張壓，代表心臟放鬆，血液流入心臟。血壓隨著年紀稍微上升是再正常不過的事，這是與年齡相關的循環系統退化。但控制血壓至關重要，因為高血壓是心臟病發作與中風的主要原因。

血壓會在一天裡上下起伏。睡眠品質不佳、壓力、咖啡因、酒精跟情緒都會影響血壓。理想的情況是一天量血壓至少兩次，算出準確的平均值。控制高血壓非常重要，有研究指出，收縮壓每降低一〇%，中風機率會降低二七%，罹患心臟病的機率會降低一七%。

自救小妙招

雖然了解心臟如何運作以及心臟有哪些弱點，可能會令人焦慮到心跳停止，但想要降低血壓到底該怎麼做呢？改變生活習慣對促進心臟健康大有幫助，例如適度飲酒、每日鹽攝取量不超過五公克、增加運動量等等。

此外，佛萊明罕心臟研究（Framingham Heart Study，全球規模最大的心臟研究之一）發現，男性高血壓有四分之一歸因於體重過重，女性則是三分之一。這很合理：身體的負擔愈重，心臟想把血液輸送到全身就得更費勁。因此，有時候對特定的族群來說，減重雖然不是主要因素，卻可能是控制血壓的關鍵步驟。

膽固醇

膽固醇是血液裡的一種脂肪或脂質，是影響循環系統與心血管系統健康的眾多因素之一。了解膽固醇很重要，但是膽固醇相當複雜，因為並非所有的膽固醇都有害。

簡短地說，高密度脂蛋白膽固醇（HDL）被認為具有保護作用，常見於抗氧化食物，例如堅果和莓果；低密度脂蛋白膽固醇（LDL）是「壞蛋」，常見於肥肉和全脂乳製品。實際情況沒這麼單純，不過總體而言，HDL高一點、LDL低一點通常意味著心血管比較健康。

血液裡還有三酸甘油酯，這是熱量轉化而成的脂肪，我們仰賴它提供能量。攝取高糖飲食或大口暢飲運動飲料，都有可能提高三酸甘油酯的濃度，為身體提供燃料。因此脂肪的功能很重要，前提是適量攝取加上運動。

體重過重（尤其是脂肪）是心臟健康的隱形殺手。基本上，體內累積的脂肪愈來愈多會引發一連串的荷爾蒙變化，最終導致脂肪素（adipokines）這種麻煩的化學物質被釋放出來。脂肪素會影響血糖、血壓和血液中脂肪球的濃度。這些因素都與血管裡的發炎變化息息相關，而發炎變化會加速動脈硬化、動脈損傷、高血壓和慢性心臟病的發展。

在許多情況下，高膽固醇可透過飲食、運動和生活習慣的改變而得到控制，但是不保證有用，因為遺傳也是一大因素。

血糖

血糖是值得監控的重要數值，失控的血糖是心臟病的風險因子。運動和健康飲食對調節血糖大有助益。不過，有些意想不到的壞蛋會悄悄導致血糖長期上升。好消息是我們可以避開這些壞蛋。

睡眠充足是首要之務。睡得不好可能會造成胰島素阻抗，導致血糖上升。酒精也是壞蛋之一，會讓血糖如同暴雨過後的排水管一樣猛烈驟降。另一個陰險的壞蛋是長期壓力，壓力會觸發荷爾蒙皮質醇的分泌，皮質醇會使血糖上升。

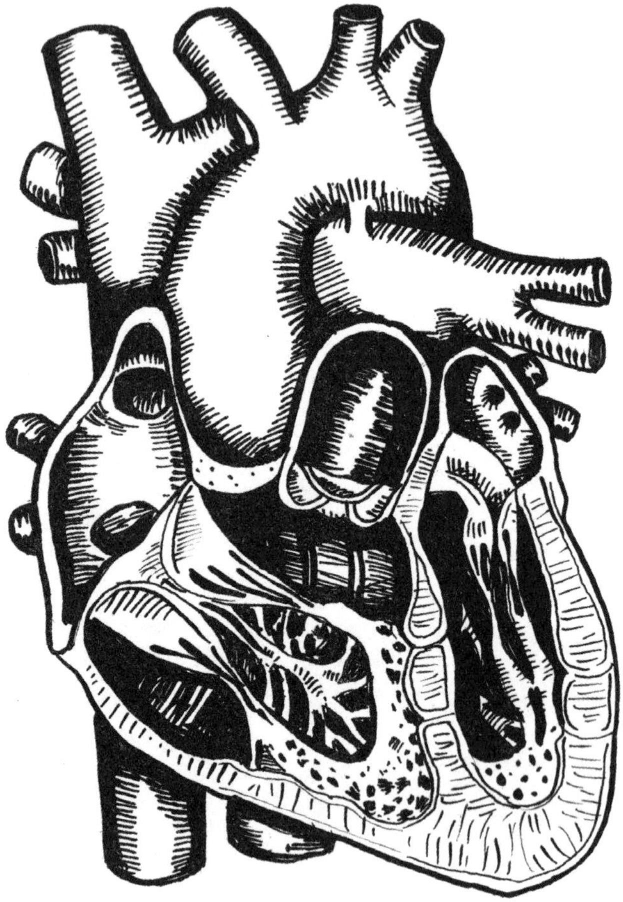

心臟

健康小撇步

聞一聞自己的口腔氣味能幫你評估健康狀況。如果聞到以下的氣味，請諮詢專業醫療人員：

*聞起來有酸味可能是胃食道逆流。食物殘渣逆流到喉嚨，使喉嚨成為細菌滋生的溫床。

*樟腦丸的氣味是過敏或感冒的跡象。

*水果氣味代表血酮濃度很高。這是糖尿病酮酸中毒的跡象，也就是身體分泌的胰島素不夠多，無法將脂肪酸轉化成能量。

*嘴巴聞起來甜甜的或是有發霉氣味，可能是肝臭味（fetor hepaticus），代表有肝病。

*如果聞起來有魚腥味（而且你並未大啖海鮮），這是末期腎衰竭的跡象，腎臟無法排除尿素和氨之類的有害廢物。

*金屬氣味或口臭可能是牙齦線受到細菌感染，或是牙周病的早期徵兆。日積月累的牙菌斑若未處理，會造成牙齦流血和發炎。口臭也可能是因為嘴裡有還不會痛的蛀牙。如果你已經試過各種方法仍無法解決口臭，或許可以去找那位微笑的牙齒殺手：牙醫。

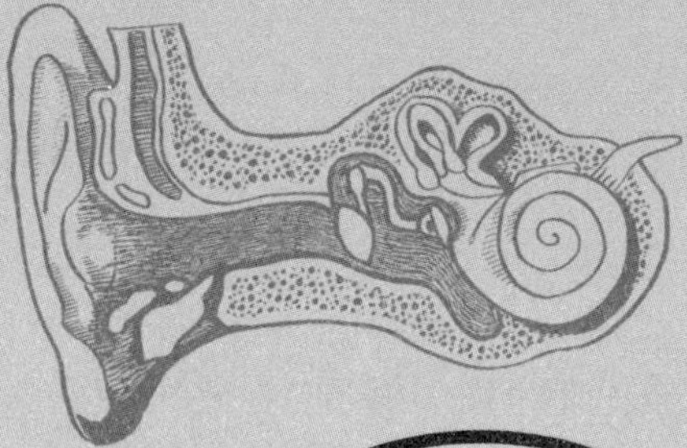
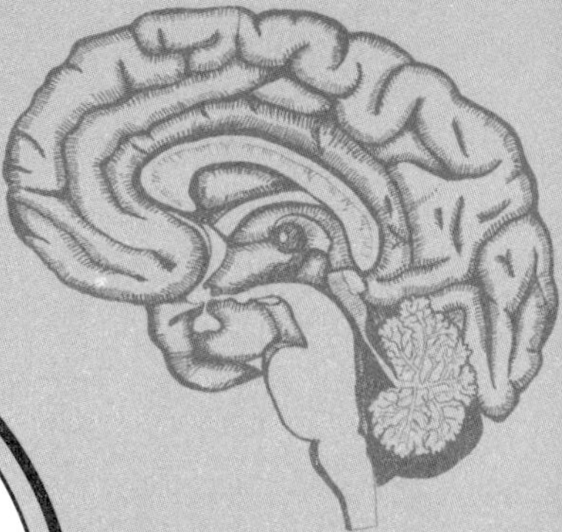
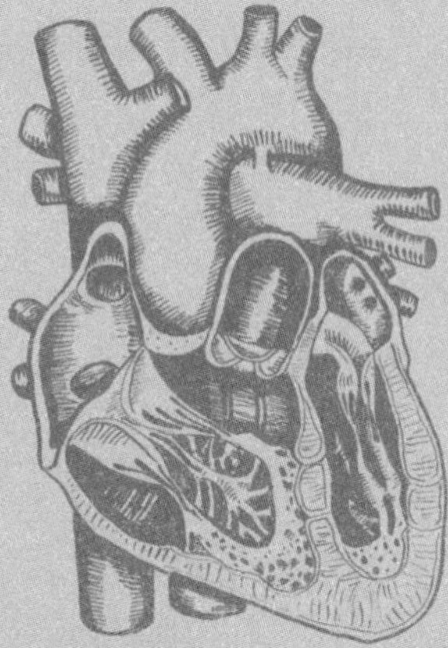

第4章 人爭一口氣

——肺臟

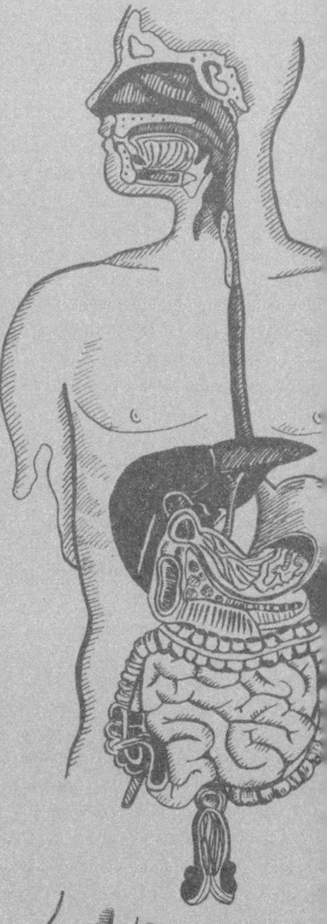
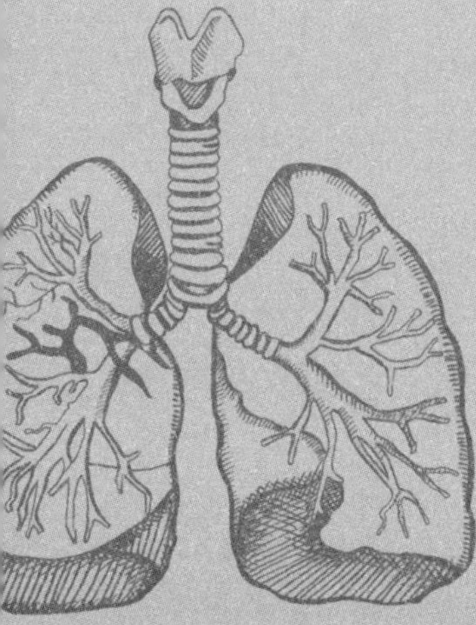
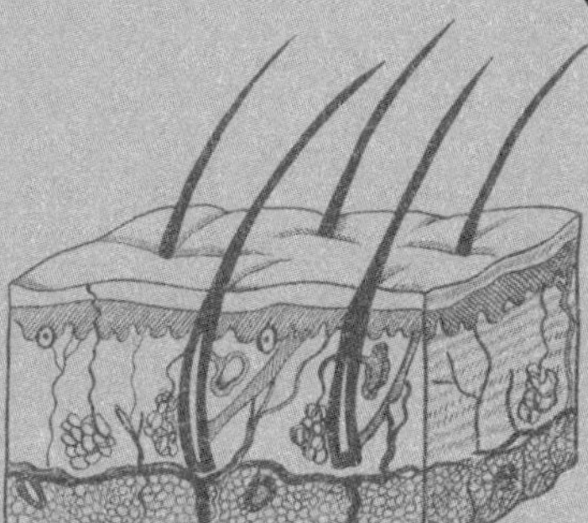
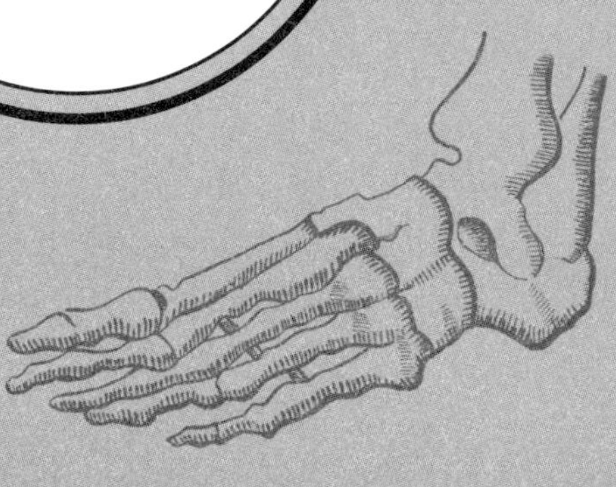

說起來，肺臟最大的缺陷應該不能怪在它頭上。比起其他器官，肺臟嚴重缺乏關注。肺臟長期受到忽略，這反映在肺臟疾病的研究經費遠低於其他疾病，而這種情況直到最近才有所改變。新冠肺炎病毒讓世界停擺了一段時間，我們被迫戴起口罩保護珍貴的肺臟，彷彿不這麼做就會喪命。

心臟很棒（也很壞），但要是少了跟班（偶爾這個跟班也會成為致命殺手）就一點用也沒有。肺臟是身體裡唯一一對拒絕在子宮裡運作的器官，這或許利大於弊。嚎啕大哭與大口吸氣是生命脫離母體獨立的象徵，原本充滿液體的肺臟第一次膨脹充氣。

你每天大約呼吸兩萬次，讓氧有機會滲入細胞、提供養分。你不能不呼吸，若停止呼吸，幾分鐘內就會死去。呼吸是自動發生的背景行為，大部分的時候，你並不會意識到自己正在呼吸，但呼吸是你可靠的老朋友，還能適應你的不同需求。

大約三億年前，人類住在水裡的祖先爬上陸地，決心要在陸地上好好呼吸。在那之後，人類一直為此付出代價。肺臟基本上是兩顆大氣囊，裡面充滿黏液和幾億顆氣泡。老實說，這兩顆氣囊通常配合得很好，能讓你享受生命的氣息。肺臟跟心臟很像，從不停歇……除了故障的時候，隨便來個焦慮症發作、被人鎖頸勒住脖子、食物碎塊跑進氣管，肺臟就會失控。

肺臟任勞任怨，但努力卻沒有受到肯定。除了擅長提取外部世界的空氣之外，肺臟還會丟棄體內組織產生的廢物，比如二氧化碳，猶如一座二十四小時運作的廢棄物回收中心。

呼吸吐納

肺臟有個奇特到近乎神祕的地方。古印度的阿育吠陀醫生和提倡東方傳統醫學的人都相信，你呼吸的空氣裡有生命能量與精神。古印度稱之為般納（prana），東方稱之為氣。正因如此，印度教古魯（guru，宗教導師）和神祕主義修行人會跑到喜馬拉雅山麓，進行深度的冥想與呼吸練習，希望能超脫肉身，模糊精神世界與實體世界之間的界線。

呼吸與心理狀態之間確實有關，這點不可否認。如同「雞生蛋還是蛋生雞」，有時很難判斷兩者之間誰先影響了誰。肺臟與心臟的不同之處，在於心律由特化的節律細胞控制，肺臟與周邊的呼吸肌則是直接由大腦掌控。這件事當然非常重要，但人類直到一九八〇年代才知道肺部控制信號的確切源頭。古希臘醫生蓋倫（Galen）指出，角鬥士（gladiators）的頸椎斷在特定部位會導致呼吸困難。幾個世紀後，傑克・費爾德曼（Jack Feldman）與同事才在腦幹裡找到幾千個負責掌管呼吸的神經元，叫做「前包欽格複合體」（pre-Bötzinger complex）。

無庸置疑的是，我們將呼吸視為理所當然的事。畢竟這是一個眼睛看不見的過程，有機會窺見不可思議的肺臟構造的人並不多。我第一次在解剖實驗室裡切開大體的胸腔、看見肺臟的時候，最令我讚嘆的不是肺臟非凡的能力，而是它們的形狀竟與胸腔如此契合。像工廠安裝的現代家電裡那些重要的零件組，比如洗衣機和電視機，一旦壞掉了是無法單獨更換的。

念醫學院學習的第一件事，是拿著冰涼的聽診器輕壓患者的胸口與背部，辨別生病狀態與正常狀態的呼吸聲音。儘管現在有各種工具和先進的掃描儀器，通過時間考驗的聽診器仍是診斷疾病的重要裝備。有次值夜班（連續四個夜班中的第三個），我幫一位開車撞樹的患者（此回合由樹勝出）檢查身體。他疑似肋骨骨折，我急忙檢查他的胸部，判斷是否有肺塌陷的跡象。這種情況叫做氣胸，斷裂的肋骨容易刺穿包裹肺臟的胸膜，導致空氣滲入肺臟與胸壁之間的空間，令患者愈來愈焦躁不安、呼吸急促。

我用聽診器幫他檢查，發現左肺沒有呼吸的聲音。我輕敲他的左胸（叩診），聽見類似敲鼓的聲音（hyperresonance，過清音或鼓音）。這意味著空氣壓迫肺臟，可能是致命的肺塌陷，叫做張力性氣胸。我以前沒遇過這種病例，但憑藉著課本裡學到的知識，我知道該怎麼做。我用套管從他的胸部上方刺入，胸腔裡的空氣釋出，發出嘶嘶聲，患者呼吸困難的情況立刻開始緩解。胸部X光顯示他的右胸有血胸，肋骨骨折導致血液流入他的肋膜腔。

我用最快的速度準備各種器材：胸腔引流管（用來排出血液的塑膠管）、手術刀、局部麻醉劑、大量紗布與縫線。我花了十分鐘把引流管插入患者的左肺和右肺，過程中患者和我都曾低聲呻吟。右胸的引流管湧出血液，差不多排出五百毫升之後，患者顯然輕鬆多了，呼吸困難減輕，稍微有點肚子餓。如果你流失半公升血液，肯定也會覺得肚子餓。

氣體交換

肺臟的運作機制令人驚嘆，卻也極度簡單。每次吸氣，橫膈膜會收縮並往下移動。與此同時，肋間肌（愛吃烤肉的人應該對這個部位不陌生）會把肋骨往上和往外撐開。這個協調動作有助於吸入空氣。呼氣則是比較被動的過程，這些肌肉只要放鬆，肺臟就會呼出空氣、稍微消風。

這種設計有一個明顯的問題。你以為每次吸氣都能把新鮮空氣吸進肺裡，其實呼吸系統裡殘餘的舊空氣也會被你吸入。也就是說，進入肺臟進行氣體交換的空氣有一部分是濁氣。想像一下仰頭喝掉寶特瓶裡的最後一口水……你應該知道這口水大多是唾液和剛剛從你嘴裡流回去的水，對吧？你吸入的每一口新鮮空氣都會混入濁氣，這種「呼吸回流」叫做無效腔（dead space）。

這是你擁有一張龐大呼吸網的原因之一，能在需求升高時快速處理氧與二氧化碳的交換，這也是為什麼劇烈運動時會「喘不過氣」。在你最需要新鮮空氣的時候，肺臟辜負了你，使你的能力受限。幸好你不用再擔心會因此被附近的劍齒虎吃掉，大不了只是錯過公車、上班遲到。

我承認，把肺臟比喻成氣球有失公允。呼吸機制比單純的氣體抽吸稍微精密一點。肺臟充滿免疫細胞，也和腎臟攜手維持血液的酸鹼濃度。你吸的每一口氣，都會穿過肺臟裡宛如地下墓穴般的迷宮通道，若將這些通道拉長成一直線，長度超過一千英里（約一千六百零九公里）。別擔心，這件事大致上由腦幹自動調節。

肺臟裡有幾億顆微小氣泡，叫肺泡。肺泡是呼吸系統交換氣體的關鍵構造，直徑相當於人類毛髮的直徑。每顆肺泡都被一張微血管網包圍，這些微血管把氧輸送到血液裡，也會把二氧化碳送回來，隨著呼氣排出體外。這個氣體交換的過程至關重要，事實上，你靠它才能活著。氣體交換發生得極快，因此氧能以驚人的速度擴散至血液裡，有毒氣體也同樣能快速排出，以免這些氣體進入大腦，造成致命後果。

你或許認為呼吸只是出於對氧的渴望，其實這只是其中一個原因。呼吸的主要動力是身體不喜歡過量的二氧化碳，二氧化碳若在體內累積會使血液變酸。

用肛門呼吸

考慮到肺臟氣體交換的重要性，若有人想問如此重責大任為什麼只交給嘴巴跟鼻子，這個問題實屬合理。畢竟你身上還有一個粉紅色的肉洞，只要稍微改造，就能成為備用的造氣機。但現在自然定律規定你的肛門只能做一件事。我們都同意，屁眼能用來呼吸將是一件了不起的大事，而且不僅僅是你將可以在派對上表演這個終極絕技這麼簡單。聽起來像癡人說夢，但日本科學家最近發現豬與囓齒動物都會從肛門吸收氧，甚至不用靠肺部呼吸也能存活。這是不可思議的超能力，但若要宣傳這種能力，行銷部大概會很頭痛。

入侵者必須死

你的呼吸系統很珍貴，但它的主要入口也是你最大的弱點之一。很不幸地，你呼吸用的氣管與進食用的食道共用一個開口。也就是說，你每次吃東西或喝東西都像在玩窒息版的俄羅斯輪盤，只是你自己並不知情。更糟的是，肺臟內部非常敏感，只要有食物或液體通過氣管進入肺部，都會引發不舒服，甚至很嚴重的化學反應。我在醫院常碰到的類似情況是患者在手術後或是突然嚴重反胃後，吸入嘔吐物或分泌物，這會導致肺臟化學性發炎，又叫吸入性肺炎。

就算你沒讓食物掉進氣管裡，你的氣管仍是門戶洞開，陰險的病原體、刺激的汙染物和討厭的過敏原隨時可能入侵，破壞你的呼吸系統。

肺臟偵測到非氣體物質入侵時，偶爾會進入軍事模式，例如對抗病毒或細菌的攻擊。此類入侵會使肺部充滿黏液，導致呼吸變得粗重、困難。更糟的是，如果你有氣喘，連最無害的東西都有可能刺激肺臟自我窒息，令你無法呼吸，例如冷空氣、灰塵，甚至是二手菸。

肺臟看似堅強，其實非常脆弱。吸菸、發炎或感染累積的細微疤痕，都有可能破壞肺泡裡的膠原蛋白與有彈性的纖維，使肺臟失去彈性與回復力，造成慢性肺病。

基本上你每一次呼吸都有致命風險，為了降低風險，肺臟也發揮空氣清淨機的功能。它們會用黏液捕捉懸浮微粒，再把懸浮微粒往上輸送、排出體外。這個過程由數以億計的微小纖毛完成。纖毛覆蓋在呼吸道內壁上，它們劇烈擺動，把入侵的粒子往回推向食道。若這些粒子沒有順勢被吞進胃裡，或許會隨著咳嗽、噴嚏或乾嘔被送到嘴裡，嗯，好吃。

輔助呼吸

新冠疫情突顯出我們必須增加輔助呼吸的選項。當肺臟需要協助時，我們目前的預設作法是機械通氣，把空氣透過氣管推送進肺臟。另外一種作法是葉克膜（ECMO），將血液從體內抽出，在人工肺臟裡重新氧合。

人工呼吸機制的基本概念已存在許多年。十九世紀的患者被要求在密閉艙裡抬頭挺胸坐好，只有頭伸出艙外。密閉艙外部有兩個手動操作的風箱，能使內部的氣壓上升和下降。患者的胸腔隨著氣壓的升降擴張與收縮，模擬自然的呼吸。這種早期的「負壓呼吸機」催生了那可怕（但可以救命）的鐵肺。

二十世紀初，小兒麻痺是最令人恐懼的疾病之一。這種病毒可能會導致呼吸麻痺，令患者無法呼吸。小兒麻痺是一九四〇和一九五〇年代兒童與青少年的主要死因，所以年輕的家長稍微願意接受讓孩子在鐵肺裡待一段時間。

鐵肺是大型的呼吸機，有些鐵肺長達七英尺（約二・一公尺）。感染小兒麻痺且無法自主呼吸的兒童，會被送進鐵肺裡，只有脖子以上露在外面。鐵肺尾端有兩個風箱，會模擬人類體內橫膈膜的功能。負壓與正壓交替出現，將空氣送入和送出患者的肺臟。

對待在鐵肺裡的患者來說，這個經驗或許極其難熬，卻能為患者提供夠久的呼吸輔助，使患者在數週內就能戰勝病毒、自主呼吸。不過，有幾個著名案例是患者終生沒有恢復自主呼吸，不得不在這個金屬籠裡度過餘生。二十世紀後半葉出現了有效的疫苗接種計畫，小兒麻痺病毒在已開發國家徹底絕跡，鐵肺這種恐怖卻必要的呼吸裝置才終於退出歷史舞台。

自救小妙招

你都活到具備閱讀能力的年紀了，或許會覺得學習正確呼吸為時已晚。大致而言，呼吸是個自主過程，呼吸的頻率由腦幹控制。儘管如此，我們仍可有意識地控制呼吸，透過一些基本技巧來改善呼吸方式。

「姿勢」是好好呼吸經常被忽略的重點。正確的姿勢指的是橫膈膜沒有受到擠壓，也就是背部打直，不聳肩，肩膀放鬆、微微朝後；下巴微微抬起，下顎、頸部與肩膀保持鬆弛。

調整姿勢時也要注意嘴巴，若嘴巴是張開的，請閉上。我不是故意挖苦你，很多人長期都是用嘴呼吸，這會導致口乾舌燥與口臭。這也會刺激肺臟，甚至是睡眠呼吸中止症的原因之一。用鼻子呼吸才能善用身體內建的天然空氣清淨機，在空氣進入敏感的體內環境之前，先將空氣過濾、加濕、淨化。用鼻子呼吸能讓呼吸變得更深層、更有好處。現代生活的各種壓力經常使我們忘了有效的腹式呼吸，而是使用較不清新也較淺層的胸式呼吸。你可以試一試：平躺在床上，膝蓋微彎，一隻手放在胸口，一隻手放在肋骨下方的肚子上。用鼻子慢慢吸氣，想像空氣往下腹部流動。放在胸口的手應該維持不動，肚子上的手會因為吸氣而升高。呼氣時完全相反：腹肌收緊，空氣從抿緊的嘴唇呼出，肚子上的手隨著呼氣回到原本的位置。

呼吸會影響情緒，例如噎到或是進入密閉空間時恐慌症發作、氣喘發作或呼吸困難，這時呼吸的影響尤其明顯。在慢性阻塞性肺病患者身上，這些激烈的負面情緒的影響會更加顯著，因為呼吸困難會使呼吸變得更快、更淺，進而加劇焦慮與不適。

想要照顧肺部，一定要注意空氣汙染。遺憾的是，現代生活無法避開空氣汙染。話雖如此，你還是可以用一些方法讓你家維持良好的空氣品質，例如保持清潔，減少灰塵堆積，經常開窗維持通風。擺放室內植物也能改善空氣品質，因為植物會吸收水分（潮濕容易滋生對肺部有害的黴菌），有助於調節濕度。其他的簡單方法包括不要混合氨水與漂白水來清潔家裡，因為兩者混合會產生對肺部有害的氣體。

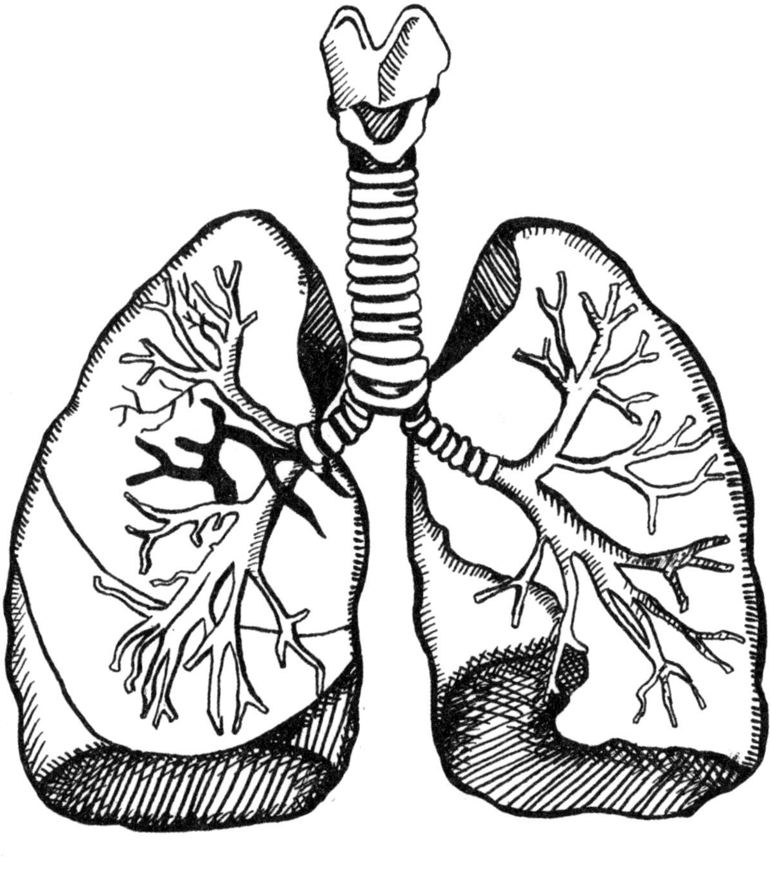

肺臟

健康小撇步

我們經常使用乙醯胺酚與布洛芬之類的止痛藥來緩解輕度或中度的疼痛不適，例如頭痛和肌肉痠痛等等。

我們很容易忽略包裝上「快又有效」的詞彙，但其實這是受到嚴格監管的市場，諸如此類的聲明必須有證據才行。

身體對鹽、膠、液體等劑型的止痛藥吸收得比錠劑更快。不過，雖然這些劑型有快速止痛的優勢，但比較便宜的止痛藥也有效，只是發揮藥效的時間較慢而已。

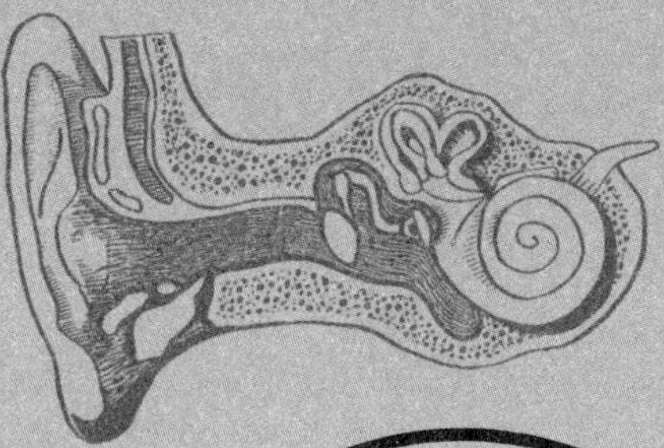

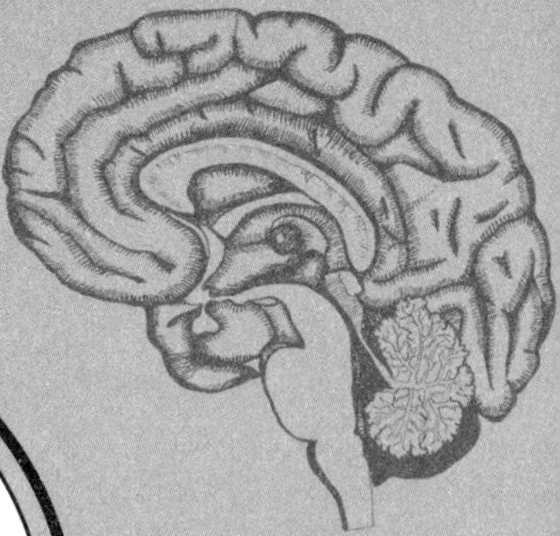

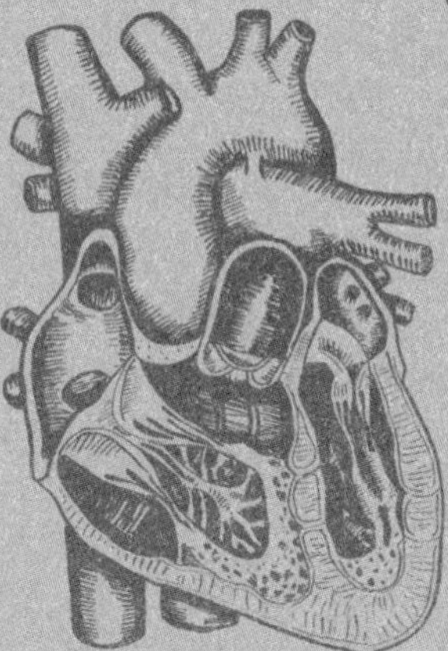

第5章

負重行萬里

——骨骼

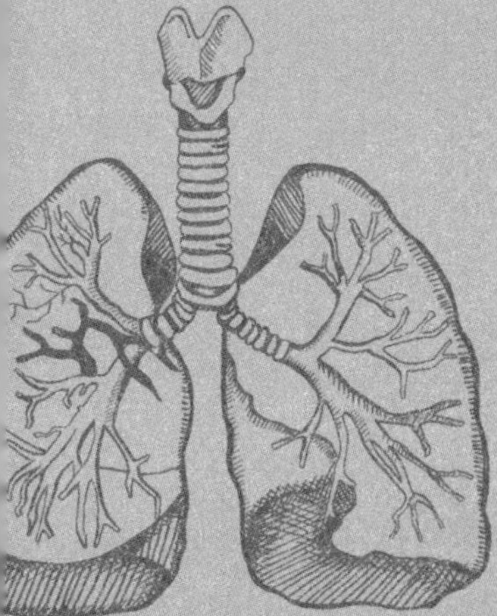

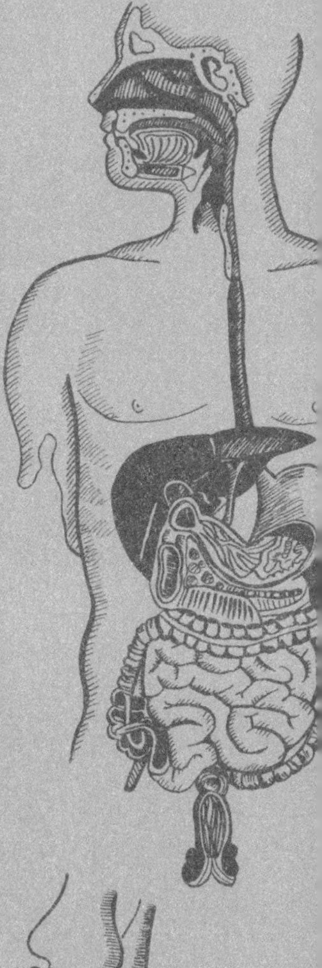

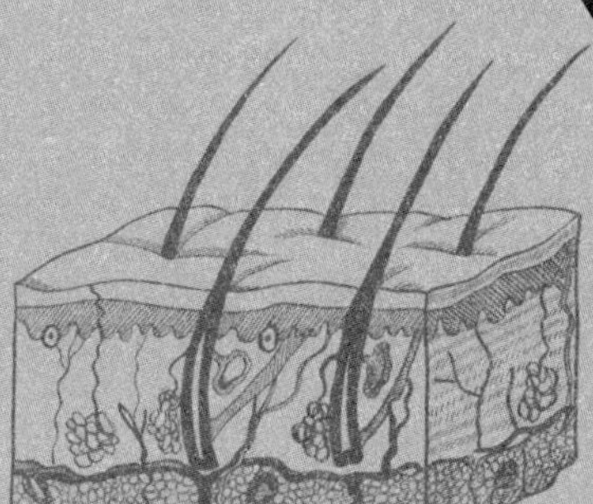

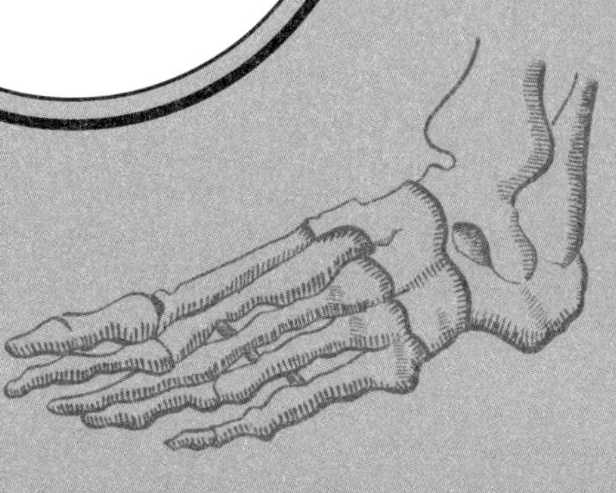

骨頭非常重要。少了骨頭，你會變成一灘爛泥。骨頭是身體的基礎結構，軟骨、關節與韌帶把骨頭拼接成骨骼，使骨頭成了能夠承重的梁柱與接合點，提供力量、穩定性，使身體保持直立。

骨骼使你能以兩腳站立，這是你成為地球上最成功生物的原因之一。（但這種看法見仁見智。）不過，有時候這個照顧、保護和支撐你的結構，也會用長期背痛、脖子和膝蓋痠痛折磨你，像老舊的水泥建物不堪重負、慢慢崩塌。

如果你的骨骼是一棟建物，直接推倒重建還比較經濟實惠，但它不是。雖然骨骼可能會大大令你失望，我們還是要為重要的功能想一些結構補強的方法，讓骨骼在你離世之前不致完全崩解。

入骨三分

從頭頂到腳尖，支撐身體的骨骼可不是無生命物質。你的骨頭是有生命的。覆蓋骨頭的薄膜組織（骨膜）供應豐沛的血液，因此骨頭是非常淺的粉紅色，而不是白色。你的身體裡有兩百零六塊骨頭，除了幫助你跑跳行走之外，骨頭還保護你脆弱的內臟，儲存骨髓，甚至儲存鈣、磷等重要礦物質。若想讓骨頭長久保護你，一定要好好保養骨頭。

人類的骨頭就像扁平包裝的ＩＫＥＡ家具，需要靠你親手搭建。骨密度會持續增加到三十幾歲，到了四十歲就會開始降低，於是骨骼漸漸萎縮，而女性在停經後骨密度會下滑得更快。邁入老年之後，骨頭比年輕時更容易骨折，不建議騎著ＢＭＸ越野腳踏車翹孤輪衝過減速丘。

自救小妙招

除了運動之外，還有一些簡單的事也能幫助你盡量維持骨密度。

你應該早就聽過喝牛奶能強健骨頭。這是勢力龐大的乳業的宣傳手法。牛奶確實營養豐富，也是相對容易取得的鈣和熱量來源，但其實人類大多在出生後不久就已失去消化乳糖的能力。此外，牛奶含有的鈣不足以維持骨骼健康。若你的身體沒有攝取足夠的鈣，會提取骨頭裡的鈣來維持心臟與肌肉的運作——這顯然不是理想狀態。幸好其他乳製品（例如乳酪）與蔬菜（例如羽衣甘藍）也富含鈣質。維生素D也很重要，能幫助腸道吸收鈣質，所以你確實應該塗好防曬乳並多曬太陽。我知道你想問什麼……擦防曬乳不會「減少」維生素D的產量。擦了防曬乳仍有三%的紫外線能觸及皮膚，用來合成維生素D綽綽有餘。更重要的是，「安全地曬黑」這種事並不存在。

膝下有黃金

膝蓋是另一個勞苦功高的身體部位。你每跨出一步，這兩個巨人就會承受你體重六倍的重量

（若是跑步會更重！），所以膝蓋是承受最多壓力的關節。膝蓋能乘載你一輩子的無數步伐，而有時壓力的積累難免會讓膝蓋不堪重負。

走路很棒，但走路會痛就不棒了。膝蓋的脆弱可簡單地用構造和結構工程學來解釋。膝蓋是鉸鏈關節，透過韌帶與肌肉把股骨（大腿骨）底部與脛骨（小腿骨）頂部接在一起，這些韌帶與肌肉都很容易撕裂和扭傷。

兩相對比，髖關節才是贏得各種創新獎項的理想設計。髖關節是球窩結構，骨盆裡如凹槽的髖臼剛好能容納股骨的圓頭，讓它在髖臼裡優雅滑動。這使得髖部非常堅固，也讓我們可以輕鬆扭動、旋轉，做出更多動作。想像一下，如果膝蓋也能像髖關節一樣旋轉，你的舞步會更多采多姿。等等，如果膝蓋真的像髖關節一樣旋轉，你發生意外的機率會更高。膝蓋像門鉸鍊一樣，只能前後移動。若膝蓋也能旋轉，站立會變得非常不穩。

當你快速改變方向，也就是扭動和旋轉的時候，膝蓋和腳不再對齊。這時膝蓋得靠韌帶與肌肉保持穩定。請想一想：你移動時，把大腿與小腿連接在一起的東西僅是幾條韌帶和肌肉，真是厲害。

其中一條韌帶叫前十字韌帶（ACL），它不起眼到甚至沒有血管經過，卻扮演至關重要的角色。前十字韌帶的功能是把股骨與脛骨接在一起，若前十字韌帶撕裂，只能靠手術修復損傷，不過，也有證據顯示，及早做物理治療有助於功能恢復。前十字韌帶撕裂是外科最常見的運動傷害之一，就像修車廠經常碰到汽車輪胎因坑洞受損一樣。

自救小妙招

支撐膝蓋的肌肉與韌帶也仰賴股四頭肌和髖部來維持穩定。弓箭步與深蹲都是能夠為膝蓋與髖部提供良好支撐的簡單動作，但是，怎麼做才能保護關節呢？你需要的是第六感，我沒騙你……

本體感覺是你擁有而不自知的隱藏版能力。本體感覺使你不用看也能知道關節的空間位置，這叫做空間定向。這是因為關節與韌帶裡充滿神經纖維，不斷傳送信號給大腦，你可以把它想像成身體裡的指南針。

本體感覺並非固定不變，而且可以增強。基本上，身體自動校正或修正的能力愈強（無須思考），受傷的風險就愈低。比方說，如果你在凹凸不平的地面上奔跑，身體會進行無數微小的計算來維持穩定，盡量不讓膝蓋受傷。最厲害的山地越野跑者之所以能夠看似輕鬆地完成任務，本體感覺很發達是原因之一，而關鍵在於經驗。

簡單的平衡練習就能增強你的本體感覺。閉上眼睛，單腿站立，膝蓋微彎，這會強迫膝蓋周邊的肌肉出更多力來保持平衡和微調關節感受。把頭轉向一側可增加這個動作的難度，因為這樣會干擾內耳平衡。

除了平衡練習之外，愈常運動，身體和大腦就愈能直覺地知道該怎麼做以及如何保護你，無須靠你有意識地傳送信號。多做運動，膝蓋會感謝你的。

人工膝關節置換

英國每年有超過七萬例的人工膝關節置換手術，絕大多數是因為骨關節炎，基本上就是身體劇烈摩擦骨頭，彷彿想要摩擦生火。

健康的人體裡，骨頭之間應該有一個平滑的表面，能讓骨頭順暢活動，同時避免直接摩擦彼此。這個平滑的表面叫關節軟骨，它會隨著時間慢慢變薄與耗損。問題是關節軟骨無法再生，因為在它演化成形的過程中，它沒料到自己需要連續工作七十幾年。你將在關節軟骨的保固到期之後，繼續使用它很多、很多年。若你活到八十五歲而且維持著相當活躍的生活型態，你行走或跑步的總距離可能會超過三十萬公里，幾乎相當於繞地球八圈，難怪你的關節軟骨會累到罷工。若加上體重過重（現代生活的苦難）和某些遺傳因素，你的膝關節軟骨會決定提早退休一點也不奇怪。好消息是人工膝關節能使你重獲新生。不過，好好照顧原廠膝蓋、避免無謂的磨損始終是明智的選擇。

自救小妙招

關節承受壓力會導致骨關節炎，你是否能夠以此為藉口逃避運動（例如跑步）呢？別急著為了保護膝蓋而窩在沙發上，有證據顯示：穿上運動鞋出門慢跑可以延緩骨關節炎的發生。

像跑步這樣的承重活動會對膝關節施加壓力。這有助於擠壓軟骨，就像擠壓海綿一樣，每跨出一步都把廢物擠出去，然後吸收充滿營養的新鮮液體。如同生命裡大部分的事情，適度最重要。不過，大部分的人都沒有運動過量的疑慮。

腳踏實地

你很有可能幾乎不曾花時間思考你的腳有多複雜、多奇怪，只有在你的腳疼痛或骨頭斷裂時，你才會注意到它。

一隻腳有二十六塊骨頭，兩隻腳共有五十二塊，這相當於全身骨骼的四分之一，難以置信。這些小小的骨頭、肌肉與韌帶對住在樹上的人類祖先來說非常好用，對人行道來說大概就沒那麼讚了。經常在地面行走會造成足底筋膜炎、足部疼痛和腳踝扭傷。

話雖如此，這些足部問題和雙腳能提供的行動力比起來實在不值一提。雙腳使身體保持穩定，有長距離移動的能力，能支撐你在舞池裡扭動身軀。要是腳裡少了這些骨頭，你勢必得犧牲一部分的力量、靈活度與平衡感，而且雙腳對壓力的耐受度會降低。不過，也有好處：骨頭變少的脆弱雙腳大概會讓足科醫生失業。

在我們能3D列印出新腳之前，你必須和幫你頂天立地的這雙腳和平相處。只要做好基本的照顧並時時留心，即便其他器官陸續失能，雙腳仍會一直支撐你。

自救小妙招

有一派觀點認為，足部的許多生物力學問題可歸因於以吸震和保護為目的而設計的鞋子。打赤腳，也就是腳底直接接觸地面，皮膚、肌腱與韌帶上密布的受體會傳遞豐富的資訊給大腦和脊髓，不僅是位置資訊，也包括張力、受力、拉伸狀態等等。大腦根據這些資訊提供更精準的足部肌肉控制，以便調整關節、降低衝擊、吸收受力，進而減少損傷。你為什麼要穿上鞋子，削弱這些信號呢？這是跑步界的熱門話題，正反雙方都有令人信服的理由。保護雙腳與提升足部健康之間顯然互有利弊。說到底，這是個人選擇。最近流行的「極簡」鞋可說是一種權衡各方資訊的折衷作法。若你決定再也不穿運動鞋，請先從走路開始，再慢慢過渡到跑步，太過躁進容易受傷。

穿什麼鞋子都一樣，你的腳其實對你沒什麼要求，雖然它們應該多要求一點。切記，一定要好好修剪腳趾甲，以免出現惱人的嵌甲。我曾做過幾例嵌甲手術，聽我一言，你絕對不希望這件事發生在你身上。當然，穿合腳的鞋子也很重要，尺寸與寬度都要合適才行，因為你一天裡大部分的時間都穿著鞋子。不合腳的鞋子是雞眼、長繭、拇趾外翻、慢性足痛的常見原因。

對一般人來說，足部皮膚乾燥或乾裂通常不是什麼大問題。但如果你有糖尿病或任何免疫抑制疾病，足部乾裂可能會演變成潰瘍或傷口，很痛而且很難癒合。無論你的健康處於怎樣的狀態，都要像呵護臉部一樣呵護雙腳，做好足部保濕與護理！

挺直背脊

背痛是沉默的刺客。它會在你最意想不到的時刻突襲你，造成痛苦的後果。不過，它也是個蹩腳的刺客，因為它幾乎殺不死你，只會讓你活得很痛苦。

脊椎是身體的支柱，可以透過很多方式讓你知道它的存在，從單純的痠痛到劇烈的痙攣、脊椎側彎、駝背和令人痛不欲生的椎間盤突出，甚至每天都在嘗試把你縮小。脊椎扮演如此重要的角色，卻設計得極度糟糕、宛如災難，這實在不可思議。脊椎是用脆弱的脊椎骨堆疊而成的一座不平衡的高塔，用來支撐頂端那顆充滿血液的西瓜。有點像蘋果上下顛倒，讓蒂頭支撐一整顆蘋果。這任務一點也不簡單，而且常常出錯。

若考慮維持穩定，你會以為脊椎應該設計得更堅硬、更筆直，就像你的近親黑猩猩與猴子那樣。但人類的脊椎柔軟靈活還有弧度，彷彿是由委員會開會決定的，完全違背常識。據說可彎曲的設計有助於保持平衡和直立行走，但是從物理學的角度來說，這種設計破綻百出、注定失敗。

或許最令人擔憂的是，身體已在脊椎裡演化出特化神經元，因此這些神經元失去了再生能力。若脊髓受傷，神經元無法像其他身體部位一樣啟動自我修復功能，常見的後果是癱瘓。

自救小妙招

在改善背部問題的世界裡，充斥著可能讓問題雪上加霜的各種錯誤資訊與危險。宣稱有奇效的方法五花八門，其實有時候簡單的運動才是緩解疼痛、恢復行動力和肌力的關鍵。

我和神經外科的同事都認為，整脊不是一個好的選擇。以整脊的手法調整脊椎和脖子被視為另類療法，而不是傳統療法。在某些情況下，整脊甚至有可能造成嚴重的健康問題，例如椎動脈剝離（也就是一條主要動脈撕裂，可能導致中風）。物理治療、疼痛專科和脊椎外科應是你的首要選擇，讓這些科系的醫生分析你的問題根源。

其他選擇（例如按摩）雖然缺乏實證支持，但基本上無害。其實從緩解疼痛的角度來看，按摩是很合理的選擇。雖然不太可能長期改善背痛，但至少能在短期內改善症狀與功能。傳統醫學對針灸了解甚少，但有證據顯示針灸似乎有效——應該吧。針灸是治療背痛最古老的方法之一，也是東方傳統醫療的重要基礎，呼應中國哲學裡陰陽失調會使人生病的觀念。雖然我接受傳統的西醫訓練，但我成長的文化深受全人醫療和自然療法的影響。如果我試過各種方法都無法解決背痛問題，我非常樂意接受針灸，它有機會幫我恢復被大家視為理所當然的行動力與靈活度。

背痛足以消磨意志，幸運的是，對多數人來說，背痛不太可能致命。但是，若有以下這些狀況，我建議你該去看醫生認真處理背痛了：

1 背痛超過六週。
2 背痛前曾受過外傷，例如車禍。
3 背痛很劇烈，而且／或毫無改善跡象，甚至愈來愈糟。
4 背痛伴隨雙腿和／或大小便困難（可能是神經受到壓迫或損傷）。

扭轉迴旋

脊椎問題的根源除了負重之外，簡單的動作也有可能傷到脊椎。舉例來說，無論你是人類、鴕鳥還是老虎，想要前進就必須在地面製造足夠的推力和摩擦力，也必須保護身體不被腳掌推地的反作用力影響。由於人類祖先自私地決定改成雙腳行走，因此這些力道只能由腳跟吸收。這意味著我們主要仰賴小腿肌肉吸震，並且在反作用力傳向脊椎時保護關節。你的背當然會受到一定的衝擊，但有很大一部分衝擊會被你的動作抵消，也就是你的步態。

腳跟觸地時，你的膝蓋會彎曲五到六度，這能讓股四頭肌吸收反作用力。接著腳掌前端推壓地面，股四頭肌收縮，向地面施力把你往前推。腳與地面的接觸點會承受很多力，因此你早已調整步態減輕每一步的衝擊，走路時擺動手臂就是原因之一。為了分散雙腳行走的奇怪步態造成的扭力，你的身體會不停扭轉。

少了這樣的扭轉，來自地面的反作用力足以令你原地旋轉。不過，這也是造成背部問題的主因之一。每節脊椎骨之間都有一塊充滿黏蛋白的膠原襯墊，這個構造經常被比擬為果醬甜甜圈。這塊襯墊（椎間盤）讓脊椎可以扭轉彎折，也能分散脊椎承受的壓力。問題是，一輩子扭轉無數次會使椎間盤產生耗損。當堅硬的外層磨光時，裡面的果醬會跑出來，也就是椎間盤突出。更糟的是，外溢的果醬會壓到重要神經，引起疼痛或麻木感，這些感覺也有可能從下背部和屁股轉移到雙腳。鍛鍊核心有助於預防椎間盤突出，因為核心肌肉能為脊椎提供額外的支撐和穩定。與此同時，你也應該記住這是直立行走的一個小小代價。人類因為能夠直立行走，才有幸成為最成功的靈長類動物。

抬頭挺胸

從小到大，尤其是青春期，你肯定經常被提醒「不要駝背」。你或許已經慢慢學會自動糾正姿勢，不讓脊椎鬆弛彎曲，宛如失去求生意志。其實你大概也知道，保持良好的姿勢比較不易引發背部與行動力的問題，不過，實際原因比你以為的更加複雜。

長期彎腰駝背，一天低頭看手機好幾個小時，這樣的姿勢顯然對脊椎沒有好處。有江湖傳聞說：頸椎反弓的案例正在增加，也叫做「簡訊頸」（text neck）。

姿勢不良是一種自作自受的習慣，時間一長一定會帶來疼痛。比如說，坐在椅子上的時候習慣彎起一條腿，把腳踝坐在屁股底下。椅子沒有強迫你用這種讓脊椎受力不均的坐姿，是你自己沒有好好坐。你說不定還會為了坐得更舒服一點，把腳踝繼續往屁股後面挪，完全不符合人體工學。解決之道不是為你的糟糕坐姿特製一把專屬座椅，而是你應該端正坐姿。

當然，每個人都有自己習慣的姿勢。你在行動或休息時，都會盡量避免不舒服的姿勢，但有時候我們會因為職業需求犧牲了好的姿勢。我是外科醫生，經常用工具在狹小的空間裡作業，而且角度還很刁鑽，身體得做出各種扭曲才能辦到。比如腹腔鏡手術（一種腹部微創手術），我必須一邊看螢幕，一邊操作伸入患者體內的細長器械。而這種手術器械是用腳踏板控制的，也就是說，我的雙手、手肘和手腕都必須保持正確的角度與位置，避免姿勢不良造成過度緊繃，手術台的高度也必須配合我跟助手的高度。只要任何一個細節沒有調整好，患者術後可以邁向康復之路，徒留我承受長時間的疼痛。這就是姿勢不良與疼痛反覆循環的悲慘實例。

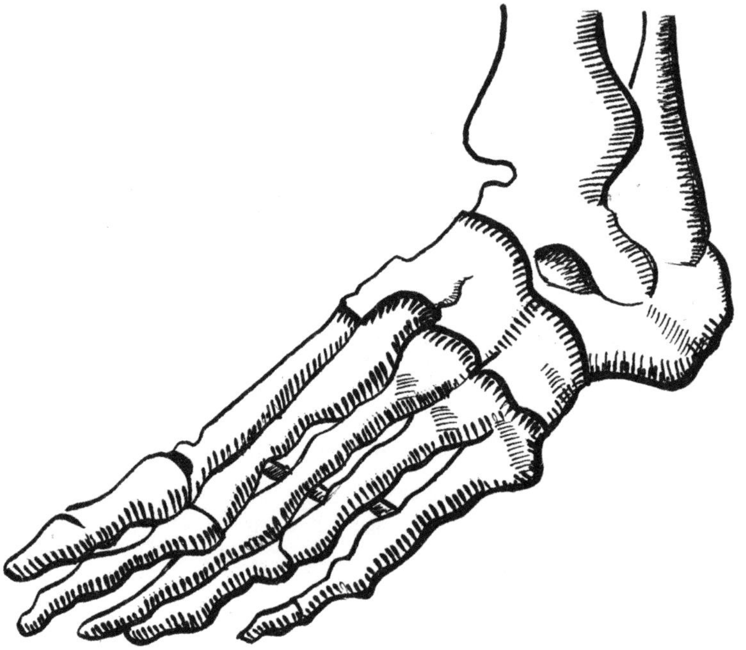

足部骨骼

健康小撇步

如果醫生開抗生素給你，別忘了抗生素不僅會消滅壞菌，也會殺死好菌。我們難免偶爾會碰到消化不適的情況，以下是幾種簡單的自救方法：

＊多攝取纖維（益生元）幫助好菌生長，例如堅果、種子、蔬菜、豆類。

＊吃纖維補充品，例如洋車前子（健康食品店有賣）。這種水溶性纖維對腸胃很溫和，也很容易買到。

＊在飲食裡加入天然益生菌：優格、乳酪、發酵蔬菜等等。

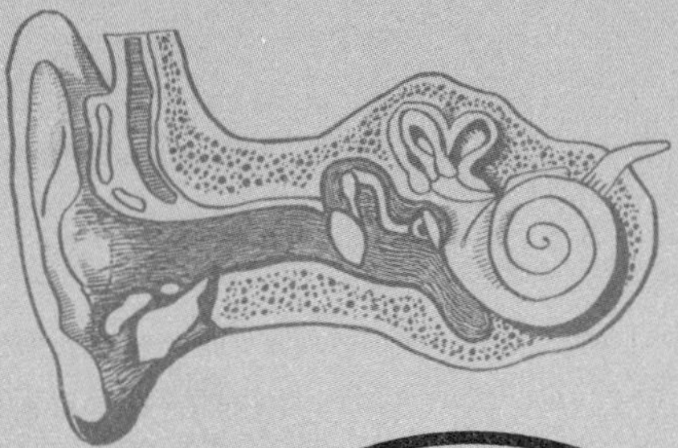
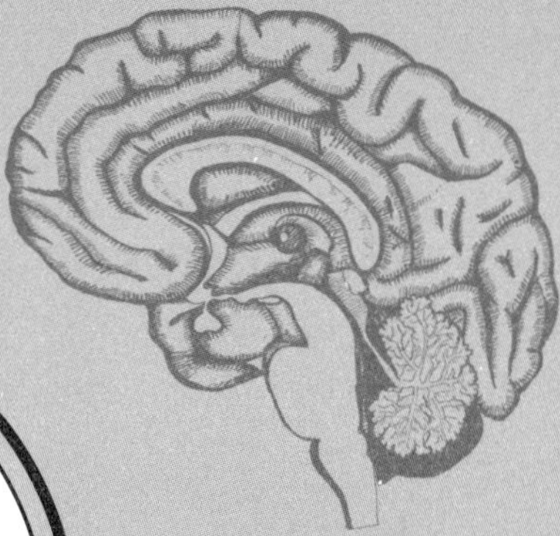
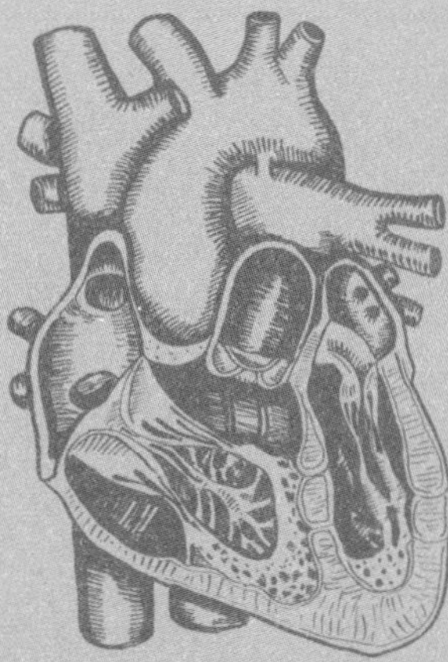

第6章 眼見不為憑

——眼睛

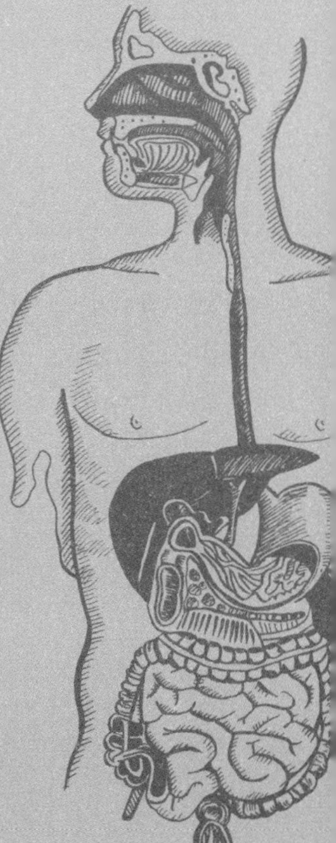
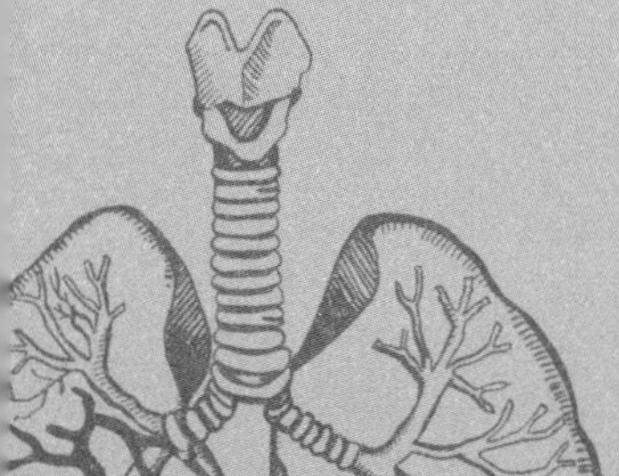
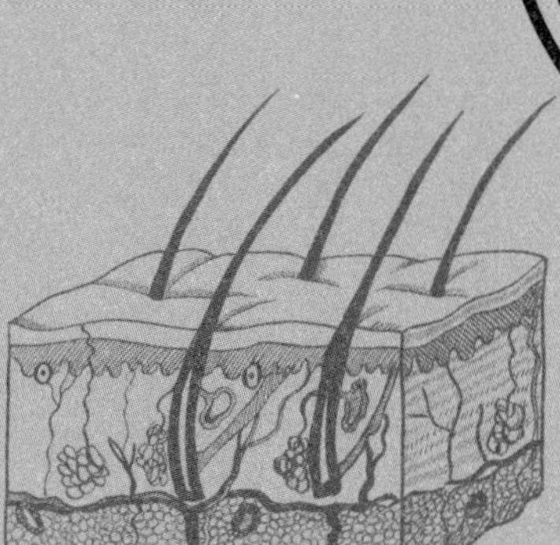
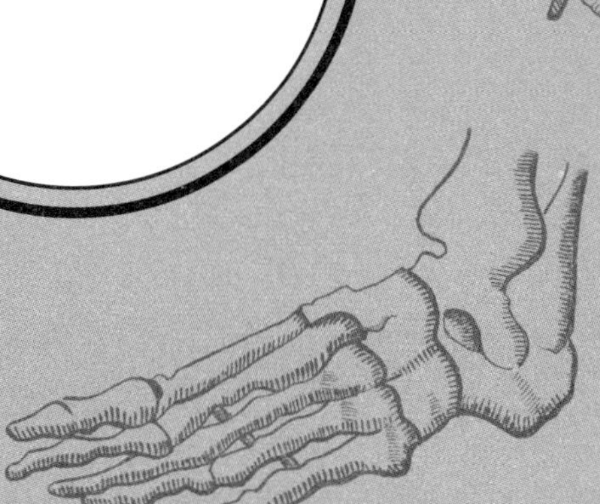

數百年來，眼睛一直是詩歌與哲學的主題，但老實說，眼睛不過就是兩顆鹽水凝膠球。我想做的不只是詳細介紹眼睛的運作機制（將光信號轉變成大腦裡的電信號），還想討論怎麼做才能減緩視力隨著歲月衰退的速度。掌握這些資訊後，你或許能自己找到保養視力的作法。有趣的是，說不定你還能利用這些資訊來提升其他身體部位的健康，甚至是心理健康。

視覺限制

你的眼睛很厲害，也很差勁。有一種觀點認為人類基本上都是瞎子，就連那些視力絕佳的人也不例外。原因是我們看不見這世上九九・九九七%的東西。電磁輻射的完整波譜八成很美麗，但你永遠不會知道，因為人類的眼睛只看得到波譜的一小部分：〇・〇〇三五%，也就是可見光。你就這樣過著平凡的日子，渾然不覺身邊有個隱藏的世界。

演化之所以給人類加上這些限制，是因為從現實層面來說，我們不需要X光或紅外線視力也能躲避掠食者，或是找到適合的伴侶。蜜蜂跟蝴蝶需要紫外線視力來判斷花朵的特殊圖案，蛇需要紅外線視力追捕溫血獵物。在這場模擬遊戲中，所有生物都局限於自身演化的命運和角色。

跳視運動

眼睛還有更悲慘的地方。事實上，眼睛的構造差勁到大腦必須幫它打掩護，一起欺騙你。甚至在你閱讀這一頁的此時此刻，你都是處於暫時失明的狀態。這種現象叫做跳視運動，其實就是大腦幫忙掩飾你糟糕的視力，把眼睛犯罪的監視畫面刪除，只是叫「跳視」聽起來比較厲害。這是因為視線每次移動或轉換時，例如看書，眼睛會把一連串的靜態畫面拼湊起來。許多畫面會在視線移動的過程中糊掉，於是大腦就把模糊的畫面剪掉，讓你以為眼前的畫面十分流暢，就像播放電影一樣。

眼球在轉換視線時快速移動叫做跳視。相反地，視線停留的地方叫做注視點。視線在注視點之間來回移動時，被大腦同步剪掉的模糊畫面其實是失明的瞬間。為了不讓你察覺這場騙局，大腦甚至會遮蔽你的意識，不讓意識有所察覺。嘖嘖，你到底還能相信誰呢？

上下顛倒

很久很久以前，人類以為自己之所以眼能視物，是因為眼睛會發光照亮眼前的物體（謝了，古希臘人）。這叫做眼睛發射理論（emission theory），主導了人類對視覺的理解長達數世紀。

謝天謝地，人類到了十六世紀終於大徹大悟，對眼睛的機制有更充分的認識。我們發現眼睛扮演的角色類似光的導管，視網膜則是感光器。光線抵達角膜後會被晶體折射，在眼底的視網膜上形成畫面。接下來就複雜了。視網膜上的畫面非常清晰，但它是上下顛倒的，因為凸透鏡折射會使影像畫面倒轉。為了修正錯誤，大腦會根據各項資訊把畫面翻轉回來。若你不相信眼睛居然連這麼簡單的任務也做不好，請閉上眼睛，輕輕按壓眼球的左下角，你應該會發現右上角出現一個黑點，這證明倒轉的畫面已被翻正。

值得注意的是，翻正畫面並非與生俱來的功能，而是大腦後天學會的。據信寶寶剛出生的頭幾天，眼裡的世界是上下顛倒的，這大大不妙。如果新生兒一看到你的臉就嚇得嚎啕大哭，不一定是因為你長得太醜而把寶寶徹底嚇壞，而是因為你的笑容被反轉成一張苦瓜臉。

視網膜

切記，人類的演化並非神經外科醫生用顯微手術精雕細琢的結果。演化是跌跌撞撞、混亂又古怪的過程，眼睛的結構就是證據之一。這個過程一旦開始就無法回頭，錯誤層層堆疊，久而久之只能靠捷徑和繞道來彌補，否則你就只能在黑暗中摸索了。

讓我來喚醒一些美好的回憶（也有可能是糟糕的回憶），請回想中學生物課看過的眼睛解剖圖，上面有眼睛的各種內部結構。最重要的結構是視網膜：眼睛的配電盤，負責接收資訊（光）後再將資訊轉傳給大腦處理。

其實嚴格說來，視網膜也是大腦的一部分，是唯一位於顱骨之外、接觸外在世界的大腦部位。也就是說，你有兩塊大腦組織在胚胎發育的過程中被刻意擠出去，落腳在眼眶裡。

進一步仔細觀察視網膜，會發現它是多層次構造。光必須先穿過層層的細胞與神經元，才能抵達視桿細胞和視錐細胞（它們都是感光細胞，也就是光受體）。一般而言，視桿細胞負責處理光，在夜間大顯身手；視錐細胞負責顏色識別。視網膜裡的視桿與視錐細胞各自運作良好，但視網膜自己卻有設計上的瑕疵：面朝內，而不是朝外。二〇一五年有一群科學家指出，這樣的設計或許是為

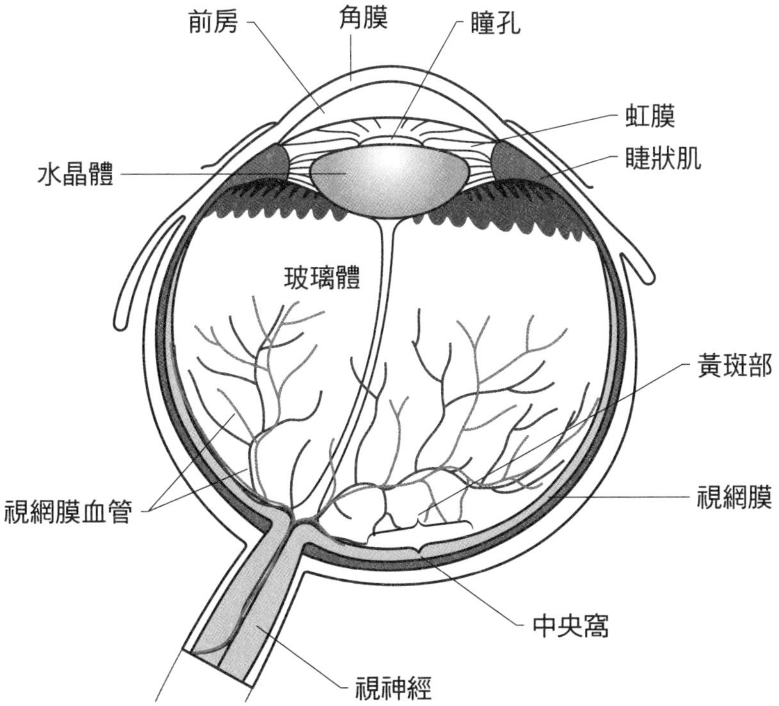
前房
角膜
瞳孔
虹膜
睫狀肌
水晶體
玻璃體
黃斑部
視網膜
視網膜血管
中央窩
視神經

了避免我們被光淹沒（或弄瞎），但我還是覺得光子被迫繞過整台「相機」才能抵達感光器，實在很奇怪。或許這是因為眼睛是大腦的延伸，而不是臉部表皮摺疊的一層皺褶。

這樣的排列非常隨便，加上視桿與視錐細胞的神經纖維都必須匯集成束才能接上視神經將信號傳回大腦，於是造成一個很不幸的結果。基本上，視網膜的正面（嚴格說來是背面）有一個洞，視神經從這個洞穿過，不小心在你的視野裡形成一個盲點。幸好大腦很貼心（也可以說是很奸詐？），它會利用圖庫裡的庫存畫面來填補空白。大腦也會利用雙眼的補償機制，讓兩隻眼睛互相幫助。在大部分的情況下，我們察覺不到盲點的存在，這個缺陷也不會對視覺功能造成太大的影響。即便如此，如果視網膜能轉個方向（也就是更有效率或正確的方向），這個問題根本不會存在。

盲點上沒有感光細胞，為了彌補這一點，人類的眼睛有一個特殊構造叫做黃斑部。這是視網膜上的一個區域，充滿視桿與視錐細胞，可處理精細視覺。黃斑部裡還有一區叫中央窩，這裡僅有密集的視錐細胞。這種集中火力的作法有點冒險，因為這使我們的精細視覺高度依賴黃斑部。也就是說，這塊小小的區域一旦發生問題就會嚴重影響視力，因為視網膜其他地方的視桿與視錐細胞分布稀疏，能力不足。黃斑部退化因此成了最常見的失明原因，你完全可以把這個脆弱的罩門怪罪於眼睛的可笑構造。

你還能相信誰？

你眼中所見全都是假的。這句話充滿《一九八四》[1]的風格，對吧？但由於視桿與視錐細胞各有所長，若少了大腦重新編輯畫面，你的視覺會變得亂七八糟。視野邊緣主要分布的是視桿細胞，它們只看得到黑白畫面，清晰度也遠不如視野中央，因為那裡密布能為你提供細節的視錐細胞。儘管這樣的安排很怪，但你確實會覺得眼睛的所有部位都看到全彩畫面。你看不見視野邊緣的色彩與細節沒關係，大腦會參考資料庫推斷一番幫你補上去，也就是從過往經驗的資料庫裡抓取材料拼拼湊湊，這個過程叫做「無意識推論」（unconscious inference）。

所以，此刻你眼中看到的一切都只是猜測。這個觀念使我陷入存在恐慌，希望你也一樣，因為當別人跟你一樣悲慘時，悲慘的程度會減半。假設你面前有一顆紅蘋果，你眼睛裡的視錐細胞正在根據蘋果反射的光波長建立由電碼與資料點構成的模式，幫助你感知到紅色。那麼，這顆蘋果是紅色的嗎？是，也不是。因為沒有紅光進入你的眼睛。你的大腦所做的，是比較紅蘋果與周邊物體的反射光波長。你感知到的是模式（各種電信號的比較結果），而你看見的是信號的翻譯結果。因此，真正看東西的是大腦，眼睛只是用來收集資訊。

視網膜病變

感光器背面朝外很奇怪，視神經沒有連到重要的眼球前端也很奇怪。更奇怪的是，為視網膜供血的血管位在面向光源的那一側，所以光必須穿過血管才能到達感光層。通常這不會帶來什麼麻

1 編註：喬治．歐威爾的反烏托邦小說。

煩，但確實會造成盲點，也會讓抵達視桿與視錐神經的光變少。但更嚴重的是，這會增加罹患眼部疾病的機率。

大部分的糖尿病患者都會罹患視網膜病變，也就是視網膜漸漸遭受破壞。這是因為糖尿病會造成長期血氧不足，視網膜只好刺激血管增生，以便增加血氧供應。問題是血管位在視網膜的前方，因此血管增生反而會導致視力惡化。如果眼球能把視網膜的位置撥亂反正，就不會有這些麻煩了，可惜為時已晚。

還有一個問題。大自然沒有給我們一雙美麗的魷魚大眼，而是糟糕、逆向的視網膜，這會令視網膜剝離的風險升高。頭足類動物（軟體動物如魷魚、墨魚、章魚等等）的眼睛裡，感光細胞的軸突（形狀細長）會把視網膜固定在下層結構上；但人類的眼睛裡，視網膜與底下的色素層可能會分開。視網膜剝離的部分得不到血液供應，會導致失明。

青光眼

視網膜的悲劇暫放一旁，接下來看看有可能引發混亂的眼球結構。你應該聽過一種眼疾叫青光眼，原因是眼內壓升高，具體說來是前房的壓力升高。前房充滿一種叫房水的透明液體，而我接下來要說明的情況雖然荒謬，卻一點也不好笑。負責排出房水的管路系統叫小樑網，不幸的是，這些管路排水不暢、位置不佳，位在虹膜與角膜之間，這意味著它們很容易阻塞。房水累積造成眼壓升高，進一步傷害視神經導致失明。如果要我們評價這個設計，我們會給負評，不予推薦。

眼外肌

看完了眼睛內部的情況，現在要看的是外部配置，我們必須聊聊你的眼球肌肉。這些肌肉叫做眼外肌，共有六條：外直肌、內直肌、上直肌、下直肌、上斜肌、下斜肌。嚴格說來，多了三條。若將眼球視為一個球體，從物理學的角度來說，三條肌肉就足以讓眼球朝各個方向轉動。六條彷彿新款刮鬍刀強調刀片很多的噱頭，吹噓刀片愈多愈好，其實用不著這麼多。這種配置會增加出錯的機會，嚴重損害視力。

大腦運算

與深度感知（depth perception）的運算任務比起來，眼睛的視覺機制相當基本。深度感知需要大腦現場進行微積分與三角運算，分析眼睛提供的有限資料。這些資料都是二維畫面，大腦會根據記憶與過往經驗把它們解讀成三維畫面。最基本的作用就是讓大腦知道物體距離愈遠看起來愈小，以及你經過的物體看似往後移動，其實是靜止不動的。如果無法處理和解讀這些來自眼球的資訊，駕駛座上的你連一分鐘也撐不到，會直接衝進水溝。

世人盛讚眼睛能夠處理畫面、形狀、色彩和動作，事實上眼睛只是大腦的使者。眼睛最原始和最基本的功能，是幫助我們判斷光線明暗，告訴母艦大腦現在白天還是晚上。這個功能歸功於最古老的細胞之一：黑視蛋白神經節細胞。這種特殊的神經元是視網膜與大腦之間的橋樑，甚至擁有專屬的光受體與光色素（黑視蛋白）。有趣的是，兩棲動物的皮膚裡也有黑視蛋白，例如青蛙，所以牠們可以隨著光線改變膚色，可惜人類不具備這項能力。視網膜的黑視蛋白神經節細胞主要負責與形成畫面無關的視覺功能，例如調節睡眠：清醒週期、心情、認知、釋放荷爾蒙、代謝率等等。只要擁有視網膜，就算視力受損，這些細胞仍會幫你控制與形成畫面無關的功能。

接觸自然光

從演化的角度來說，人類的眼球正在漸漸變長，形狀接近梨形。角膜曲率過高，導致光線聚焦在視網膜前方，而不是落在視網膜上，因此近處的物體看得清晰，遠方的物體變得模糊。主因被認為是看螢幕的時間變長，白天較少接觸自然光，而自然光被認為有助於預防近視。近視可能會帶來嚴重後果，例如有近視的人比較容易罹患長期青光眼與黃斑部退化。黃斑部位於視網膜中央，黃斑部退化的最終後果是喪失中央視覺。

自救小妙招

你可以採取一些實用的作法來保護眼睛、降低罹患近視與其他眼疾的機率。若你花很多時間盯著螢幕看（這可能是多數人的現況），可試試二十／二十／二十原則。每隔二十分鐘讓眼睛休息一下，花二十秒的時間凝視距離至少二十英尺（**約六公尺**）之外的東西，這能讓眼睛放鬆，暫時轉移焦點。暫時離開螢幕也不錯，對吧？何不走出戶外吸收一些自然光？

張弛有度

你每次看東西的時候，無論遠近，眼睛都會動態調整水晶體的形狀，使反射光落在正確的位置上。這個過程叫做視覺調節，除了使我們看清近處和遠方的東西之外，也和認知專注與心理放鬆有關。

水晶體每次改變形狀，都需要一群關鍵小幫手的協助：睫狀肌。與此同時，虹膜與虹膜括約肌也會調整進入水晶體的光量。看遠方的東西時，水晶體放鬆，形狀比較扁。當你眺望全景時，水晶體使你和你的眼睛都處於放鬆狀態。相反地，看近物時，水晶體周邊的小肌肉需要花更多力氣聚焦。就連虹膜也必須參與其中，幫助水晶體收縮變厚，將光線集中在視網膜上。

你或許覺得討論眼睛的構造似乎沒什麼意義，但別忘了，現在我們都花大量時間盯著近處的物品看，像是手機、文件、電腦螢幕。水晶體幾乎沒有機會放鬆，眼睛的肌肉也一直處於緊繃狀態。這是眼睛疼痛的特快車，說不定最終還會導致頭痛。

自救小妙招

光流（optic flow）指的是身體移動時，周圍環境也隨之移動的相對感受，例如在樹林裡騎腳踏車時覺得樹木往後退。只要是自主產生的移動，像是騎車、跑步、健行，甚至游泳，都會進入光流狀態。光流對我們為什麼有好處？視覺系統是自律神經系統的一部分，交感神經系統也是。身體的戰或逃反應就是由交感神經系統掌控。無論是面對獅子襲擊還是日常壓力，戰或逃反應都會使瞳孔放大，使雙眼聚焦的視野變窄。

此外還有副交感神經系統，負責休息與消化，也能幫助我們放輕鬆。副交感神經系統會縮小瞳孔，讓視野變寬。這個功能在光流狀態裡發揮得最好，也就是一邊觀看全景一邊移動。在室內走動也感受得到光流，但戶外視野開闊，能帶給你更豐富、更全面的體驗。

超級視覺

雖然眼睛在許多情況下表現不佳，但是面對壓力卻有很強的適應力，很有趣，卻也有點奇怪。水下視覺就是一例。在水裡看東西很模糊，因為水與角膜外層的水密度相同，所以折射能力較差。這似乎是無法改變的事實，不過，有一個例子告訴我們，再努力一點就能做到。莫肯族（Moken）

是熱愛大海的遊牧部落，住在安達曼海（Andaman Sea）的群島上。部落裡的孩子天天潛入海裡覓食，不可思議的是，他們能夠在水下清晰視物，眼睛不會因為鹹鹹的海水而感到刺痛。

據信這是因為他們長期在水下睜開眼睛游泳，水晶體慢慢變得可以改變形狀來維持折射能力，瞳孔也會收縮來增加景深。至於他們的眼睛為什麼不會被海水刺痛，這依然是個謎，只能說，這些孩子很強。

別盯著太陽看

你的眼球非常嬌貴。除了會被海水嚴重刺痛，也很容易被距離地球九千三百萬英里（約一·四九六億公里）之外的東西傷害。希望你從小就知道，直視太陽不是明智之舉。若想知道為什麼，請想像一個孩子拿著放大鏡燒螞蟻（因為這是一個壞孩子）。放大鏡可將陽光聚焦於一點並將能量放大，而你眼睛裡的水晶體聚焦能力大約是放大鏡的四倍。用水晶體聚焦陽光能把紙燒出一個洞，如果你蠢到直視太陽，想想視網膜會發生什麼事。

這種自作自受的視覺損傷甚至有一個專屬名稱，叫日光性視網膜病變（solar retinopathy），視網膜上提供精細視覺的中央窩受到永久損傷。患者會變得視力模糊，或是視野裡有一個大黑點，終生悔恨。

不要揉眼睛

我在前面介紹的眼睛構造與功能，有些聽起來可能非常荒謬，你可能懷疑到狂揉眼睛，萬萬不可，除非你打算ＤＩＹ徒手改造雙眼，改變眼球的形狀。

用指尖或指節揉眼睛，其實就是把眼球壓進眼眶裡，會讓眼球稍微變形。這還不是最糟糕的部分，因為這麼做不光是聽起來很糟而已，而是真的會傷害眼球。有證據顯示經常揉眼睛可能會造成一種眼疾，叫圓錐角膜（keratoconus）。原因是揉眼過度導致角膜突出、眼球變形。

史上最糟糕的迷幻秀

如果你曾經用力壓眼睛，應該會在眼睛裡看到漩渦、色彩和閃光，這叫做光幻視（phosphenes）。這場免費迷幻秀的出現，是因為眼睛在無光的情況下誤以為自己看到光。

負責解讀光的視網膜神經節細胞很容易上當，長話短說，施加壓力就能啟動它們。若你現在輕壓眼睛，神經節細胞會立刻發送資訊給大腦，與受到光刺激的反應相同。它們無法分辨光與壓力之間的差異，所以把這兩種資訊解釋為同一件事，傳送給大腦的視覺皮質。所以你按壓眼睛時，才會看到一場特別的光舞表演。請注意，經常按壓眼睛看光舞表演可能會對後台造成破壞。

視網膜剝離

當你盯著均勻或明亮的表面，例如天空或白紙，很可能會看見有東西飄來飄去，也就是視野裡隨機出現蠕蟲般的扭曲線條，醫學名稱叫飛蚊症。別擔心，你的眼睛裡沒有寄生蟲啦。其實這些飛蚊是蛋白質團塊，例如剝落的組織碎片，甚至是紅血球。它們在玻璃體（維持眼球形狀的凝膠狀物質）裡面游動時，若經過進入眼睛裡的光，就會在視網膜上造成陰影。

看見飛蚊很正常，無須擔心。但飛蚊如果突然暴增──通常也會覺得突然看見閃光──我建議你立刻去找眼科醫生。這可能是視網膜剝離的症狀，也就是視網膜裂開，會導致失明。

臉上的肺

我經常把眼球比喻為臉上的肺。角膜完全沒有血液供應，事實上，角膜是人體唯一不需要血液也能存活的部位，角膜直接從空氣裡獲取氧。配戴隱形眼鏡會讓角膜獲得的氧稍微變少，若此時你閉上眼睛睡覺，情況會更糟。因此從許多方面來說，戴著隱形眼鏡睡覺都是個糟糕的主意。戴著隱形眼鏡睡覺使眼球處於低氧環境，角膜可能會因此腫脹，表層細胞之間出現空隙，吸引細菌滋生。放任眼球一夜之間變成細菌培養皿，很容易造成眼部感染。為什麼？因為眼睛是免疫特區，意思是眼睛的免疫保護力比不上身體其他部位。這其實很合理：若每次有異物刺激眼睛，免疫系統都讓眼睛發炎，你會經常處在視力不良的狀態。

戴隱形眼鏡一整晚的人都知道，隔天早上醒來摘眼鏡非常難受，不僅會再次刺激眼睛，甚至會破壞角膜。

夜間視覺

我小時候曾為了能夠夜間視物，一個星期吃光一整袋紅蘿蔔，結果除了皮膚變成橘色之外，沒有任何效果。不過，科學證明我不是我爸媽心目中的蠢孩子，紅蘿蔔富含維生素A（β-胡蘿蔔素），有助於維持眼睛健康。維生素A是視紫質的先質，而視紫質是視網膜裡的光色素，主要負責夜間視覺。缺乏維生素A導致的夜盲症，補充維生素A是有機會逆轉的。雖然我誤信傳言吃了那麼多紅蘿蔔，但是說真的，我不是第一個這麼做的人。

二次大戰剛爆發的時候，英國快速（且祕密地）發展出雷達技術。英國皇家空軍靠雷達夜間擊落大量敵機，德國軍事專家大感震驚。為了保留這項技術優勢，英國最高司令部向報社吐露了一個故事，聲稱英國飛行員因為吃紅蘿蔔而擁有絕佳夜視能力。這一招非常成功，不但騙到德國人，連英國民眾也信以為真。除了已經證實的健康益處，英國政府甚至推出「紅蘿蔔醫生」（Doctor Carrot）宣傳活動，這種超級蔬菜不納入戰時配給限制，鼓勵民眾多吃紅蘿蔔。

（前面我說吃紅蘿蔔皮膚變成橘色，真的會這樣嗎？聽起來像謠言，其實千真萬確。吃大量紅蘿蔔或富含β-胡蘿蔔素的東西，例如南瓜或柳橙，這種色素會把你的皮膚也變成相同顏色。幸好我爸媽讓我恢復正常的紅蘿蔔攝取量之後，我原本像《巧克力冒險工廠》侏儒工人的膚色已完全恢復正常。）

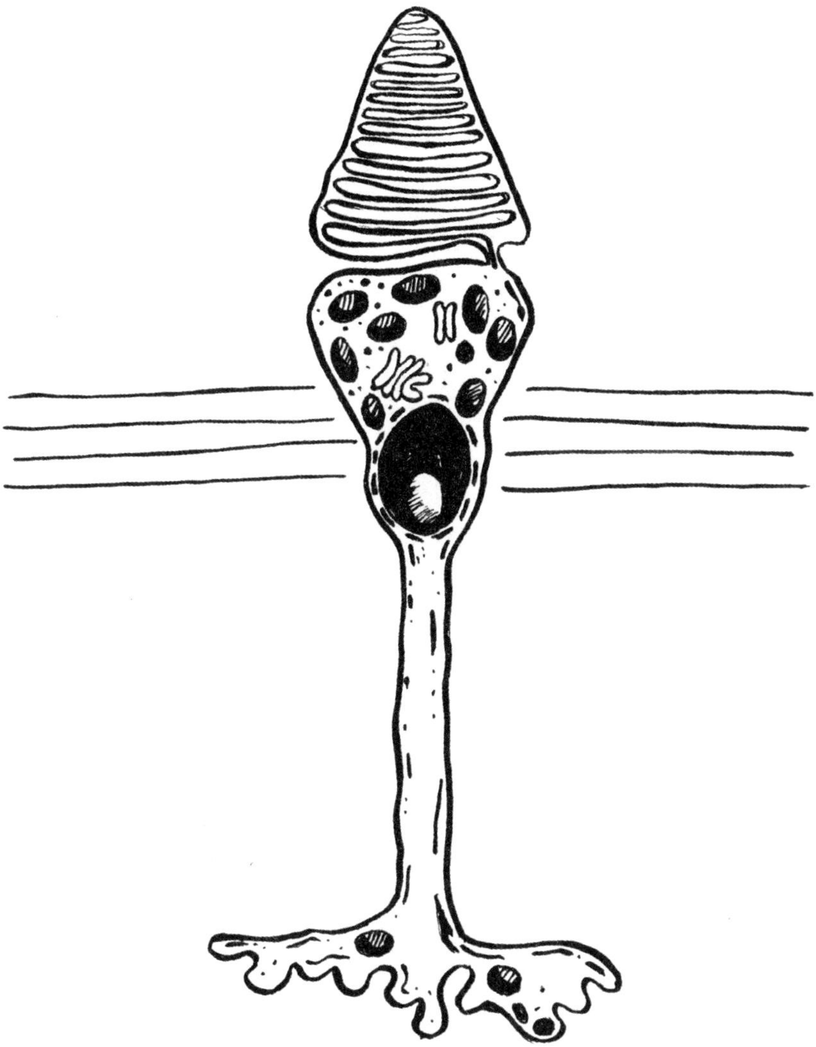

視錐細胞

失明

眼睛有這麼多潛在缺點，你躲不過此生有可能失明的風險。視覺無疑是你與世界互動和感知世界最重要的感覺之一，失明會帶來痛苦萬分的後果，例如與社會隔絕、罹患憂鬱症等心理問題等等。不過，在某些情況下，一種感覺的缺失或許能增強其他感受力，催生非凡的潛在超能力。下一章介紹耳朵時將有相關討論。

健康小妙招

我們都知道覆盆莓和藍莓之類的水果富含抗氧化劑，例如多酚（能幫助預防心臟病和癌症），但購買之前不妨確認一下產地標示。為什麼呢？因為購買非當季水果（通常是進口水果）不僅會炒高價格，還會增加你的碳足跡。

你可以選擇冷凍莓果，因為是趁新鮮時採摘、包裝和冷凍的，裡面同樣含有多酚（說不定含量更高）。冷凍莓果比較便宜、比較環保，而且全年都可享用。

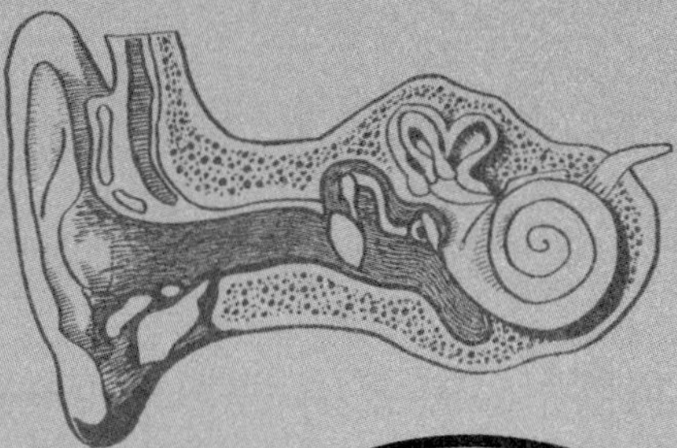

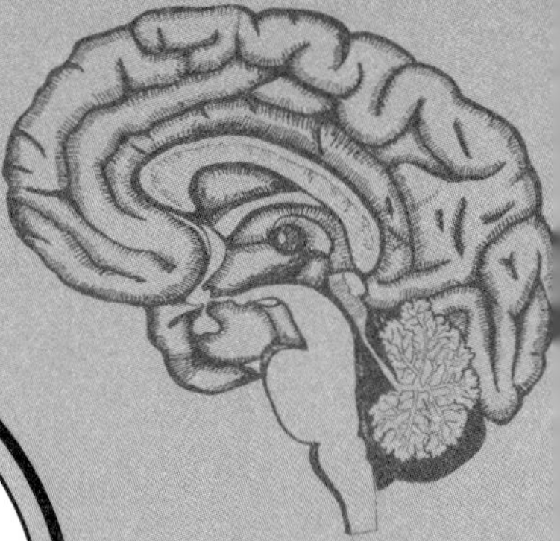

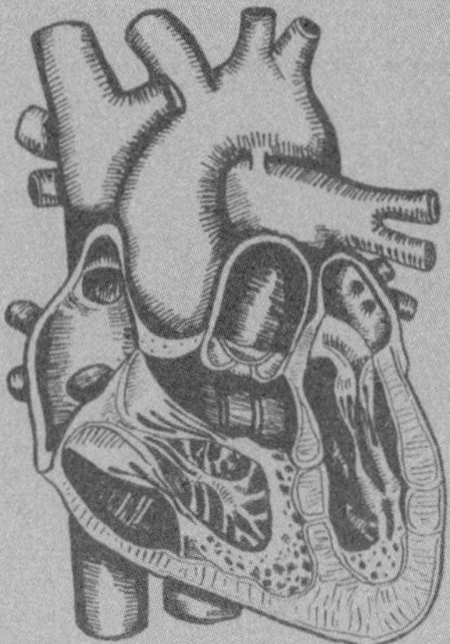

第7章

聽者聽於無聲

——耳朵

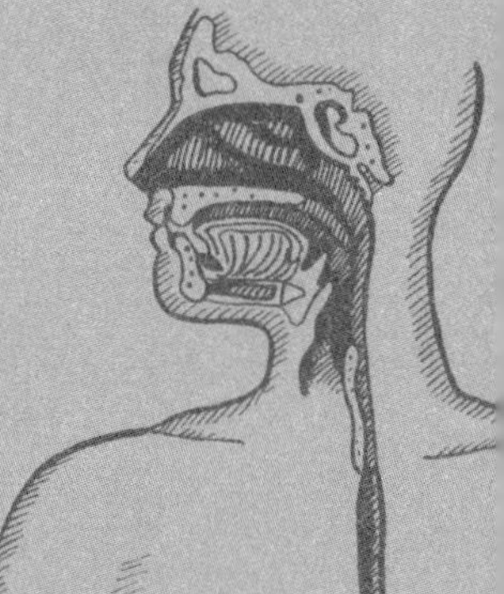

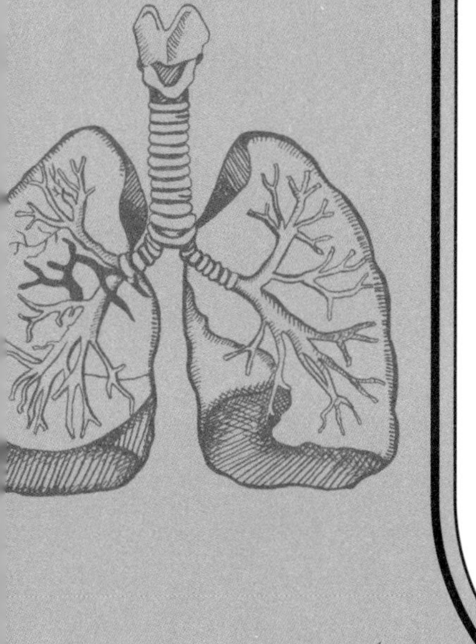

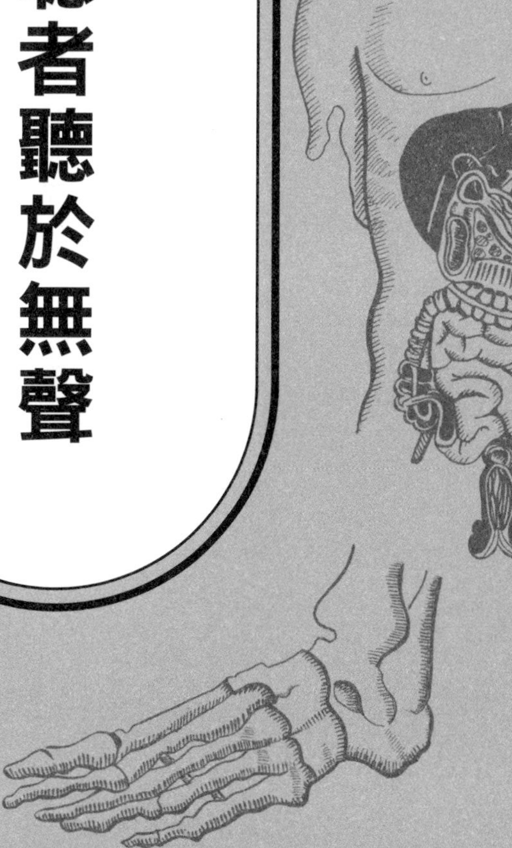

耳朵與大腦攜手合作，一起判讀空氣中的微小波動，這是了不起的生物學奇蹟。頭部兩側的這兩片肉瓣叫耳廓或外耳殼（pinnae，在拉丁語的意思是「鰭」或「翼」）。外耳是由軟骨構成，擅長捕捉聲音。其實耳朵仍保有退化的小肌肉，人類祖先曾用這些肌肉動動耳朵，追蹤聲音的來源。現在仍有一些人能轉動耳朵，看起來很厲害。

當震動的空氣（也就是聲波）進入耳朵，我們就會聽見聲音。你能聽見的頻率通常介於二十到兩萬赫茲之間。低於這個範圍的聲音叫次聲波（infrasound），你的耳朵或許「聽」不到次聲波，但是頭骨、皮膚與構成下顎和臉部的骨頭震動，可使大腦感受到次聲波。耳朵雖然是體積最小的身體部位之一，但功能遠不止於聽覺。耳朵也負責協調平衡與姿勢，也就是前庭功能。人類的全身上下沒有一個地方像耳朵一樣，在如此狹小的骨骼空間裡匯集了這麼多不一樣的功能。

耳朵裡的小世界

耳朵分為三個區域：外耳、中耳、內耳，各自扮演獨特而重要的角色。外耳與中耳的主要任務是將聲音傳入內耳。內耳裡有個類似貝殼的結構叫耳蝸，作用類似轉換器，可將聲音的能量轉換成電能。內耳裡還有前庭器官：三個半規管與兩個囊，裡面有控制平衡與協調的耳石。

我念醫學院的時候，從未真正注意過耳朵。我覺得耳朵頂多算是C級的器官（看到或聽到這句話的耳鼻喉科醫生肯定暴跳如雷）——但我承認耳朵古怪得令人好奇。我沒騙你，耳朵真的很怪，有多達七〇%的人耳朵會發出聲音，叫做耳聲傳射（otoacoustic emissions）。這是耳蝸的正常功能，雖然你聽不見耳聲傳射，但它可能會影響你身旁的動物。所以，你很像海豚。

敲鑼打鼓

耳朵捕捉到的聲音最後會被送到耳膜（也叫鼓膜），它的結構像鼓面一樣簡單。耳膜裡面有三塊小骨頭，形狀分別像槌子、鐵砧和馬鐙，因此叫做：槌骨、砧骨、鐙骨。聲音進入耳朵時，耳膜來回震動，帶動聽小骨敲擊耳蝸。接下來的過程有點瘋狂。耳蝸裡有小小的毛細胞，它們與你頭上的毛髮無關，而是在顯微鏡底下看起來像毛。毛細胞的任務是隨著槌骨、砧骨、鐙骨的節奏移動，將信號傳往大腦。耳蝸複雜如蝸牛的構造至關重要，除了聽覺之外，也負責區分聲音的不同頻率。耳蝸無比精密卻也非常脆弱，如果你把音量調得很大聲，聽力很容易受損。

毛細胞

你的耳蝸裡約有一萬六千個毛細胞。當你查覺到聽力有顯著改變時，大約已失去半數毛細胞，這時想挽救已於事無補。你或許已經發現聽完演唱會或看完體育比賽之後，回到較安靜的地方時聽力有點遲鈍，聽不清音量較小的聲音。這是正常的，因為毛細胞就像青草一樣，碰到較大的聲音時會彎曲，等過段時間才會恢復原狀。但長期暴露在巨大噪音下會對毛細胞造成不可逆的損傷，進而漸漸喪失聽力。

多大聲算是太大聲？要列出詳盡的清單很難，但要是你必須吶喊才能蓋過噪音、事後出現耳鳴或是聽聲音感覺悶悶的，就表示太大聲了。

智慧手機的最大音量通常是一〇二分貝左右，這意味著用最大音量聽幾首歌就有可能傷害聽力。請記住，脆弱的內耳受傷是不可逆的。毛細胞無法自我修復，也不會重新生長。只是因為聽自己最喜歡的歌聽得太大聲就永久失去聽力，我們身上居然有如此嬌貴脆弱的器官，著實奇怪。這是大自然最殘酷的一面，也是在提醒我們莫忘生命的可貴。

自救小妙招

為了盡量減輕與使用耳機有關的聽力損傷，聽音樂的音量控制在六〇%左右，每聽六十分鐘就休息大約十五分鐘。我習慣使用耳罩式耳機，而不是耳塞式耳機，讓聲音以比較間接的方式接觸耳膜。

買降噪耳機也不錯。降噪耳機可隔絕背景噪音，你就不用把音量調得那麼大。

聽覺受體

傳統的五感各自有專屬受體：視覺的光受體，嗅覺的嗅覺受體，味覺的味覺受體，觸覺的機械性受體。聽覺是例外，它沒有專屬受體，而是使用皮膚用來感受觸覺的機械性受體。當然機制略有不同，因為受體裡的毛細胞偵測的是動作，而不是聲波。基本上就是觸覺受體改變用途，變成「聽覺」受體，而且運作的方式非常精密，能使我們解讀幾百種不一樣的聲音。基本上，對話就是別人輕輕觸摸你的耳朵，希望這件事不會害你晚上睡不著。

耳朵可以偵測數百種聲音，但是跟全世界所有的聲音比起來，這些聲音只是冰山一角。耳朵與聽覺系統天生受到限制，說不定可以用來解釋聽覺的超自然現象。

耳朵裡有鬼

一九八〇年代初，英國工程師維克．坦迪（Vic Tandy）在他位於華威郡（Warwickshire）的實驗室裡工作至深夜。隨著夜色漸深，強烈的不安漸漸將他籠罩。忽然間，他的視野邊緣看見一個灰色人影靠在實驗室的白牆上，他立刻轉身，但人影已然消失。

其實坦迪的同事早就警告過他，這間實驗室鬧鬼。坦迪不相信，他不認為這棟建物存在著超自然現象。「一定有科學解釋。」他心想。果然，他是對的。罪魁禍首是實驗室新裝的排氣扇，它發出頻率十八．九赫茲的聲音。

十八．九赫茲略低於人類聽覺的下限，人類聽得見的聲音介於二十到兩萬赫茲之間。這個範圍已算是很大，但仍有許多聲音是我們聽不見的。舉例來說，大象能聽見的聲音比人類少，但牠們的聽覺範圍頻率比較低，所以能聽見人類聽不到的聲音，例如雲朵飄過和排氣扇的低沉嗡嗚。有些動物能聽見頻率超過兩萬赫茲的聲音，例如蝙蝠。誰知道超過兩萬赫茲的世界是什麼樣子？此外，近年來有研究發現，植物感到痛苦時會發出尖叫，頻率在兩萬到十萬赫茲之間。照此說來，搞不好幽靈使用高頻的尖叫溝通？似乎不無可能。

總之，讓我們回到坦迪的實驗室。我們聽不見的聲音，怎麼會對我們造成這麼大的影響呢？這正是聽覺的有趣之處，這個頻率的聲音已證實會引發焦慮、頭暈、方向感混亂。恐怖片經常使用這種聲音，增添恐怖氣氛。這種低頻聲音不只會讓你感到緊張，還會干擾眼球的震動（是的，你的眼球時時刻刻都像果凍一樣抖動）。就這樣，你的眼睛看到不存在的東西。會發出低頻聲波的東西很多，例如風力發電機和冰箱。但因為我們不會隨身攜帶音頻測量儀，所以很難確知有多少鬧鬼的情況其實是洗衣機或烤麵包機的震動。

隱藏版超能力

我們定位聲音的來源，通常是視覺與聽覺雙管齊下。但失去視覺的盲人似乎擁有超越明眼人的聽力，有些盲人甚至發展出一種隱藏版超能力：回聲定位，又叫聲納。

失去視覺之後，大腦會重整線路和重新規劃。視覺皮質不再接受視覺資訊，所以對其他感覺資訊變得更加敏感。基本上，大腦會將更多的處理資源分配給聽覺、味覺、觸覺和嗅覺。

這樣的新規畫可能會慢慢發展出回聲定位的能力。也就是先發出吸氣音（例如抿唇吸氣），再根據周遭物體的回音來判斷環境配置。事實上，有研究發現使用回聲定位的盲人視覺皮質非常活躍。

祕密通道

噪音會影響敏感的聽覺，壓力也會。壓力會造成氣壓傷害（barotrauma），飛機起飛和降落時耳朵那種「塞住」的不適感，就是氣壓傷害。耳朵的氣壓傷害來自中耳與外在環境之間氣壓不平衡，嚴重的話，可能會從不適升級為頭痛、頭暈，甚至反胃想吐。

平衡壓力的其中一個簡單技巧是打呵欠。在這種情況下打呵欠不是因為疲憊或懶惰，而是保護耳朵不被壓力傷害的重要技巧。打呵欠或嚼口香糖會用到口腔後方的顎帆張肌，這條肌肉會收緊柔軟的上顎，觸發一連串的反應，最後打開耳咽管（連接鼻腔／鼻竇與中耳的管道），發揮調節壓力的作用。

棉花棒

神祕的聽覺通道偶爾會被耳屎塞住。除了讓耳朵發臭和影響聽力之外，耳屎還有一個重要角色。耳屎是一道實體屏障，將細菌、塵土與各種兇猛的病原體阻擋在耳朵外面。不過，這位黏黏的盟友也可能背叛我們。累積太多耳屎，會降低耳膜的震動能力，破壞耳朵結構的聲學效果。耳屎太多也會造成平衡問題，甚至引發頭暈。這是因為你能否保持平衡，取決於耳咽管與外在世界之間的壓力平衡。

你肯定曾經把棉花棒伸進陰暗狹長的耳道，想把耳屎挖出來。這麼做看似聰明，其實又笨又危險。耳道很窄，棉花棒往往只會把耳屎推得更深——還會讓新耳屎沒辦法把舊耳屎往外推，甚至發生過棉花棒不小心刺穿耳膜的極端案例。如同你身上大部分的開口，耳朵並不適合插入異物。大致而言，耳朵是一個單向系統。考慮到耳朵內部忙著調節氣壓、通風與維持平衡，插入異物顯然只會讓既有的問題雪上加霜。你可以把耳屎想像成自我清潔系統，因為耳屎具備液態特性。

如果你想把東西插進耳朵裡不只是為了止癢或掏耳屎，而是為了追求神祕的快感，請三思。給敏感的耳道搔癢雖然舒服，卻可能引發感染。

挖耳朵還會引發一種古怪的現象，進一步突顯人體設計是那麼的獨特與無謂。這種現象叫做阿諾耳朵咳嗽反射，以發現者十九世紀德國科學家弗德里克．阿諾（Friedrich Arnold）命名。這種反射作用很不尋常。咳嗽在此毫無意義，只不過是因為迷走神經的一場誤會。迷走神經從大腦一路延伸到腸子，沿途經過耳朵上方，這一段進入耳道的神經叫做阿諾神經，與觸覺有關。因此任何闖入耳道的不速之客——無論是昆蟲還是棉花棒——都會刺激經過脖子的主要神經高速公路。雖然這是經過認證的生物學瑕疵，但你的大腦對耳朵沒有重視到全然信任耳朵，它認為刺激發生在喉嚨，並錯誤地啟動咳嗽反射，試圖清除刺激物。

搖搖晃晃

信不信由你，為你掌控平衡感的是藏在耳朵裡的一個特殊結構。半規管緊鄰螺旋狀的耳蝸，負責將聲音轉變成電信號。半規管像裡面擺滿彈珠的呼拉圈，彈珠會隨著你的移動滾來滾去。

你總共有三個半規管。一個垂直，一個傾斜四十五度，一個傾斜九十度。你轉頭時，呼拉圈裡的彈珠會根據速度、方向與頭部的平面運動滾動。這些彈珠的正式名稱是耳石。你的耳朵裡有石頭。從尿路結石到唾液腺結石，別問我身體為什麼老愛在空腔裡長出石頭。不過，耳石是有用的東西。耳石的主要成分是鈣。耳石在半規管裡滾動時，會推倒偵測方向的微小的毛細胞。你的平衡系統仰賴耳石像迷你山崩一樣動來動去，幫助你判斷空間位置。

自救小妙招

以下這個實驗可調節耳石的能力、加強平衡感，不妨試試。單腳站立，另一隻腳抬高，凝視遠方。如果閉上眼睛，這時你會覺得站不穩，叫做姿勢晃動（postural sway），原因是前庭系統也仰賴視覺資訊才能保持平衡。這是內建的共生關係：前庭系統告訴眼睛應該看向何處，眼睛的位置也會告訴平衡系統如何保持平衡。

有趣的來了。你可以訓練前庭系統來加強平衡感。請再次單腳站立，但這次不要閉眼。先凝視近處，然後逐步延長凝視的距離，望向遠方。繼續控制視線，聚焦於近處的某一點。這種前庭訓練包含視覺資訊的變化，有助於協調小腦（位於頭部後方迷你尺寸的腦）、半規管和眼睛，提升平衡感。

我們以為平衡就是動也不動，其實不然。事實上，你的日常生活是很動態的，走路、奔跑、橫跨避開水坑以免被路過的車子濺到髒水。因此若想提升平衡能力，每天花個幾分鐘做融入視覺變化的單腳站立訓練。你甚至可以一邊單腳站立一邊調整姿勢，提高訓練難度。

暈船

張開眼睛，慢慢地把頭轉向右邊。重複一次，但這次是快速轉頭。你大概會注意到，慢慢轉頭比較不舒服。這是因為半規管裡的耳石沒有得到足夠的動力。為了補償，眼睛的視線必須在你轉頭時快速從一點跳到另一點。正因如此，用蝸牛的速度轉頭可能會干擾平衡與視覺系統。

想理解暈船的原因，請把上述的小幅度動作放大。船隻隨著海浪慢慢搖晃，你的耳石也會跟著晃動，但你眼前的環境（船上的固定裝置）看起來是靜止的。視覺與平衡系統收到的資訊不一致，導致你嚴重反胃，寧願一了百了。

耳鳴

耳朵有時會製造不存在的聲音，把某些可憐的靈魂逼到瀕臨瘋狂的境地，例如耳鳴就是常見的例子。經常耳鳴的人會聽到耳朵裡有嗡嗡嗡、嗶嗶嗶或鈴鈴鈴的聲音。

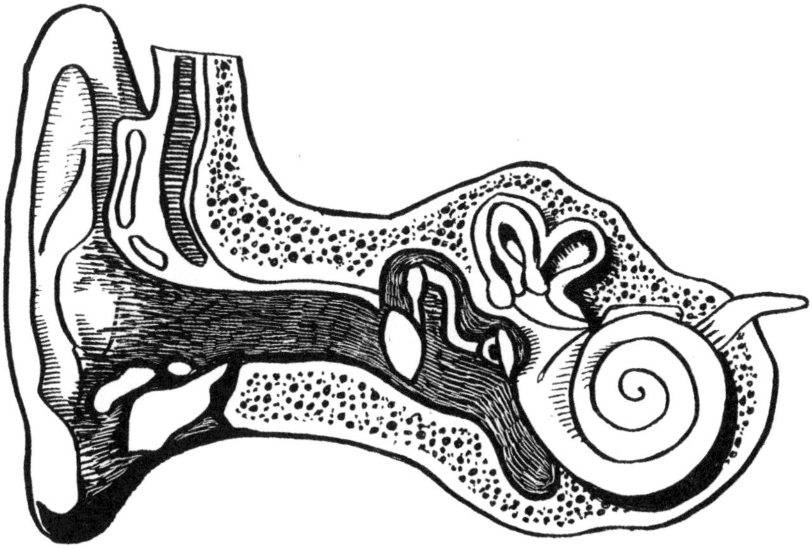

耳朵

耳鳴的原因至今未明，也反映出大腦與聽覺之間的複雜關係。這種內部產生的聲音可能會變成持續存在的干擾。耳鳴不會造成具體傷害，但可能與潛在的健康問題有關，例如頭部創傷、與年齡相關的聽力下降，甚至是耳屎太多。不過，耳鳴可能會嚴重危害心理健康，這一點應該不令人意外。音量不小、揮之不去卻又並非真正存在的噪音，可能會造成壓力、失眠、注意力難以集中、暴躁易怒，甚至引發焦慮。

健康小撇步

你或許聽說過用尿尿澆灌植物，植物會長得更好，這是真的，你的劍蘭最喜歡來一場金黃色的淋浴。

＊嚴格說來，喜歡尿液的不是植物，而是土壤。這是因為尿液富含氮、磷、鉀。稀釋後的尿液由植物根部吸收，效用宛如生命靈泉。

＊尿酸可加入堆肥分解，因此尿液對你家庭院裡的每個角落來說都很珍貴，是能夠幫助植物繁茂的免費資源。

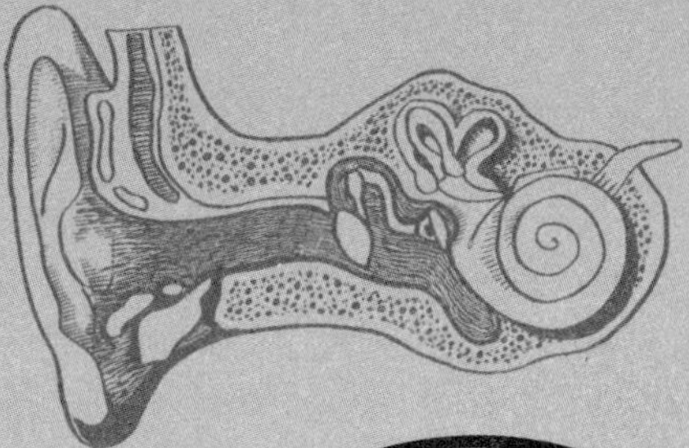
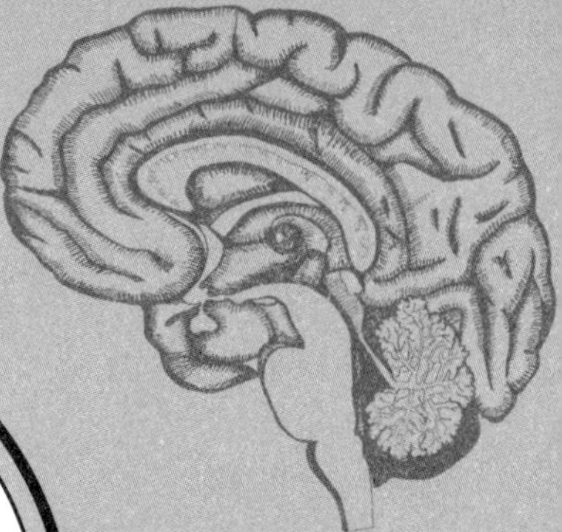
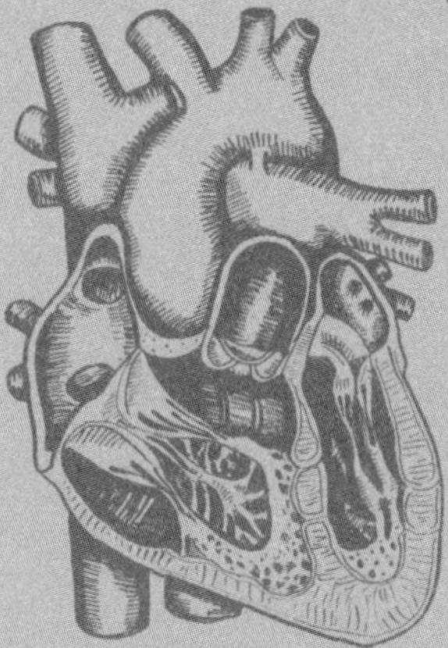

第8章

屏氣斂息

——鼻子

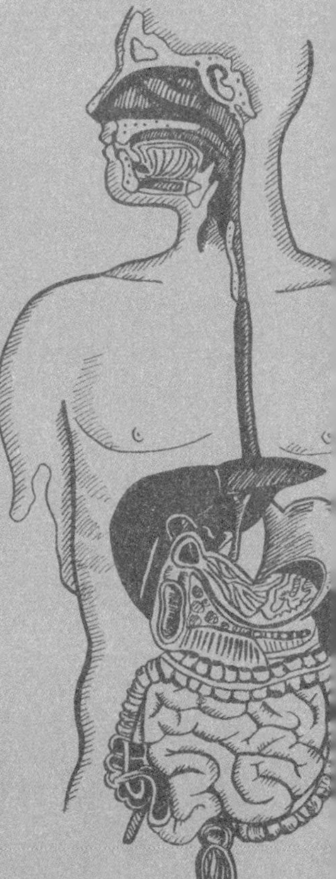
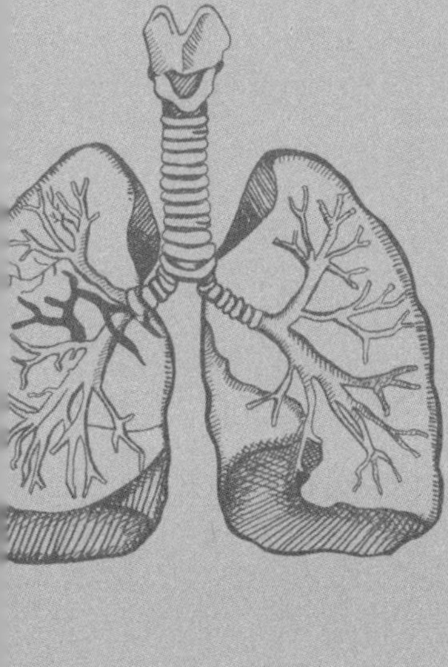
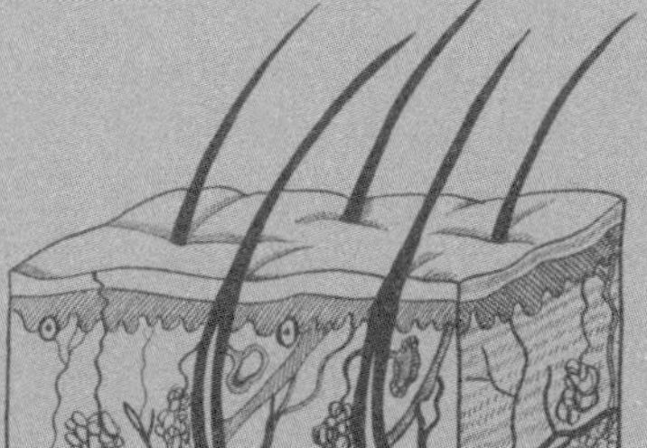
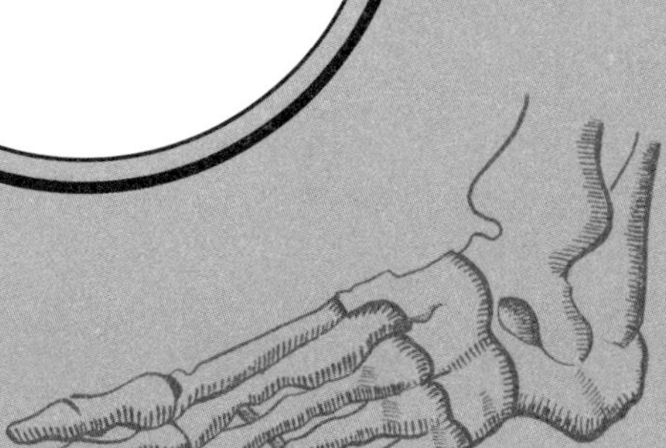

鼻子的設計猶如災難。如同任何管道，鼻子會阻塞、滲漏，而且需要定期清潔。鼻子也會流血，射出高速飛濺的噴嚏，還會竄出惱人的鼻毛。大腦很討厭你的鼻子，討厭到會騙你鼻子並不存在，這叫做不注意視盲（inattentional blindness），也就是看不見近在眼前的東西。看完這句話，你大概無法停止注意自己的鼻子，它一直都是長這樣嗎？

無論你臉上突起的嗅覺器官會令你感到不好意思還是很自豪，這個器官對建構記憶、學習、生活和人際關係的影響，都是無可替代的。

鼻子地位卑賤，充其量只是用來戴眼鏡，或是用來吸食違禁品和藥物。儘管不受尊重，鼻子依然承擔了呼吸、嗅覺和味覺、說話、製造鼻音母音與子音等責任。鼻子與耳咽管攜手合作，在耳膜周圍的壓力平衡上扮演重要角色。鼻子還有一個祕密開口，能藉由鼻淚管排放多餘的眼淚，這是你哭泣時會流鼻水的原因。最後，如果你是小孩，鼻子也提供了額外的存放空間。身為醫生，我從兩側鼻腔裡取出來的小東西簡直多不勝數。

維持生命的呼吸系統以鼻子做為門戶，因此鼻子的角色舉足輕重。當鼻子沒有在你打噴嚏時忙著流出鼻涕，或是忙著打鼾害家人睡不著的時候，它正默默為你吸入每分鐘九公升的空氣，使你獲得氧。除此之外，鼻子會淨化它吸入的每一口氣，因為它會製造大量黏液過濾掉有害化合物與微小顆粒。鼻子是真正的無名英雄，是身體的亞馬遜雨林，可惜的是，如同珍貴的雨林，鼻子對生命的重要性並未得到重視。

鼻整形手術

做為臉部的顯著特徵，鼻子冷酷地操弄全球無數人類的自尊心、自信心與自我形象，這是它為自己被輕視的甜蜜復仇。人類對鼻子的執念是整形外科與耳鼻喉科醫生的福音，希望鼻子能改善生活品質的患者，會找他們做昂貴的鼻整形手術。

鼻整形手術不是現代的新奇產物，想不到吧！鼻整形手術可追溯至西元前六世紀的印度。當時有位名叫蘇斯魯塔（Sushruta）的阿育吠陀醫生，嘗試為因刑罰被割掉鼻子的人做重建手術。他的手術對那個年代來說太過先進，就這樣被遺忘了好幾個世紀，人們寧願戴上特殊面具遮掩殘缺的鼻子。這種面具在十六世紀的歐洲也很流行，因為梅毒會導致鼻樑潰爛脫落。直到十九世紀末，美國的耳鼻喉科醫生約翰．羅伊（John Roe）才重新引入鼻整形手術，以美容為目的修飾完全正常的鼻子。

鼻子和嘴巴

鼻子、鼻孔與鼻腔都是協助呼吸的關鍵構造，但賽場上還有另一位選手：嘴巴。只是，鼻子和嘴巴之間的呼吸比賽誰勝誰負一目瞭然，原因有以下幾點。

呼吸對嘴巴來說只是兼差，因為嘴巴有另一份正職，嘴巴的主要功能是吃吃喝喝。一邊進食一邊呼吸可能會造成混亂，也就是噎到。除此之外，鼻子還有一項神奇的本領，可以在空氣抵達肺臟之前加濕、過濾和加溫空氣，而嘴巴做這三件事的能力有限。雖然用嘴巴呼吸也能存活，但你的肺不見得會高興。

或許最重要的原因是，沒有人想當一個用嘴巴呼吸的人。除了很丟臉，用嘴巴呼吸會引發一連串的後果，久而久之甚至會改變你的臉型，對你毫無益處。這主要是因為臉頰的肌肉必須更加用力，進而對上下頜骨造成更多壓力。長期下來，臉型和牙弓（dental arch）都會變窄。這意味著口腔裡沒有足夠的空間容納舌頭，所以舌頭會下移到口腔底部，而不是自然地靠著上顎。若發生在兒童身上需特別注意，舌頭下移會阻礙中臉（mid-face）的發育。因此長期用嘴巴呼吸的孩子臉會變得更長、更窄，甚至會有呼吸問題和感染。

共用管道

你的鼻子與它的附屬結構，都是肺臟的進氣與排氣管道。它們出乎意料地重要，但令我失望的是，這些管道是共用的。也就是說，你無法連續獲得空氣的供應，你的鼻孔被迫成為吸氣與呼氣的時間共享產業[1]。如果鼻子像消化道一樣是單行道，是不是比較能夠避免塵土堆積？別急，若消化道的進出都用同一條管道，我只能說那畫面太美我不敢看。

接著讓我們來看看鼻子的位置與結構。鼻子是臉上的突出物，這個設計似乎不太聰明，讓鼻子暴露在各種危險之中，例如正面跌個狗吃屎或是被別人頭槌撞擊。我們還沒說到鼻子與頭骨之間僅仰賴脆弱的軟骨相連。鼻子遭受攻擊時（無論是自願接受你的手指攻擊，還是被快速飛來的異物打到）很容易流鼻血。幸運的是，你可以直接介入止血，至少降低流血的量。

我小時候從不和挖鼻孔或吃鼻屎的孩子當朋友，畢竟我認為自己不是畜牲。我和鼻子的關係變得一言難盡，發生在我十一歲的時候，我們全家人一起去佛羅倫斯旅行。天氣很熱，我手裡拿著冰淇淋，血液毫無預兆地從我的鼻孔往下滴。我低頭一看，香草冰淇淋上的紅色液體是我的血，不是草莓糖漿。我就這樣突然流出鼻血，而我竟然清楚記得這件小事，就足以說明我臉上的這個附屬器官把我嚇得不輕。（我知道患者不想從外科醫生嘴裡聽到這種話，所以我選了胃腸專科。）

自救小妙招

止血最簡單的方式是捏住鼻子，身體坐直，頭微微前傾，防止血液流到喉嚨後方。這與我們常聽到的都市傳說不一樣，也就是把頭抬高，這樣不僅無法止血，還有可能因為血液流進食道而噎到（血液是效果很好的瀉藥，所以幾小時後你可能會拉肚子。）按壓鼻頭的軟組織，這一區叫利特氏血管叢帶（Little's area），又叫克氏血管叢（Kiesselbach's plexus），導致流血的動脈就在這裡。

如果按壓鼻頭無法止血，可以把衛生紙捲成條狀，塞進牙齦與上唇之間，這種作法能壓

1 譯註：Time-sharing estate，一種不動產的擁有形式，指的是多人在特定不動產上各自擁有特定時段的使用權或所有權。

住為鼻子供血的血管。如果以上幾招統統沒有用，冰敷絕對不會錯。用布包住冰塊，靠在流血的鼻孔上，血管應該會收縮變窄，幫助止血。

有時鼻子受到刺激或有異物入侵（例如看似無害的花粉），會進入過度驚慌模式。它會分泌比平常更多的黏液，使你鼻涕狂流，或是莫名其妙地鼻塞，彷彿以為像這樣把入侵者困在鼻子裡可以使情況好轉。

鼻毛園丁

手指伸進鼻孔不僅可能傷害鼻黏膜，也可能扯掉珍貴的鼻毛。連根拔掉鼻毛或許能帶來些許快感，卻潛藏致命危機。

雖然你是自己的鼻毛園丁，但你可能不知道鼻毛也有分種類。細小的鼻毛叫纖毛（cilia），負責把黏液推送到喉嚨後方，方便你吞嚥黏液。（好吃。）比較粗長勇敢的叫感覺毛（vibrissae），會伸出鼻孔的就是這種。感覺毛扮演守門人，為你阻擋討厭的客人。連根拔掉鼻毛後會留下毛囊空洞，無異於對微生物敞開大門、侵入體內，可能會導致感染，就像擠痘痘或身體穿環一樣。雖然機率不高，但鼻子附近的感染有可能從臉部擴散到大腦（兩者距離不遠），因為這裡是「危險三角區」（triangle of danger），也就是從鼻樑往兩側嘴角延伸形成的三角形區域。因為海綿竇的關係，這個三角區與大腦直接相連。海綿竇是眼眶後方的靜脈網路，協助血液流出大腦。

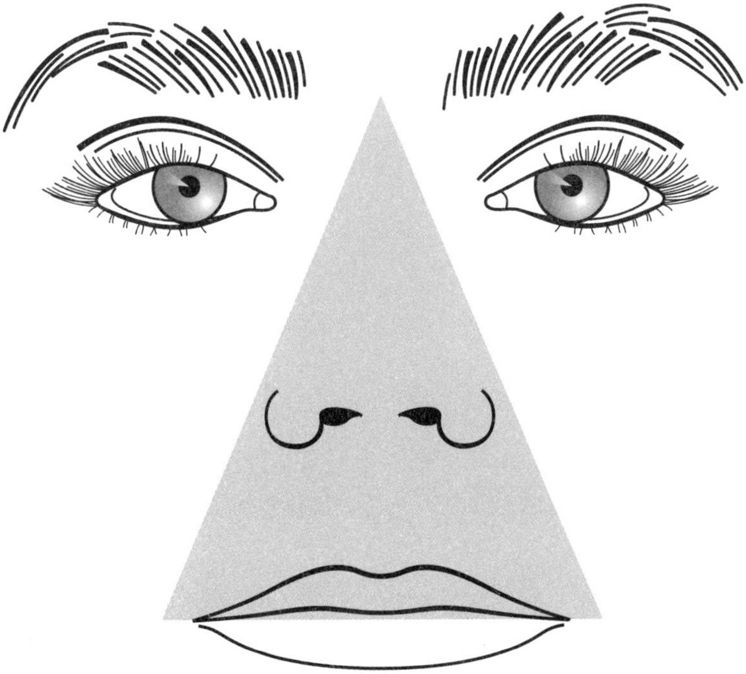

危險三角區

你大概「不會」死於擠痘痘，但純粹從學術角度討論的話，可能性不是零。

在極度罕見的情況下，這個區域被感染，可能會造成「感染性海綿竇血栓」（septic cavernous sinus thrombosis）：海綿竇裡有受到感染的血栓，可能會引發腦膿瘍、臉部神經損傷，甚至是中風。

鼻塞

若鼻塞有時候令你感到困擾，科學為你提供了幾個解決妙方。解鼻充血劑含有能夠收縮血管的化學物質，能使血管收縮、減少血液流量，與威而鋼恰恰相反（威而鋼會增加流入勃起組織的血液流量）。把這兩件事放在一起比較似乎有點隨便，但確實有些人性交之後容易鼻塞，叫做蜜月鼻炎。

如果你不想用化學物質來消除鼻塞，可試試把一碗熱水（不是滾水）放在面前，在頭上蓋一條毛巾並低頭靠近熱水，輕輕吸入蒸氣。或是使用洗鼻器，也有人稱之為鼻壺（neti pot）。使用洗鼻器要特別注意：不要用冷的自來水，以免病原體趁機進入你的鼻—腦血液循環系統。曾有案例是福氏內格里阿米巴原蟲（naegleria fowleri，一種會吃掉大腦的原蟲）經由鼻子進入大腦，這告訴我們：消除鼻塞時，務必心存敬意。

自救小妙招

藥局架上的解鼻充血劑琳瑯滿目，但你可以選擇安全許多的居家替代品：薄荷。薄荷的有效成分是薄荷醇，具有天然的通鼻效果。

你也可以利用鼻子的奇特構造來幫助呼吸通暢。舌頭頂住上顎的同時，按壓眉間二十秒。兩個位置同時輕壓可活動貫穿鼻腔的犁骨，幫助緩解鼻塞，促進鼻竇排出鼻涕。

為什麼會流鼻涕？

你的鼻子很愛惹事生非。除了惱人的鼻塞，它還喜歡走向另一個極端，那就是流鼻涕。這種鼻子烙賽的情況有個正式名稱，叫鼻漏。

鹹鹹的液體湧出鼻孔沿著上唇往下奔流，雖然令人難受，但流鼻涕是一種英勇的行為。天氣寒冷時，若沒有流鼻涕提供額外的保濕，鼻腔會變得太乾，容易被有害微生物入侵，也容易受到刺激。相較之下，不停吸鼻涕和用袖子擦鼻涕只是小小的代價。

病原體突破鼻黏膜時也會流鼻涕。這是免疫系統為了保護身體的迅速回應。免疫系統釋放細胞因子，細胞因子指示鼻腔細胞製造更多黏液，沖走有害微生物。結果鼻涕工廠進入超高速生產模式，大量液體充滿鼻腔，然後往外溢流。

認識黏液

黏液的名聲不太好，但其實黏液是一種多功能體液。黏液不僅是對抗外來入侵者的第一道防線，在它扮演的多元角色之中有些離鼻子很遠（我希望啦），例如把精子聚集在一起，以及降低排便時的腸道摩擦力。簡單來說，黏液是生命的潤滑劑。當你生病時，黏液生產線會加速生產，困住入侵者，使其暫時失去活動力。因此當你鼻塞或流鼻涕的時候，請對鼻子溫柔一點。

觀察鼻涕可以得到很多資訊。喜歡欣賞鼻涕的人，你不是變態，你只是在監控自己的健康狀態。正常情況下，鼻子流出的黏液是透明的，黃色代表身體正在對抗感染，綠色代表細菌感染在這場健康拔河賽中暫時領先。

黏液是你的盟友，但有時也會被身體想要摧毀的敵人劫持利用。渴望開枝散葉的病毒會把黏液當成交通工具，比如趁你打噴嚏沒有遮住口鼻時向外擴散，或是留在流鼻涕的髒小孩摸過的購物車把手上。無論黏液想要保護你還是殺死你，你注定無法擺脫黏液，而良好的衛生習慣是提高生存機率的不二法門。

鼻週期

鼻塞不會只在你生病或鼻黏膜發炎時才發生。其實你的鼻子一直處於部分阻塞的狀態，但你要等到生病時才會察覺。大部分的時候，你的呼吸是由其中一側鼻孔挑大樑，每隔幾小時，另一側鼻孔會接手呼吸的重責大任。這套系統叫做鼻週期（nasal cycle）。

你的身體會讓兩側的鼻孔內壁輪流充血（鼻孔裡有勃起組織，就是下體也有的那種）。充血的勃起組織會讓其中一側鼻孔阻塞幾小時，然後再換邊。是的，你的鼻子會勃起。身體為什麼要這麼做？充血有助於保留水分，濕潤你吸入的空氣，也能保護鼻腔裡脆弱的黏膜。這個作法一箭雙雕，既能維護鼻腔健康，也能維護吸入的空氣品質。只有當你因為生病或過敏導致一側鼻孔阻塞時，鼻週期才會變得明顯並構成困擾。

疏通溢流

為了稍微控制臉部通風系統，你的頭骨裡有一組祕密管道叫鼻竇。鼻竇通常不是人類的好朋友，光看鼻竇的描述就令人感到荒謬。頭顱內的腔室，裡面充滿困住病原體的鼻涕？這是大自然認真的設計嗎？雖然鼻竇好像有點作用，但是要等到鼻竇嚴重故障，你才會注意到它們的存在。而鼻竇常常故障，有時候，鼻竇會讓你過得很悲慘，需要動手術才能約束它們……這種手術需要在頭骨上鑽孔。

當你站立時，臉頰後方的上頷竇必須由下往上排出液體，就是這麼荒謬。誰會故意跟地球重力作對，把液體的出口設計在上方呢？你或許覺得像茶壺一樣傾斜身體，就能讓黏液流出鼻竇了，但鼻竇系統可沒有這麼簡單。黏液流出一個鼻竇之後，會直接流進另一個鼻竇。例如篩竇與額竇。所以，無論你怎麼調整姿勢，總有一個鼻竇會充滿黏液。我的建議是下次感冒時不要覺得自己很可憐，而是應該發脾氣。當你感受到臉部的每個孔洞都有黏液竄流時，你可以生氣。你的上頷竇嚴重阻塞，是因為排液口違反重力位於上方。老實說，這種設計不可能得獎。

為了平衡報導，我也說說鼻竇的好話。鼻竇不可以完全清空黏液，這是因為鼻竇的主要功能是為鼻腔穩定供應含有抗菌成分的黏液，幫助身體對抗來自空氣的微生物、灰塵與汙染物。雖然我依然認為這套系統需要改善，但排液口在上面而不是下面顯然有好處。上頷竇位在鼻子的下後方、上顎的正上方，若排液口朝下，黏液會不停流入嘴裡，有可能造成社交上的尷尬，以及永無止境的手忙腳亂。

幸好為了對抗重力作用，你的身體配備了一支既聰明又勤勞的隱形大軍，叫做微纖毛（microcilia）。微小的纖毛會將黏液推到合適的排液管道。鼻竇上壁的開口其實就像浴缸和水槽的溢流口一樣，防止黏液泛濫成災。事實上，如果這些鼻竇壁上的開口位在下方，不僅會使黏液排空得太快，還會讓鼻竇的黏膜變乾，更容易被黏液殘渣阻塞。因此你甚至可以說，把溢流口放在上面是出自聰明的高等智慧的手筆。

做為一個結構，鼻子與它的附屬管道令人驚嘆。表面上是缺陷的設計往往含有深意，也使鼻子成為最奇特的人體器官之一。鼻子系統有許多零件，發揮看似互不協調的功能。鼻竇不但是絕佳的鼻涕通道，也幫助鼻子發揮一種偶爾會令我們作嘔的關鍵能力，那就是嗅覺。

嗅覺測試

走進陌生人家裡，你馬上就知道對方是不是正在烤蛋糕、烤肉，或是自以為神不知鬼不覺地放了一個臭屁。嗅覺不只是呼吸的副作用。嗅覺很敏銳，你能聞到大雨後的泥土氣息，這種味道叫「潮土油」（petrichor）；也能聞到夏日草地剛割過草的青草味，宛如魔法一般。

解剖學家、過去的哲學家與早期的科學家，都對你臉上支撐眼鏡的那個突起物沒什麼興趣。嗅覺常常與低等獸類聯想在一起：用鼻子掘土找松露的豬和積極追蹤獵物氣味的獵犬。相較之下，優越的人類用雙腳站立、高高在上，我們的鼻子離地面遠得很。這種對鼻子和嗅覺的蔑視非常強烈，甚至到了十九世紀，神經科學家保羅·布洛卡（Paul Broca）仍深信嗅球（嗅覺神經元）之所以這麼小，是因為大腦並不依賴嗅覺。基於這種觀念，不少著名科學家認為嗅覺與嗅覺器官（鼻子）屬於退化器官，雖然有點用處，但實際上是沒用的東西。

看不見的氣味

視覺與聽覺各自仰賴光受體與聲波受體，這些信號都是無形的，你摸不到畫面與聲音，這正是嗅覺派上用場的時候。

基本上每一種氣味都有自己的化學元素，也就是嗅覺受體偵測的目標。有些鼻子不只能聞到玫瑰或烤肉串的味道，而許多動物更把氣味（放屁之外）當成重要的（但人類所知有限的）調節器，可用來表達感受（例如恐懼或性慾）、荷爾蒙狀態，甚至是整體健康狀態。此類氣味叫做費洛蒙

（pheromones）。人類會不會製造費洛蒙尚無定論，但可以確定的是，你的淚水、汗水，甚至呼吸裡都有你分泌的各種化學物質，可能會影響其他人的生理機制。我說的不是早上剛起床來自十八層地獄的那種口臭。氣味的作用非常微妙，也不在你的控制範圍內，但想像自己散發的芬芳氣味能在潛意識裡與他人產生共鳴，也是滿開心的。這是無稽的幻想嗎？很難說。

你臭臭的嗎？

人類為了終結氣味竭盡所能，想打造一個沒有氣味的社會。我們是動物，卻不想散發動物的氣味，所以我們對口臭、體臭、腳臭與汗水發動戰爭。在顯微鏡出現之前，人類甚至把疾病和瘟疫怪罪到臭味和難聞的氣味上——也叫做瘴氣（miasmas）。事實上，我們創造了豐富的英語詞彙來描述奇怪的臭味：stench、whiff、stink、pong、reek、funk、malodour、fetor、niff、hum、guff……族繁不及備載。

氣味與神經系統的關係比互相依存的夫妻更加緊密，也為我們提供了性命攸關的偏見。臭味通常暗示著危險，所以會透過杏仁核走捷徑優先處理。杏仁核是大腦的恐懼處理中心，是情感的、直接反應的、充滿恐懼的中控室，很原始也很動物本能。好的氣味或中性的氣味與高階思考力和細微感受有關，由大腦外層的皮質負責處理並細細品味。

無論你現在身處何處，請吸口氣聞聞看，不要被人發現。很簡單，對嗎？實際上，嗅覺是非常複雜的神經作用。你的鼻腔裡有專門感知氣味的嗅覺神經元，負責偵測空氣物體釋放到空氣裡的粒子。嗅覺神經元藉由貫穿顱骨的、長長的神經纖維，把資訊傳送至大腦，再由大腦處理和解讀這些資訊。最令人驚訝的是，這套系統具有適應性，每六個星期就會徹底更新一次，淘汰舊的嗅覺神經元，從零開始製造全新的神經元，然後將它們重新接上大腦組織。不過，這個過程有時候會出錯，造成暫時或永久的嗅覺喪失，也就是失去嗅覺能力。

被牽著鼻子走

雖然複雜，但人類的嗅覺能力還是比不上其他動物。你偶爾能聞到來自遠方的氣味，但是就判斷方向而言沒有價值，而且只要過敏、感冒或感染，你的嗅覺探測器就會完全失靈。比起聽覺和視覺這些大人物，說嗅覺的排名很低應該不過分，它是孩子在學校遊樂場玩遊戲時最後被選上的那個，甚至經常被遺忘。一直等到新冠疫情期間有人確診後莫名其妙嗅覺喪失，我們才明白少了嗅覺的世界有多寂寞。這是足以影響心理狀態和決策的感官，想想那些狡猾的房仲故意讓房子裡充滿餅乾剛出爐的香氣，引誘你掏錢購屋，你很有可能因此犯下昂貴的錯誤。

過猶不及？

你的鼻子可以偵測到各種氣味，卻又出乎意料地好騙。舉例來說，人類排泄物含有一些芳香化合物，例如糞臭素。糞臭素是讓大便聞起來像大便的主要成分，但濃度很低的糞臭素帶有花香調，例如玫瑰香氣。糞臭素甚至被用來調製香水，如果你喜歡在耳後抹點香水，或許很後悔看到這句話吧。

大便裡還有一種化合物叫吲哚，是與死亡、腐爛和性愛有關的氣味，會讓人聯想到肉慾、原始和胯下。調香師當然也常常把在香水裡添加吲哚。和糞臭素一樣，關鍵在於濃度：不能臭到刺激眼睛流淚，而是要喚起一種神祕又脫俗的感覺。這些化學物質濃度很低時，大腦會把它們解讀為迷人的氣味。大自然為什麼能用這種方式把鼻子耍得團團轉？科學至今仍未找到答案。或許是當這些化學物質以濃度很高的狀態進入鼻腔後，會與很多類型的嗅覺受體結合，導致資訊超載。會觸發這種反應的不只是高濃度的大便化合物，任何濃烈的氣味都有可能讓人受不了，這進一步證明了你的鼻子很嬌弱，像一朵特別的花兒。

自救小妙招

喪失嗅覺有很多原因，最常見的是病毒感染引發的暫時失去嗅覺，例如新冠病毒。普通感冒可能會使鼻黏膜受到刺激或阻塞，藥物與抗組織胺也會。失去嗅覺也有可能是高血壓或其他潛在疾病的跡象，不妨請醫生協助確認。

就像上健身房鍛鍊肌力，嗅覺也是可以鍛鍊的。如果你失去嗅覺、需要復健，就能體會鍛鍊嗅覺的好處。不過要注意，鍛鍊嗅覺並不有趣，過程冗長枯燥，但若你想要恢復嗅覺，這是不得不付出的代價。

基礎訓練是嗅聞強烈的氣味，一天數次，持續幾個星期甚至幾個月來重新連線、重新訓練甚至恢復受損的嗅覺系統。

先選幾種能觸發特定情緒或記憶的濃烈氣味，例如你喜歡的香水、洗髮精或咖啡豆。要注意的是：每一種氣味聞三十秒，聞的時候是短暫急促的吸氣，而不是深呼吸。嗅聞的同時，專注回憶上一次聞到這種氣味的畫面。這麼做的目的是重新連結或強化大腦與嗅覺之間的溝通管道。鍛鍊嗅覺有助於觸發和增加嗅覺神經細胞的汰舊換新，進而恢復嗅覺。

氣味與記憶

鼻子裡負責嗅覺的關鍵結構是嗅球，位置在嘴巴上方兩公分處。嗅覺神經元從大腦延伸到鼻腔的黏膜裡。結構上，這群神經元的「毛髮」（微小的觸鬚）叫樹突分支，負責處理鼻黏膜的黏液沼澤裡的氣味，並對不同的氣味做出反應。

氣味與記憶之間的關聯很奇妙（雖然不一定美好）。嗅覺神經元像雜草一樣深入大腦，而且散開，形成不一樣的路徑。一條路徑通往一種天生的氣味反應，這是以生存為目標的自然機制，或許它曾幫助人類祖先記住食物來源或危險區域的位置。神經元對火燒的煙味反應就是一個例子，這種適應性的功能幫助我們判斷有東西正在燃燒，這顯然意味著危險。

有些氣味與食慾和飢餓有關。在大部分的情況下，尤其是你肚子餓的時候，剛出爐的蛋糕香氣會引發渴望，促使你放下手邊正在做的事跑去吃蛋糕。與生俱來的路徑不需要後天學習，而是內建在你的軟體裡，為你的生存提供協助。

自救小妙招

若使用得當，簡單的嗅聞可以改善認知功能，還能進而加強記憶與學習。關鍵在於吸氣和用鼻子呼吸，不要用嘴巴呼吸，這對大腦的影響不亞於對臉型與頜骨結構的影響。

相對於呼氣，你每次吸氣都會使心律上升，進而增加警覺和注意力。此外，我們吸氣時會把化學物質送進受體，偵測周遭環境。因此吸氣是一種提示，會提醒身體的其他部位集中注意力。簡而言之，大腦會醒過來。吸氣沒有固定規則，但或許改變吸氣的強度和時間長度，例如更短促、更用力地吸氣，能在你學習或專注時提供些許幫助。

嗅覺之外

你大概不知道其實你有四個鼻孔，而不是兩個。我猜沒有人（除了我之外）告訴過你，鼻腔後面還有兩個內部鼻孔，就在喉嚨旁邊。不要覺得自己很奇怪，其實這兩個祕密鼻孔能幫助你加強味覺，是的，味覺。因為判斷味道的不是舌頭。就算沒有舌頭，你依然能夠品嚐大部分的食物，這是因為八〇%的味道感知是由嗅覺負責。

你咀嚼食物的時候，口中的氣味分子會進入鼻子的後門，訊息從這裡傳到大腦，讓大腦處理你口中食物的氣味。讓食物在嘴裡停留久一點，同時用鼻子呼氣，讓氣味浸透內部鼻孔久一點，這麼做可以提升味覺，說不定你有成為侍酒師的資質。

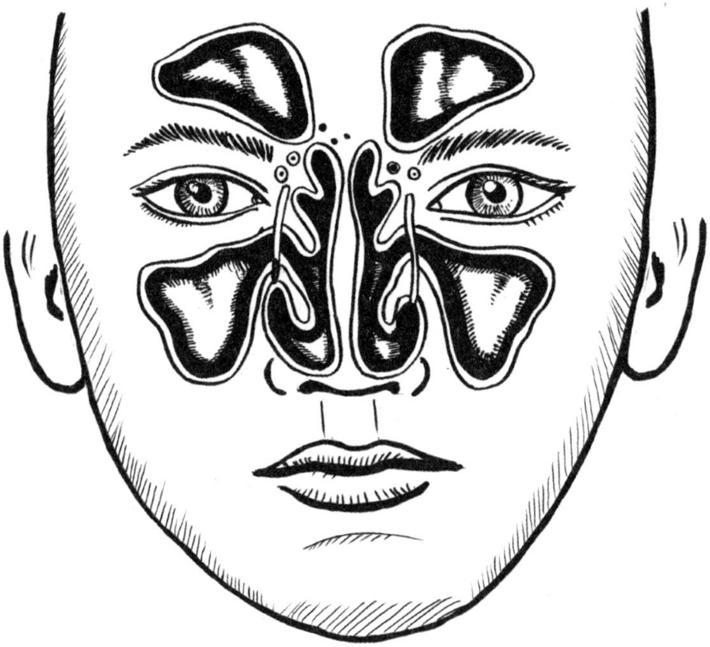

鼻竇

健康小撇步

觀察尿液是不是淺黃色甚至近乎透明，是確認身體水分是否充足的簡單方法。還有一種方法更快，而且不需要去廁所，那就是捏手指關節的皮膚大約一秒鐘。這叫做皮膚回彈測試（Skin Turgor Test）。身體水分愈充足，皮膚愈有彈性，會快速恢復原狀。

如果皮膚花了一點時間才回彈，建議喝杯水補充身體的水分。

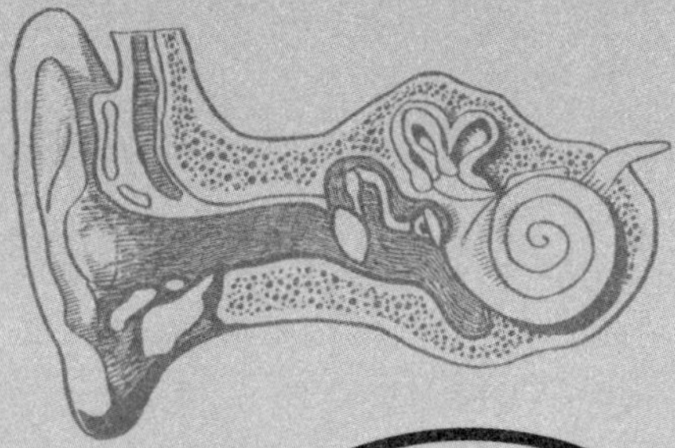
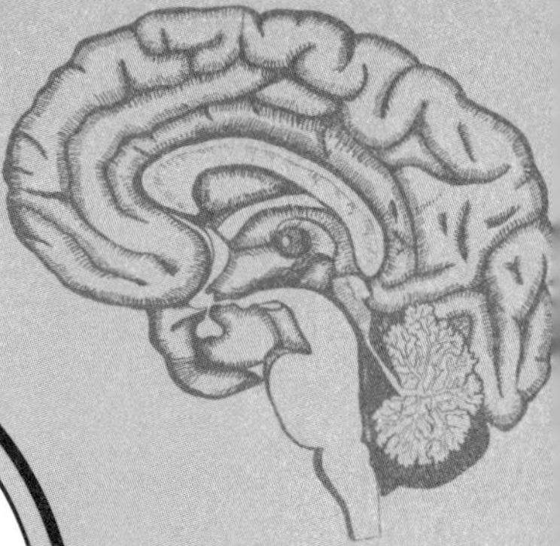
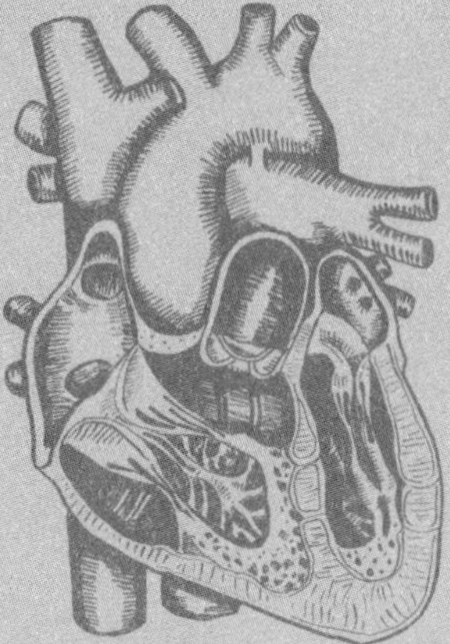

第9章

味同嚼蠟

——嘴巴

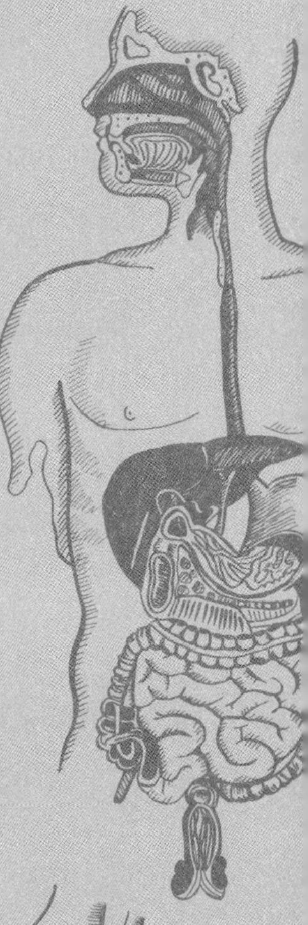
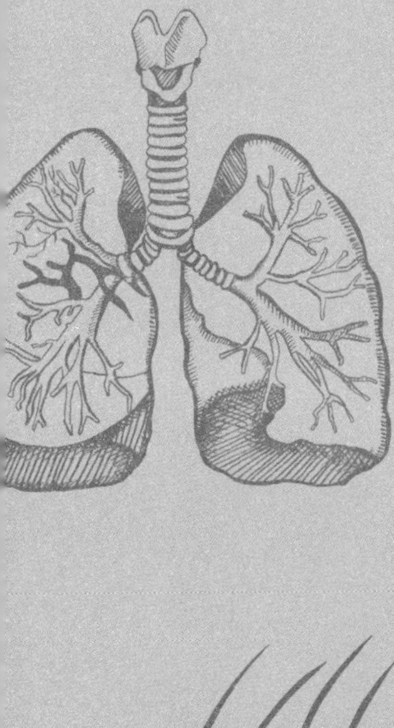
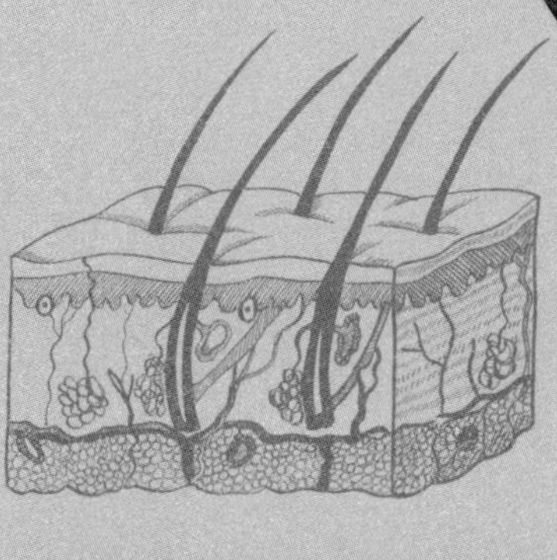
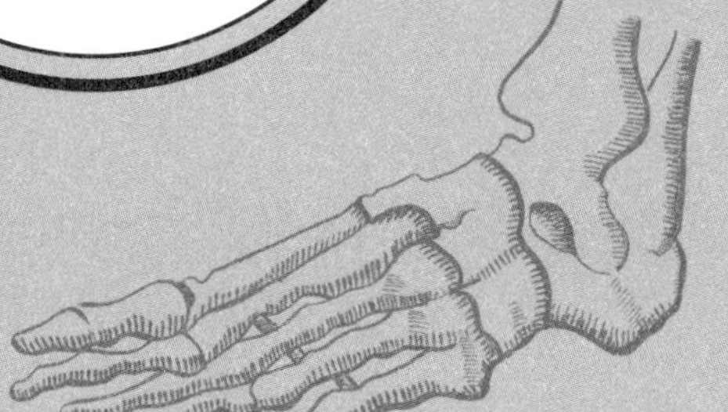

聊完能力被低估的鼻子之後，接下來要聊的是能力被過度吹捧的味覺。無庸置疑，味覺豐富了我們的生活，但味覺需要氣味和視覺畫面的輔助，有時甚至也會受聲音影響。味覺自詡為高尚的美食評論家，其實暗地裡偷偷參考其他感官的意見。

味覺成功為自己營造出一種高貴感官的形象，其實和視覺、嗅覺、聽覺比起來，味覺幾乎沒有保護作用。我們聽見獅子靠近或看見獅子，會知道要趕緊逃跑，然而，雖然毒物也是一種威脅，但要等到放進嘴裡，味覺才能判斷這個東西是否致命。做為生存工具，味覺的缺陷實在應該附上警告標示：所有東西都能吃，不過，有些東西吃第一次，就是最後一次。

味覺分布

從念醫學院到正式從醫，在擴充醫學知識的過程中，我漸漸發現學校生物課教的東西很不完整，有些甚至錯得離譜。

我曾經相信舌頭分為不同的味覺區域，這是假的。我清楚記得以前的生物課本裡有一張味覺分布圖，舌頭被標示成不同的區塊：甜味在舌尖，苦味在舌根，酸味在舌後邊緣，鹹味在舌尖兩側。這個流言還被一個簡易的實驗進一步強化：把各種味道的食物放在專屬區域。不過，我做這個實驗並未證實味覺分布的準確性，所以那堂課我被當了。

幸好現代科學提供了有力的證據，證明舌頭上約有八千個味蕾，所有的味蕾都含有受體，能偵測甜味、酸味、鹹味、苦味，甚至是近年來才發現的鮮味（經常被形容為鮮甜美味）。我愛這復仇的滋味。

味蕾分辨味道的能力無庸置疑，問題是，它們的能力似乎太強了。我們都知道蔬菜有益健康，但蔬菜為什麼沒有設計得好吃一些，像糖、脂肪、鹽那麼讓人欲罷不能？別想了，趕緊吃青菜吧。

唾液

舌頭裡的受體並未與其他感覺同步，這似乎削弱了它們的能力。做為獨立運作的工具，舌頭吹毛求疵、斤斤計較。首先，食物裡的化學物質必須溶解之後才能與味蕾裡的化學受體結合，這意味著你需要液體媒介。別急著拿啤酒，我指的是唾液。

味蕾負責感知味道，但若是沒有唾液分解你剛剛扔進嘴裡的口香糖分子，味蕾就偵測不到口香糖的味道。你可以自己實驗看看，用紙巾擦乾舌頭，然後把有味道的東西放在舌頭上。在唾液腺分泌唾液潤滑你的口腔實驗室之前，你舌頭上的樣本嚐起來完全無味。關鍵在於唾液裡的酶，它們會分解食物並釋放分子，而味蕾將分析這些分子。

但味蕾的命運也有逆轉的時候，鳳梨含有一種特殊的酶叫鳳梨酵素，會分解舌頭、嘴唇和口腔黏膜上的蛋白質，這就是為什麼吃鳳梨時嘴裡會覺得刺刺的，因為鳳梨正在消化你。

舌頭的錯覺

你的舌頭會被許多謬論、錯覺與欺騙行為誤導。若你曾在刷過牙之後喝柳橙汁，那你應該曾被奇怪的味道突襲過。不斷變化的口腔會欺騙你的舌頭，你不久前吃過的東西會在舌頭這張畫布上留下痕跡——無論好壞，這會影響你在那之後嚐到的味道。

想知道你的舌頭為什麼如此好騙，不妨了解一下食物分子碰到味覺受體之後到底發生了什麼事。味覺受體是高度敏感的小小細胞，表面的蛋白質發揮類似門鈴的作用，特定的食物分子按下門鈴時，味覺受體會向大腦發出鈴聲，告訴大腦這是五大味道中的哪一種。

這個過程很單純，但由於舌頭的能力有限，所以有可能會上當。例如朝鮮薊就有能力把舌頭耍得團團轉。這種聰明的植物裡含有一種化學物質叫洋薊酸（cynarine），會附著在甜味受體上，卻不會刺激甜味受體。要等你吃了朝鮮薊之後喝水，洋薊酸分子被沖走，甜味受體才得以重獲自由，向大腦傳遞製造甜味的信號。這時朝鮮薊早已進入食道，踏上消化之旅，於是你的嘴裡徒留甜味。

無法充滿自信地獨立運作是舌頭的缺點，但還沒完呢！我們知道你的大腦是躲在幕後的狡詐製作人，把來自五大感官的各種資料整合成特定版本的現實，而且這個版本並非百分之百互相連貫。感官悄悄潛入意識的同時，它們強烈的相互影響也會顯現出來。你一定曾經在看到和聞到愛吃的東西時大流口水，但比較鮮為人知的是聲音也會影響味覺。

自救小妙招

舌頭的作用不僅是品嘗味道。在許多情況下，舌頭也能反映你的健康狀態。如同其他器官，舌頭也會因為全身性的疾病出現外觀變化。你嘴裡薄薄的這片肉雖然無法幫你診斷百病，卻能為疾病與感染發出早期警訊。

在鏡子前張開嘴巴，伸出舌頭。

- 正常的健康舌頭通常是粉紅色，上面附滿小小的突起物，叫舌乳頭。
- 黑色、毛茸茸的舌頭看起來很嚇人，可能是因為口腔衛生不佳、糖尿病或癌症治療的副作用；也有可能是死皮細胞堆積，這種情況可用牙刷輕輕刷掉。
- 舌頭是草莓紅而且比平常稍為肥大，有可能是缺少維生素 B_{12}、鐵質或葉酸。有些兒童會因為鏈球菌感染而出現這種症狀。
- 舌頭被白色斑塊覆蓋通常是口腔念珠菌感染的明顯跡象，只要看醫生就能有效治療。

品客洋芋片實驗

查爾斯．史賓斯（Charles Spence）是牛津大學的實驗心理學教授，他懷疑聲音會影響味覺，為了驗證這一點，他設計了一個奇特的實驗，使用會讓人愈吃愈上癮的弧形零食：品客洋芋片（Pringle）。

史賓斯請二十位受試者在隔音室裡戴上耳機，坐在麥克風前。他指示每位受試者吃兩百片品客（英國人說 crisps，美國人說 chips，但你若相信二〇〇八年一位英國法官在法庭上為這項產品裁決的定義，那麼它叫做 cake〔蛋糕〕）。每吃一片，受試者都必須根據從麥克風傳進耳機裡的聲音，為洋芋片的脆度和新鮮度評分。

受試者不知道的是，史賓斯改變了原本吃洋芋片的聲音。他用放大器與等化器來降低或提高聲音的頻率。在這古怪的實驗結束時，他問受試者每一片蛋糕……呃，我是說洋芋片是不是吃起來都一樣。

雖然每片品客一模一樣，受試者的主觀感受卻有差異，有些吃起來沒那麼新鮮，有些比較脆。史賓斯分析實驗結果時發現，與音量未放大的品客相比，受試者認為音量較大、頻率較高的品客新鮮度高出一五％。這是證明僅靠聲音就可能改變味覺的第一個（有紀錄的）實驗。這個看似古怪的實驗，以一種簡練的方式展示兩種感官輸入——咀嚼品客的觸覺與清晰的聲音——可以奇妙地整合成一種多感官感知，在某種程度上，你所有的感官都參與其中。

我們很容易把感官視為獨立作業的獨行俠，事實上，絕大多數的相關研究都只專注於一種感官功能。在碰到味覺之前，這個理論似乎沒有問題。味覺可以獨立作業，只是表現欠佳。其實味覺只有在多感官資料的支援下，才能夠發揮所長。

你嚐到的味道，其實是舌頭的錯覺具象化之後的結果。從許多方面來說，這是一種濾除過的嗅覺作用，味蕾只是配角。我們甚至可以說，眼睛、耳朵、大腦與觸覺是被遺忘的味覺器官，它們決定了你大部分的美食體驗。

史賓斯的研究並未止步於品客實驗，他也做了許多改變世界的實驗，證明草莓慕斯放在白色容器裡比黑色容器更甜，用白色杯子喝咖啡沒有透明杯子來得甜，用藍色容器喝湯會變得比較鹹……族繁不及備載。

史賓斯的實驗甚至啟發了美食料理界。二〇〇六年，名廚赫斯頓・布魯門索（Heston Blumenthal）與史賓斯共同做了一項實驗，證明一邊聽培根滋滋作響一邊吃培根，會讓培根變得更「有培根味」。事實上，布魯門索在他的米其林星級餐廳肥鴨（Fat Duck）創造了一道「海洋之聲」料理，用海邊的聲音突顯餐點的風味。或許這些嘗試將可推動聲音用於提升老年人的生活品質，因為味覺會隨著年齡退化。

什麼都別信

神祕果（*Synsepalum dulcificum*）是一種紅色小果實，這種植物完美證明了味覺是錯覺。

看似普通的神祕果，嚐起來是爽口的酸味，但若是立刻咬一口檸檬或萊姆，會發生非常有趣的事。你非但不會被酸到齜牙咧嘴，反而會覺得很甜。這是因為味蕾被神祕果蛋白（miraculin）給騙了。神祕果蛋白是神祕果裡的活性化合物，與甜味受體結合之後會阻擋甜味受體。當你的唾液因為吃了檸檬而變酸時，神祕果蛋白會改變結構，觸發原本被它阻擋的甜味受體。

鼻竇與鼻腔有問題時，身體也會複製同樣的味覺錯覺。這些問題會扭曲你的味覺，讓你覺得咖啡或香草等正常食物嚐起來有死亡的腐敗味，這叫做味覺障礙。實在是很噁。

良性受虐癖

談到味覺就不能不提到辣。例如辣椒與那種只有「真男人」才會擠在熱狗上的那種醬料，這是一種深受誤解的食材衍生出來的硬漢文化迷思。

首先我要告訴你，如果你喜歡吃辣，那你可能有點變態。請容我解釋一下你的陰暗祕密……

「辣」不是味道。舌頭只嘗得出甜、鹹、苦、酸、鮮，也只會把這些資料傳給大腦。但除了味道之外，舌頭也感覺得到疼痛與溫度，這是你能嚐到辣的原因。關鍵在於辣椒素（capsaicin），這是辣椒裡的活性成分，會與味覺受體結合，產生灼熱感。

你可以說，愛吃辣是一種良性的受虐癖，因為你既喜歡疼痛卻又害怕太痛。事實上，經常吃辣可對疼痛受體發揮減敏作用，你會因此追求更辣的食物才能感受到辣，這是辣椒素有時候會用來治療慢性疼痛的原因。

吃辣時，舌頭會以為你的口腔自動燒起來，身體不知道這並非真實的威脅，於是為了降溫而開始流汗。與此同時，為了舒張血管還會出現一連串的生理變化，釋放血管擴張物質。你體內會與辣椒素結合的受體叫TRPV1受體，肛門周圍也有。所以當辣椒素分子開心地通過消化道之後，你會覺得肛門辣辣的，別怪我沒警告過你。

自救小妙招

喝水無助於驅除辣火邪靈。吃到太辣的東西需要幫口腔滅火時，水其實會讓情況變得更糟。

水裡有極性分子，一端帶正電，一端帶負電。辣椒素是非極性結構，這意味著水碰到辣椒素無法將其分解。這需要另一種非極性物質才作得到，例如牛奶和其他乳製品。

如果你在尋找少吃零食的簡單方法，鼻塞不是個好時機。嗅覺是大腦得到滿足感和飽足感的重要原因，所以鼻塞時很容易吃太多，原因是得不到飽足感。

喝茶或喝咖啡時習慣加糖的人，可改用紅色馬克杯。大腦會在顏色與味道之間建立關聯：綠色代表苦，黃色代表酸，棕色代表鮮，紅色代表甜。使用紅杯子就算少加一點糖，也會覺得已經夠甜了。香草也適用相同原則，我們覺得香草的香氣和甜味有關，所以做甜點時加入香草就能少加點糖。

咖啡裡加鹽也能減少糖的用量。這也是錯覺的作用：鹽不會使咖啡本身改變味道，但會叫大腦忽視苦味。舌頭上有幾千個味蕾負責辨別甜、鹹、苦、酸、鮮這五種基本味道。除了苦味之外，鹹味可以放大其他四種味道。你嚐到苦味時，味蕾會釋放鈣離子，鹹味能抑制這個反應，幫你掩蓋苦味並因此放大甜味。鹽味焦糖就是一個完美的例子。如果你特別怕苦或覺得黑咖啡太苦，可在咖啡粉裡加鹽，甚至在泡好的咖啡裡加鹽。

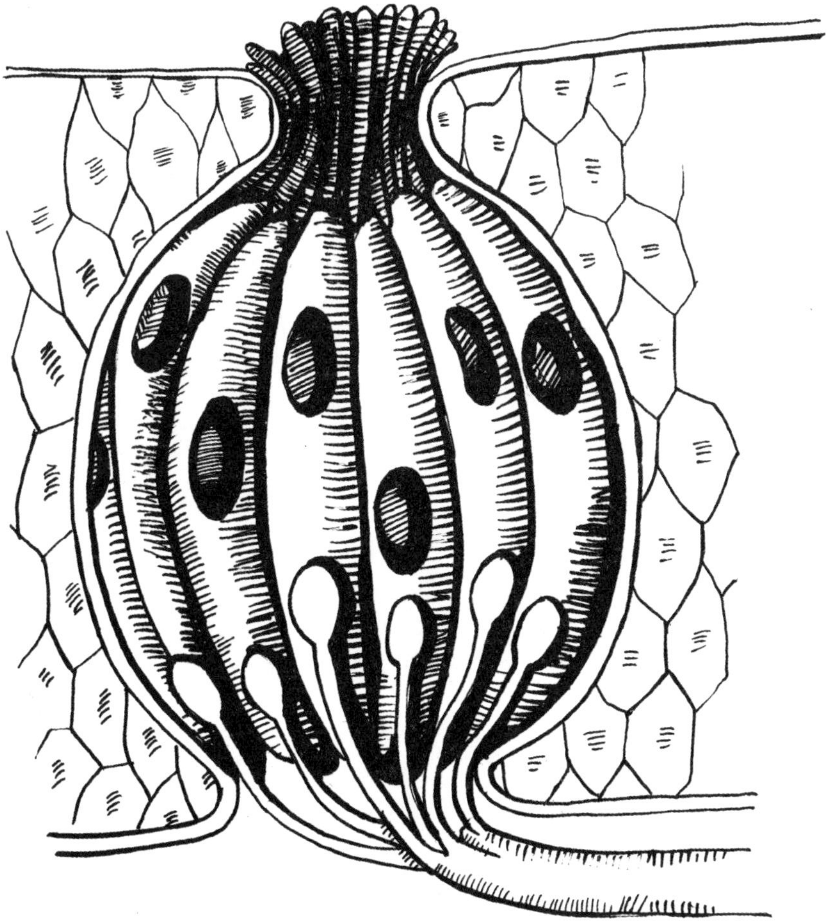

味蕾

健康小撇步

我們都想知道一夜好眠的訣竅，沖個熱水澡或許有用。雖然水很熱，卻能降低你的核心體溫與入睡的門檻。

反過來也一樣，早上洗冷水澡能升高核心體溫，使你精神奕奕；當然，也會把你變乾淨。

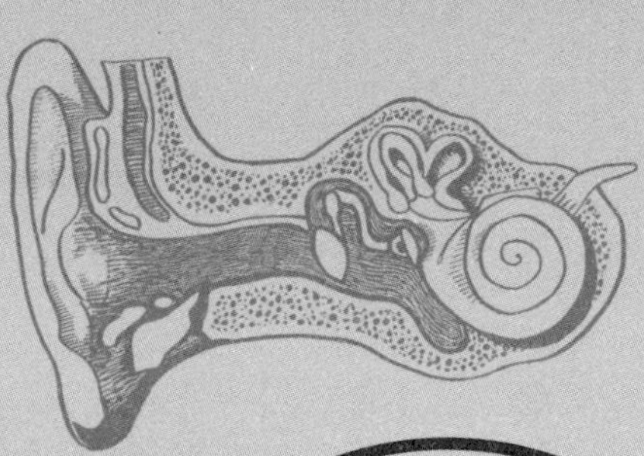

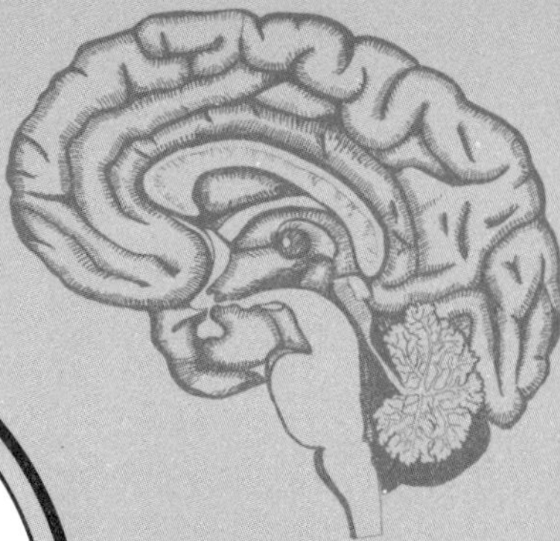

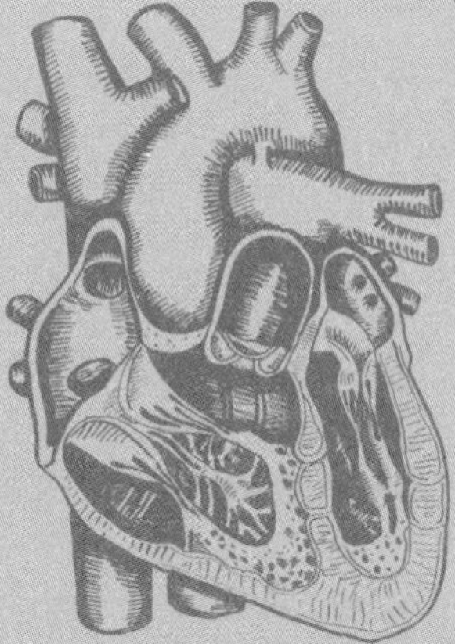

第10章

一觸即發

——皮膚

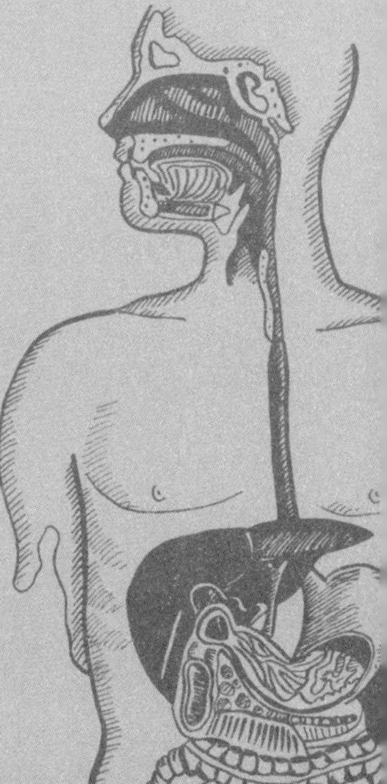

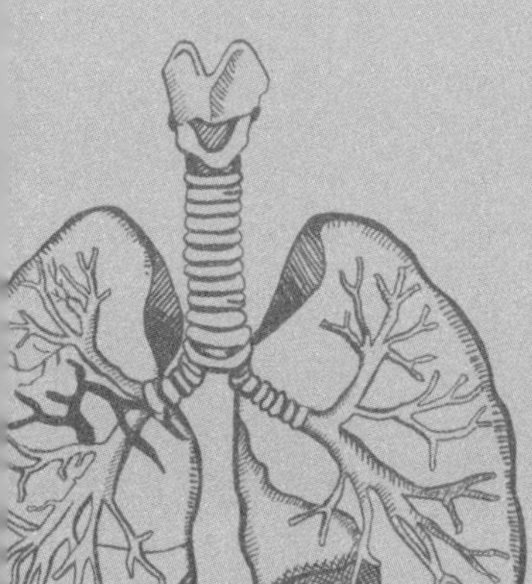

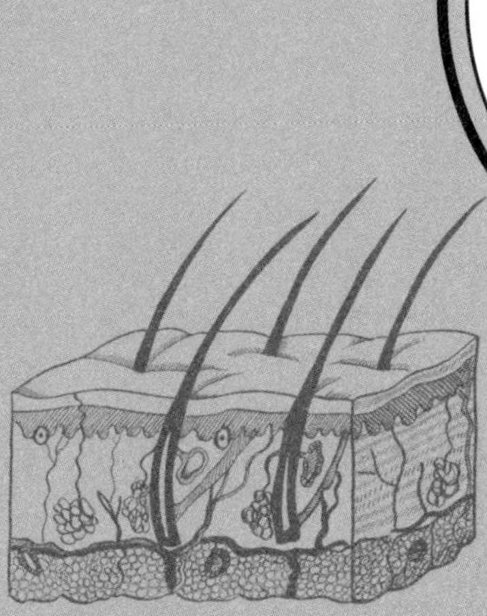

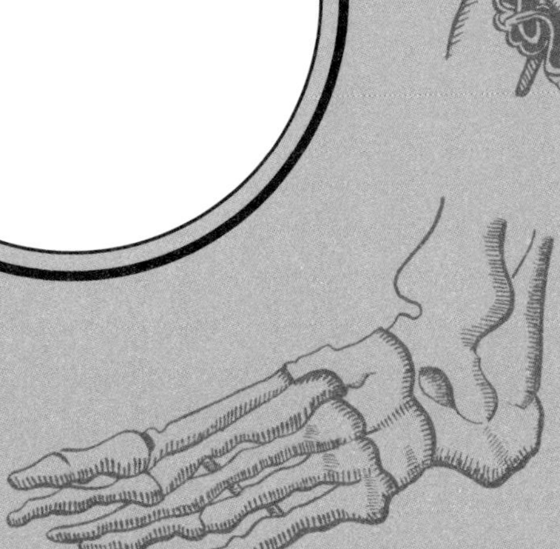

你的視覺、聽覺、嗅覺和味覺都遵循相同的基本架構。它們在你身上只占據一個很小的區域且位置很集中，這個區域有很密集的受體。這些受體精密複雜、緊密相依，卻也都必須向一種感覺俯首稱臣、甘拜下風，那就是觸覺。

觸覺受體很像寄生蟲全面入侵你的身體，從手指到私密部位都不放過。取決於位置和觸發的方式，觸覺受體能製造各式各樣的情緒感受。這一點與其他感官很不一樣，或許這就是它出錯的地方。為什麼？因為觸覺過度依賴機械性壓力，像是光、聲音，甚至是化學物質之類的信號，等觸覺發現時往往已經太遲。不過，和其他感官比起來，觸覺更擅長研究你自己的身體，而不是外在環境。

觸碰不到

觸覺駐守在你與實體世界互動的前線，可說是最重要的感官。話雖如此，觸覺仍是一種錯覺。這句話不帶任何神祕主義與哲學色彩，而是單純的事實，可用物理學來說明。每個原子裡都有電子，當你「觸碰」物品時，指尖的電子會與物品裡的電子互相排斥。所以，從微觀的層面來說，其實你並非真的坐在椅子上，而是在椅面上漂浮。

皮膚

負責觸覺的，是你身上最強悍的器官之一。以表面積來說，皮膚是最大的器官，而且你從頭到腳都被皮膚包覆。這是身體面對外在世界的第一道防線，負責邊境防衛——但不一定能把工作做好。

皮膚的名聲也有點遭到汙衊。護膚的流程非常繁瑣，讓人覺得照顧皮膚很麻煩，但其實皮膚為了你盡心盡力。少了皮膚這層與生俱來的包裝紙，你的身體會流失珍貴的水分、面臨死亡威脅，來自天空名為太陽的致命雷射也會燒灼你的身體內部。皮膚是你最外層的細胞，堅定不移地防守陣地，為了保護你，以己身抵擋有害輻射。皮膚犧牲自己，守護躲在皮膚後方的其他細胞。

人體盔甲

從量化的角度來看，你的皮膚重量約十公斤，通常約占體重的一五%。最外層叫表皮，是一層薄薄的屏障。人類對表皮不甚愛惜，每天成千上萬次的抓、擦、捏、拉、繃也弄不壞表皮。這是因為皮膚是活的，表皮細胞會不斷補充新的構造元素，也就是角質形成細胞。這種細胞如指甲般堅硬，事實上動物的獸角與爪子也是由角質形成細胞構成。

角質形成細胞是由表皮最底層的幹細胞形成，它們逐層上升，到表面後形成一層防水屏障，為皮膚抵禦入侵者和環境的傷害。在嚥下最後一口氣之後，它們剝落成皮屑隨風飛逝。但如果你對皮膚施加過多的壓力，例如搓揉過度或摩擦，表皮製造新皮膚的速度會過快，形成難看的硬繭。

很可惜，皮膚不只是內臟的包裝紙。表皮底下的真皮層裡有龐大的血管網路，這是表皮割傷會大出血的原因。免疫細胞大軍也住在真皮層，它們伺機而動，攻擊任何外來入侵者，也負責在表皮受傷時產生發炎反應。

皮膚的驚喜還不止於此。皮膚的彈性和緊緻來自兩種重要的蛋白質：膠原蛋白與彈性蛋白。這兩種蛋白質使你的皮膚維持膨潤，但它們也有可能背叛你。抽菸、睡眠不足或壓力太大都會導致這兩種蛋白質流失，讓你長出細紋跟眼袋。

最後一件事——希望你不是睡前看這本書——你的皮膚裡住著一些小夥伴。皮膚裡有數以億計的微生物，種類超過一千種。有些對皮膚有健康益處，有些則會使皮膚生病。要熄燈了嗎？祝你一夜好眠。

皮膚微生物

如同腸道微生物體，研究顯示以皮膚為目標的益生菌療法對皮膚有正面影響，可對抗痘痘、牛皮癬與濕疹等問題。別擔心，皮膚的糞菌移植應該不會那麼快問世（希望永遠都不會問世）。即便如此，微生物移植的觀念——也就是把一個人身上的細菌轉移到另一個人身上——或許是值得觀察的作法。二〇一七年有個雙胞胎的案例研究，雙胞胎其中一人有嚴重狐臭，另一人沒有。這項研究證明，將沒有狐臭的人腋下的微生物移植到有狐臭的人身上，可以「治癒」狐臭。真是萬幸！

和腸道微生物一樣，這些細菌也是免疫系統和自然環境之間的媒介，它們協助調節你的免疫系統，叫免疫系統碰到無害威脅時不要過度反應，並提升碰到入侵者時的攻擊效率。微生物的生物多樣性對腸道很重要，對皮膚來說也是，多接觸各種微生物有助於鍛鍊你的免疫系統。

儘管我很想說皮膚的壞話，但老實說，是你沒有給皮膚應有的尊重。皮膚是你對抗疾病的第一道防線，但你經常過度清潔，洗掉皮膚表面的各種生物與細菌，害它們無法發揮所長。大部分在你皮膚上居住的微生物都是無害的食客，以你的汗水、油脂與死皮細胞為食，完全不影響你的日常作息。過度清潔會洗掉滋潤皮膚的天然油脂（皮脂），也就是這些微生物的食物。皮膚微生物體的「菌相失衡」（dysbiosis）或許和造成過敏性皮膚問題（如濕疹）的原因有關。

你的皮膚上還有一種良性的寄生蟲叫蠕形蟎蟲，身長只有半公釐，但可以伸得很長、很長。雖然長得有點像蝨子，其實是一種無色的蛛型綱動物，只有四條腿，會鑽進你的臉部皮膚和睫毛裡。聽起來很嚇人，其實這些恐怖小蟲蟲會發揮天然的去角質功能，因為牠們會吃掉你的皮脂和死皮細胞。只有當蠕形蟎蟲數量太多，才會造成皮膚疾病與失眠。

有件事我或許不該說，那就是蠕形蟎蟲沒有肛門，所以牠們會因為吃掉太多皮脂和死皮而撐死。牠們也會在你的臉上嘿咻一整晚，把你的臉當成蟲蟲妓院。這些長得像蜘蛛的小蟲子在你的臉上大快朵頤、享受性愛之後會變得愈來愈臃腫，然後爆裂而亡。

體臭

你或許對別人的刺鼻體臭退避三舍，也或許對自己偶爾散發的體臭感到訝異。體臭看似散發致命特性，其實是皮膚保護機制的一種副產品。這種味道來自枯草桿菌——但味道不像枯草。皮膚上的枯草桿菌攝取了汗水與皮脂等廢物之後，會排出抗真菌的化學物質。

不好意思，接下來要討論的是腳臭。腳臭是短桿菌攝取了死皮細胞後產生的氣體，這種氣體有明顯的乳酪酸味。乳酪製造商會在某些乳酪裡添加短桿菌來提升香氣與風味，你應該不想知道吧。

（我懂你。）

勢均力敵

大致而言，皮膚是不宜居住的荒地，這片荒地缺乏養分，很乾燥，偏酸性。不過，富含脂質的毛囊在廣袤的皮膚沙漠上猶如綠洲。儘管乾燥，皮膚上的微生物仍在這樣的生態系統裡勉力求生。由於資源稀少，有些細菌會為了搶地盤開戰。例如表皮葡萄球菌能幫助對抗邪惡的金黃色葡萄球菌。生活習慣與環境因素，都有可能破壞皮膚的微生物平衡，使你的臉更容易爆痘，或是更容易得異位性皮膚炎（一種濕疹）之類的皮膚病。就連理應對皮膚有益的細菌（例如痤瘡丙酸桿菌會製造對抗病原體的化學物質），有些菌株也會帶來沒人喜歡的痘痘。盟友並不可靠，誰都不能相信。

我們對皮膚微生物體的認識仍在萌芽階段，也尚未確知哪些因素有助於判斷某種菌株是敵是友。等我們對皮膚微生物體有更進一步的認識之後，或許就能找到移植皮膚細菌來治療痘痘和異位性皮膚炎的新療法。

過度清潔

自人類建立文明以來，衛生與清潔的概念就已存在。事實上，疾病瘴氣理論的概念基礎，就是水質汙染導致衛生不佳。雖然這個過時的理論已被人類對細菌的了解所取代，但我們對衛生與護膚儀式的執念或許已難以回頭。你或許不想連續幾週、幾個月或幾年不清洗自己，然而昂貴又複雜的清潔習慣可能弊大於利。

老實告訴你，我曾經很長一段時間完全不護膚。我二十一歲的時候試過各種乳霜與洗面乳，但對護膚毫無頭緒。雖然我從來不曾有過嚴重的痘痘或紅疹，但我還是放棄追求有光澤的肌膚。事實上，我二十幾歲的護膚方式就是洗澡時順便洗臉，而且只有去海邊才擦防曬乳。我從醫學院畢業之後才意識到皮膚對生命的影響有多大，所以我決定重視皮膚。

自救小妙招

說到護膚，琳瑯滿目的選擇很容易令人眼花撩亂，其實護膚流程可以簡化。良好而健康的護膚方式不需要靠什麼花招——也不需要花很多錢，或是每天花好幾個小時。簡單地說，經常洗臉、保濕、每天擦防曬乳就對了，擦防曬乳說不定還能救你一命。此外，如果你有嚴重的痘痘、濕疹或酒槽肌，去找家醫科醫生看一下。他們或許會推薦你去看皮膚科醫生，請皮膚科醫生推薦哪些產品對你有幫助，也有可能會開處方藥給你。

既然聊到護膚，不如也說一下皮膚的衛生基礎知識。我知道這件事聽起來很嚇人，但你可以考慮早上大便時不要帶手機進廁所。雖然你應該不喜歡這個想像畫面，但廁所裡充滿微小的糞便顆粒。它們滲入空氣，隨心所欲地散落各處。這些微小的便便碎片可能會落在你的手機螢幕上，你的手指摸過手機之後再摸臉，臉上就會沾到便便。我想你應該明白我的意思。

值得注意的是，你每小時平均摸臉超過二十三次。雖然摸臉大致上出於潛意識，難以避免，但減少摸臉次數有助於降低細菌從外在環境轉移到臉上的頻率。你的手不是不懂事的小寶寶，請讓它們做出適齡的行為。

醫生的建議

我家浴室的置物架滿空的，主角是我用的一條洗面乳。清潔產品裡的活性成分一端結合油，一端結合水，把油包在叫做膠束（micelles）的細小泡泡裡，最後把泡泡沖掉就行了。肥皂也能發揮這種功能，問題是效果可能太強，會洗掉太多皮膚的天然油脂。我個人不用那種有細小塑膠球或「顆粒」的去角質洗面乳，它們可能對多數皮膚來說摩擦力太強，而且很不環保。

此外，我的置物架上還有保濕霜。維持或增加皮膚的含水量無疑是件好事。保濕產品能使皮膚保持水分，讓皮膚看起來、摸起來都更飽滿豐潤。但更重要的是，皮膚的強項是阻擋外在環境的傷害。濕疹之類的皮膚病就是證明，皮膚乾燥時濕疹會發作，若充分保濕，皮膚會很安定。

皮膚的設計缺陷之一，是每次你觸碰任何東西都會失去一些皮膚細胞。但新的細胞會隨時取而代之，持續替補死掉的細胞。你看見和觸碰到的皮膚表層叫做角質層，基本上是由橋粒（desmosome）串接的死皮細胞構成。這些死皮細胞之間的空間充滿脂質。

當皮膚不夠保濕，分解橋粒的酶就無法好好發揮作用。這會導致皮膚細胞不是一次脫落一顆，而是成塊脫落，也就是皮膚脫皮。保濕產品用水包圍這些酶，提升它們的效用。此外也要留意保濕產品裡的兩種成分，一種是封閉劑，可防止水分離開皮膚；一種是保濕劑，有助於吸取皮膚的深層水分。好的保濕產品應含有這兩種成分。

討論護膚不能不提到防曬。是的，沒出太陽需要防曬，膚色較深的人也需要防曬。你每天都需要防曬，全年無休，無論是否要在沙灘上做日光浴。除了降低皮膚癌的風險與防止曬傷之外，防曬乳是真正能夠「抗衰老」的少數產品之一，能預防皮膚因為老化的增厚與皺紋。防曬係數（SPF）代表防曬乳能幫皮膚抵禦UVB紫外線多長的時間。防曬係數愈高，抵擋的UVB紫外線就愈多。SPF30能阻隔約九七％的UVB紫外線。

我的護膚習慣是從基本做起——因為我很樸實。那麼，面膜和精華液這些花俏的產品好用嗎？老實說，大部分此類產品宣稱的好處要嘛百分之百是偽科學，要嘛就是以可疑的方式強調它們對提升皮膚健康有多重要。我不想阻止你享受過度複雜的護膚流程和嘗試新產品，只要不會傷害皮膚，而且你知道簡單的作法往往是最有效的作法就行了。

自救小妙招

任何護膚產品都含有常見的活性成分。請留意以下幾種成分：

- 水楊酸有助於去除死皮細胞，對油性皮膚的效果很好，是抗痘產品的愛用成分。
- α-羥基酸（果酸）與過氧化苯甲醯也是典型的抗痘化學物質，用自由基打擊細菌。
- 類視黃醇在化學結構上與維生素 A 相似，可提升皮膚的代謝率，幫你脫除死皮細胞。類視黃醇可有效抗痘，而且本身具備「抗老化」功效。若你想使用類視黃醇，請記住它們是處方產品，而且絕對不能在白天出門之前使用，否則容易造成過敏反應。

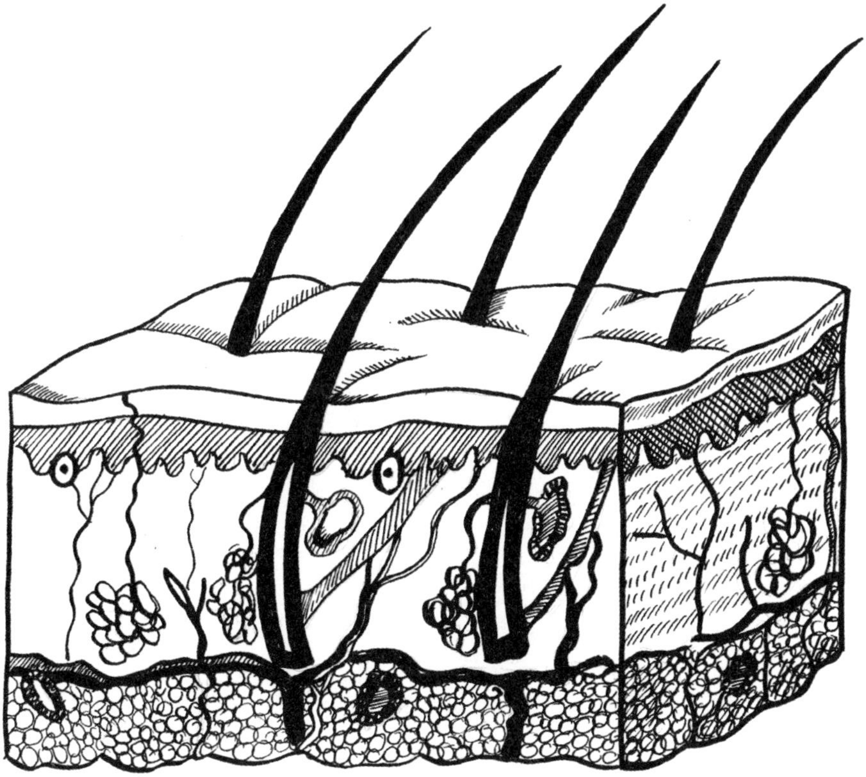

豎毛肌

健康小撇步

以下是延緩神經退化既簡單又快速的方法，神經退化指的是大腦與中樞神經系統，隨著年齡漸漸失去原有的表現。

*定期運動可促進大腦血液循環，使你晚年維持頭腦敏銳。

*睡眠能清除因忙碌而累積在大腦裡的有毒蛋白質。

*據信社交互動能保持大腦活躍，所以多交朋友是明智之舉。

*挑戰自己永遠不嫌晚！學習一個新語言或新樂器，降低罹患失智症的機率。

*做一些能讓你感到驚奇或驚嘆的事情。無論是徜徉在自然環境裡，還是凝望星空並思考存在的意義，有研究顯示吃驚有助於維持大腦全力運作到很老很老。

第11章 繁衍不絕

——生殖器官

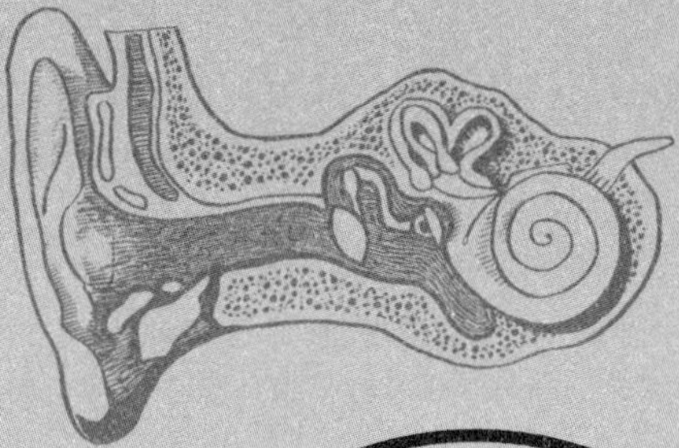
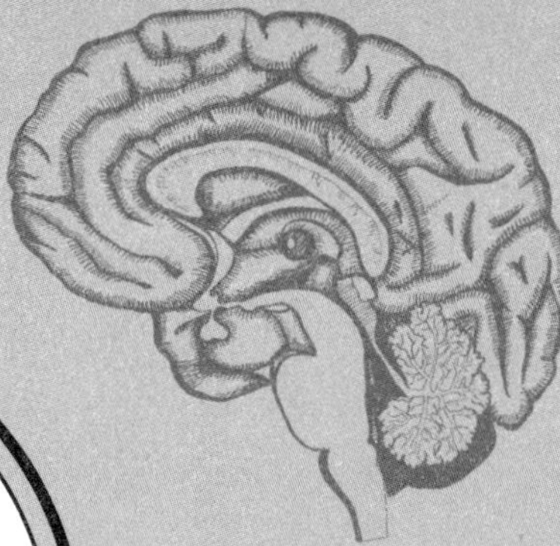
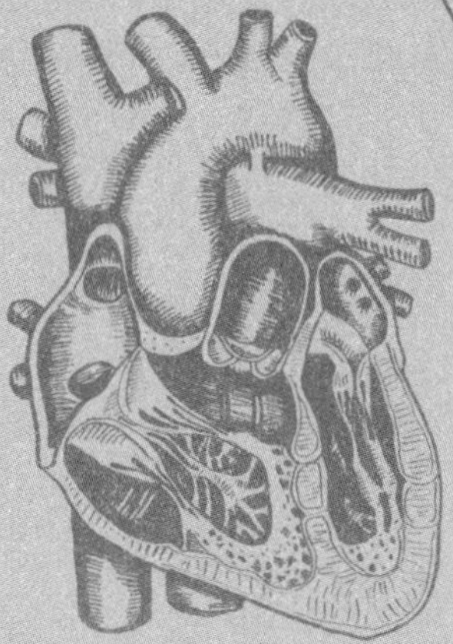
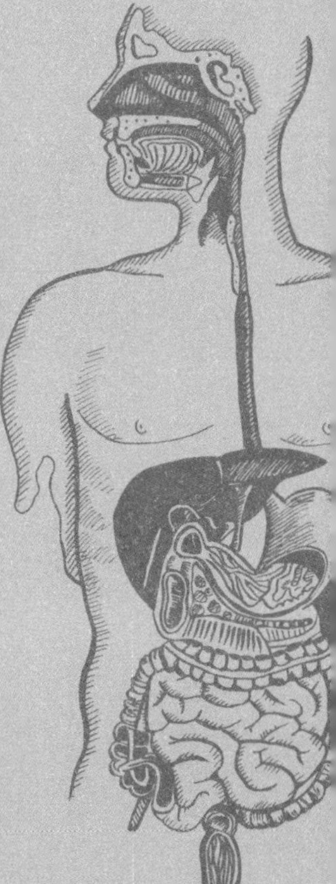
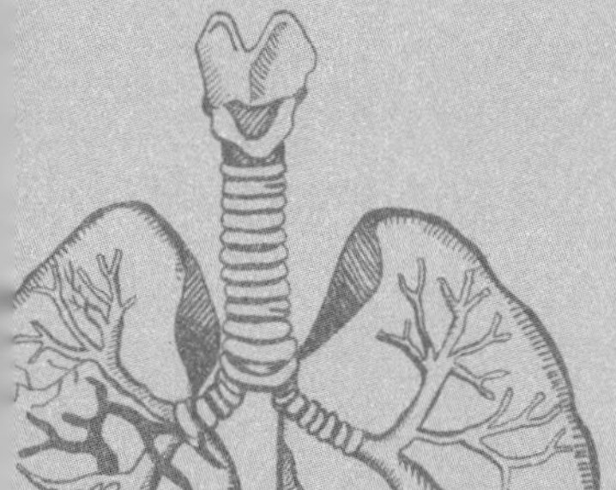
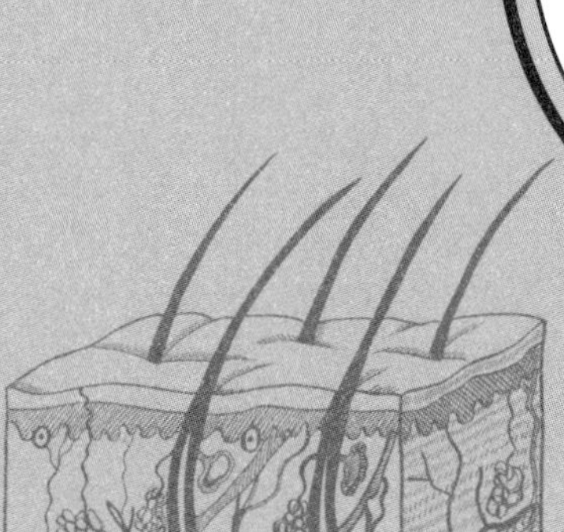
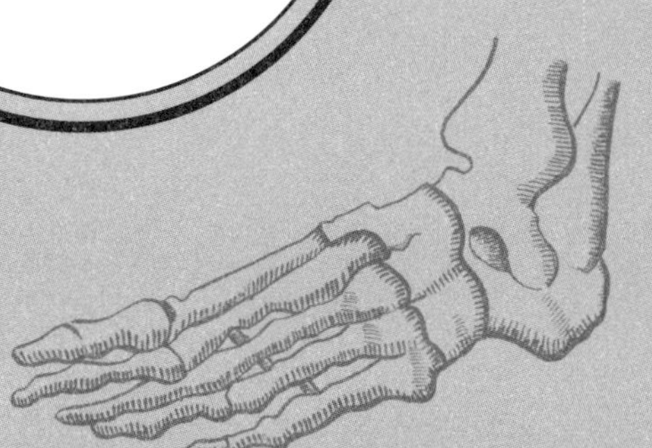

觸摸、快感、慾望、愛、性高潮。多數生物的生存意義只是為了繁衍後代，但有少數幾個物種會為了歡愉而交配，例如人類、海豚、倭黑猩猩、短吻果蝠等等。人類的大腦極度複雜，能進行天馬行空、不可思議的抽象思考，但我們似乎把這種天賦應用在獸性的原始行為上，最主要的原因是好玩。更重要的是，我們做這件事完全不考慮個人安全。事實上，我們幾乎沒有對這件事進行任何思考。

有件事值得注意：使用生殖器官的渴望通常與大腦功能下降同時發生。在某種意義上，這些提供自然歡愉的孔洞奴役著人類。無論你是男是女，用來從事性行為的孔洞與構成人體的大小零件都擁有非凡卓越的功能，但也受到諸多限制。這些限制令人苦惱，也容易帶來疼痛問題，在某些情況下甚至足以致命。所以本章不打算頌揚人類的生殖器官，而是要提醒大家如何保護自己才不會被生殖器殺死。

麻煩不斷的男性生殖器

龜毛的精子

男性身體最顯眼也最難解釋的特徵之一，就是睪丸位於體外。從設計上來看，睪丸危險地懸掛在骨盆邊緣：暴露在外、易攻難守，在風中搖搖晃晃。

這當然是有原因的。人類的精子細胞需要嚴格的溫度調節，才能達到最佳活動力與成熟度；

睪丸可以說和《金髮女孩與三隻熊》裡的金髮女孩一樣挑剔。睪丸需要一個不太熱也不太冷的環境，必須恰到好處才行。如此精準的需求，是為了照顧睪丸裡的精子製造，最理想的溫度是比攝氏三十七度的體溫略低二到三度。陰囊的溫度就算只上升攝氏一度，也會對精子的生成造成負面影響，減少精子數量，增加形態異常的精子。因此，睪丸放在體外非常合理，就像我們將露台視為房子的室外延伸一樣。

為了確保睪丸不會完全受到外在環境影響，睪丸被放在可調整的吊床上。這張吊床對溫度很敏感，讓精子細胞可以在腹腔邊緣生生不息，這種人體運輸袋叫做陰囊。陰囊的肌肉會膨脹和收縮，既能適應溫度，也能調節精子製造廠的生產品質。

人類的細胞能在高溫的人體環境裡愉快生活，但睪丸是個例外。血球在骨髓裡成長，卵巢在骨盆裡生成，精子為什麼要特立獨行？有很多問題需要回答。

人類的其他器官都安全地住在體內，睪丸卻像不良少年一樣，叛逆地懸掛在體外。你有看到青蛙的睪丸在哪裡嗎？沒有——除非你用手術刀將牠開膛剖肚，因為冷血動物製造精子的器官藏在體內。與此同時，有許多哺乳動物已經啟動可轉換的升級版睪丸。老鼠和兔子會在想要繁殖的時候把睪丸放出來，保持涼爽；精子供過於求的時候，睪丸縮回體內妥善保存。如果人類也有這種非永久性的生育控制工具，那就太方便了，不但能防止胯下被飛踢攻擊帶來的嚴重後果，還能防止意外懷孕，可以跟沒有避孕功能的「抽出法」說掰掰。

或許我們可以說睪丸不只是人口增長的化學管道，更是人口增長的吉祥物。這一對顯眼的、廣為人知的肉球鈴鐺在擇偶時提供了某種選擇優勢，這麼想也算合理。

愛的迫降

在變得容易受到自然的力量影響之前，睪丸的生命始於體內。隨著男性胎兒漸漸發育，身體對他體內珍貴的睪丸來說變得溫度太高，所以睪丸踏上漫長的朝聖之旅，往下移動到沐浴在陽光裡的陰囊。起初，這兩顆流浪的球位在腹腔裡靠近腎臟的地方。它們在孕期中漸漸往骨盆前進，並因此留下一條開放的通道，叫腹股溝。不過，睪丸下降會造成問題。腹股溝是一條開放通道，腹腔內的結構（例如某一段腸子或體脂肪）都有可能掉進去。這種情況叫做腹股溝疝氣，發生在男性身上的頻率遠高於女性，因為女性的生殖器官大部分位於體內。男性極度依賴從體內通往體外的精密管道，也難免會有不速之客闖進這些管道。幸好疝氣基本上是能以手術治癒的疾病，若沒有介入治療，疝氣可能會造成慢性疼痛，甚至會阻斷腸道的血液供應。隨著睪丸持續下降，還有一個可能出問題的構造叫輸精管。連接睪丸和尿道的輸精管有可能會跟輸尿管纏在一起（輸尿管把尿液從腎臟輸送到膀胱）。在最好的情況下，這只是雜亂的結構排列；而在最糟的情況下，這是需要緊急手術的棘手問題。

有時候睪丸完全沒有下降到陰囊裡，這叫做隱睪症，手術治療相對單純。話雖如此，有隱睪症的孩子將來罹患睪丸癌的機率比較高。據信這不是睪丸沒有下降造成的，而是意味著睪丸異常與癌症有關。

自救小妙招

沒人教過我怎麼玩自己的蛋蛋。沒想到我會把這句話寫在正式出版的書籍裡，總之我就寫了。像我這樣沒人教過的男生很多。儘管睪丸癌是治癒率最高的癌症之一，學過如何正確檢查睪丸裡是否有腫塊的男性卻少之又少。這是值得每週做一次的事，而且是至少一次。

最理想的檢查時間是洗熱水澡之前或之後。低溫時，陰囊的肉膜肌會收縮，很難判斷有沒有腫塊。洗熱水澡時，陰囊的肉膜肌會放鬆，檢查起來比較方便。睪丸的上方與後方都要摸摸看。如果摸到腫塊，很可能是附睪，也是輸送精子的管道。檢查睪丸沒有嚴格的固定規則，別擔心，其中一邊比較大、位置比較低是正常的。如果你發現愈來愈大的腫脹或腫塊——就算不會痛——快去找醫生檢查。

睪丸扭轉

大部分的醫院恐怖故事都發生在值夜班的時候。這個故事發生在我回家的時候，黎明的陽光漸漸升起，深夜的路燈尚未滅去的時候。我拖著腳步來到家門口，這時蝙蝠熱線（batphone，值班的緊急電話）突然響起，我嘆了一口氣（我仍在值班），接起電話。電話另一頭的急診室醫生慌張地滔滔不絕，說有個九歲男孩睪丸扭轉。我的老天。我想大自然從來不曾打算也未曾料到，男性的蛋蛋會受到睪丸扭轉帶來的劇痛折磨。睪丸扭轉的現象並不少見，通常是外傷導致，有時候也會因為奇怪的動作或運氣不佳而發生。無論是什麼原因，睪丸扭轉都有可能勒住為睪丸供血的精索。因此，除了巨大的疼痛之外，患者失去一顆蛋蛋的機率也很高。如果不治療，這位不幸的男性有可能失去生命。

體內的任何組織長時間缺乏供氧，都會出現缺血現象。這可說是人體最痛苦的生理作用，也是造成人類會碰到最痛苦的幾種情況的中介機制：分娩、心臟病發作、睪丸扭轉，甚至是經痛。長時間的缺血與組織灌流不足，可能會導致組織壞死。睪丸扭轉一發生，倒數計時就已開跑。你有大約六小時可以鬆開或復位，恢復血液供應，否則睪丸的下場可能是扔進垃圾桶（當然是手術之後）。

我急忙回醫院檢查病患。這可憐的孩子在兒科痛得在地上打滾。他左邊的睪丸似乎位置異常。我幫他觸診，輕敲大腿內側觸發一種不隨意反應，叫提睪反射。若睪丸功能正常，撫觸大腿內側會使睪丸周圍的提睪肌收縮。若沒有出現提睪反射，就可以確定這是睪丸扭轉。確認病因之後，我把這孩子送進手術室。他接受了全身麻醉，我和手術團隊將他的睪丸復位，恢復睪丸的供血，然後將睪丸縫合固定在陰囊內壁上。這個手術叫做睪丸固定術（orchidopexy），orchi 意指睪丸，pexy 的字源是縫合。睪丸固定術不難，關鍵在於時間，患者命「懸」一線。因此當我告訴他的父母手術成功時，他們緊繃的肩膀頓時一鬆，放下心來。

自救小妙招

為精子的茁壯提供最佳溫度不能全靠睪丸，男性本身也可以出點力。如果你的工作環境溫暖炎熱，而你又有當父親的打算，可以考慮固定休息降溫（包括幫下面降溫）。如果你長時間久坐（辦公桌），一定要經常站起來走動。不要穿緊身內褲，據信緊身內褲會使睪丸溫度上升（在某些情況下甚至會上升攝氏〇・五度左右）。

除了溫度之外，保護裝備本身也很重要。毒素會滲入精子，進而影響精子的品質與數量，因此你可以減少攝取各種毒素，例如大麻、古柯鹼等娛樂用藥以及酒精。壓力也對生育不利，不僅會降低性慾，還會影響睪固酮。

前列腺

泌尿道的構造有點尷尬和古怪，若你是男性，可能會因此受苦。男性泌尿道直接穿過前列腺（又稱攝護腺），前列腺會隨著年齡增長而變大，也會因為癌症或感染而腫脹。雖然不是有意為之，但前列腺問題因此成為泌尿道阻塞的主因。

讓一條會被壓扁的管子穿過一個極有可能膨脹並阻礙管內液體流動的腺體，實在是個糟糕的主意。從管道設計的角度來說，業主絕對不會同意。如果有人知道這種安排背後的原因，請告訴我，這樣我才知道怎麼把前列腺放到重要器官的底下。

年過五十的男性之中，有一大部分遲早都會碰到前列腺問題。有些需要檢查，包括使用金屬器具和雷射探查尿道，甚至需要動手術。我們已經批評過膽囊和胰臟有時候非常危險，但是和前列腺比起來，它們簡直是大善人。前列腺只有核桃大小，負責製造前列腺液，聽起來很重要，但其實沒人在意它對精子存活的微小影響。前列腺液也會使陰道變成對精子更友善的環境，就為了這個微不足道的好處，男性冒著喪失尿尿功能的風險。一個男人一輩子或許會生幾個孩子，但尿尿的次數約為二十萬次，我無法理解為什麼尿尿的重要性比不上生孩子。

而且還有前列腺癌，幾乎每一個超過特定年紀的男人都面臨前列腺癌的風險。我們之所以不切除這個無用腫塊的唯一原因，就是它包覆著重要管道。關於前列腺，我只想再說最後一句話：它是個垂死掙扎的構造，像自戀的真菌一樣用力渴求關注。男性若是擔心前列腺有任何問題，及早就醫或許可救你一命。

海綿體

陰莖是排放尿液和精液的管道，完美示範人體有多喜歡將不同功能拼湊在一起，變成生理機制的多功能轉接器。雖然陰莖是滿好玩的，但因為構造精細，所以有機會釀成悲劇。性行為就是一例，因為陰莖必須勃起才能做愛。雖然老二裡沒有骨頭，卻仍有折斷的風險。

陰莖裡有兩種海綿狀組織，叫海綿體。海綿體外面包裹著一層纖維組織，叫白膜。正因為白膜維持海綿體充血後的形狀，陰莖才不會又變成軟趴趴的麵條。不過，陰莖勃起時，白膜也會變硬、變薄，這樣很容易折斷，令人擔心。勃起的陰莖彎曲程度有限，若超過彎曲極限就會斷裂，在進行劇烈、雙方配合不佳的床上運動時可能會發生這種情況。一旦超過臨界值，白膜就會裂開，海綿體頓失包覆，血液流失。這是需要手術的緊急情況，也是男性的惡夢。

陰莖斷裂時通常會「啪」的一聲，俗稱畸形茄子（aubergine/eggplant deformity）。這是因為陰莖會快速變成紫黑色，而且腫得像茄子。毫無意外地，陰莖斷裂伴隨著陰莖消腫，堅硬的肉刃變成濕軟的熱狗。請不要查詢畸形茄子的照片。

麻煩更多的女性生殖器

遊樂場與汙水管

如果你要在廢棄物處理中心蓋一個遊樂場，一定會引發質疑。女性生殖器與直腸真的靠得很近，職業安全衛生部應該在規劃階段就提出異議才對，更別提市場行銷部了。基於衛生方面的考量，這種配置已是各種疾病的根源，包括尿道感染和下體搔癢。

我承認身體提供的替代位置實在不多，至少都會引發抗議。老實說，若是把肛門搬到嘴巴附近，我們很可能寧願餓死。因此，無論對男性還是女性來說，把肛門放在生殖器附近大概是最不糟糕的選擇。儘管如此，兩者之間的距離再遠一點還是比較好。

女性生殖器扮演多重角色，這也讓事情變得更加複雜。陰道口和尿道口都位在外陰部裡，緊鄰彼此，與肛門離得稍微遠些，三者之間構成有可能被細菌遷入的區域，造成痛苦的泌尿道感染和性病感染。

除了性交與排尿之外，女性也用這個區域來生產。由於女性尿道比男性尿道短了許多，因此感染的風險大幅增加，也讓問題更加複雜。女性尿道長度約為四公分，男性則是長達二十公分，所以任何感染都能快速達到膀胱。大腸桿菌是特別惱人的細菌，絕大部分的尿道感染都是大腸桿菌引起的。大腸桿菌也是劇烈腹瀉的常見原因。

細菌可以透過幾種巧妙的方式進入並稱霸女性泌尿道。性行為是其中一種，大小便之後若由後往前擦拭，也可能造成感染。我認為性教育沒有教導女孩們最重要的事情之一，就是上完廁所擦屁股要由前往後擦。

泌尿道感染不會止步於膀胱，兩性皆然。感染也可能繼續往上，禍及腎臟。典型的症狀包括小便有灼熱感，這是因為入侵的細菌啟動了TRPV1受體，和辣椒素觸發的受體一樣。這與吃辣時的灼熱感如出一轍！其他症狀包括下腹部悶痛——膀胱的位置——頻尿、偶爾血尿，以及小便有臭味。如果身體無法壓制細菌，細菌會長驅直入腎臟，這時症狀會變得更加嚴重、擴及全身，例如顫抖、發燒、嘔吐，就是那種被大量細菌攻擊的感覺。

自救小妙招

男性和女性都有機會罹患泌尿道感染，但你可利用某些方法來降低罹患這種惱人疾病的機率。不要以為症狀會自己消失而忽視症狀，這是一個基本重點。細菌性尿液感染若不使用抗生素治療，極有可能會持續惡化。若不接受治療，甚至可能會演變成必須住院，說不定還得將塑膠管插入招致感染的尿道裡。

我會把尿道想像成梯子，細菌爬著梯子進入你的排水系統，甚至是更深入的地方。若要在戰鬥開始之前先發制人，有坊間證據指出多喝水會有幫助。多喝水就會經常尿尿，多尿尿可以把打算偷偷溜進體內的細菌沖走。在性行為前後像這樣把尿道沖洗一下，或許也有奇效。實際上，尿尿可以減少尿道裡的細菌量，也讓細菌比較沒有機會跑到不應該有細菌的地方。

我最後想說的這件事或許會引發爭議——尤其是有一整個偽科學產業用這件事來獲利——但我會建議女性不要沖洗陰道，也不要把「女性衛生用品」塞進陰道。如同耳朵，陰道是一個自給自足、自我清潔的器官，擁有獨特的生態系統，裡面有微生物、細菌和維持巧妙平衡的酸鹼值。任何異物，包括過量的水與沖洗，都會破壞陰道內的菌群平衡，造成念珠菌感染與其他疾病。

子宮

我想向子宮致敬。子宮是沒人訂購的3D印表機。我沒有這項配備，但我必須承認我對子宮的列印功能充滿敬畏。從古至今，每一個人類都是子宮製作出來的，可是老實說，我覺得子宮每個月維護一次的週期不太理想。

子宮很像一個祕密特務，九五％的時間都在冷靜蟄伏。偶爾它會跟另一個至關重要的器官一起孕育新人類，這個器官叫做胎盤。我知道男性都喜歡把自己想得很獨特，因為身上有一個必要時可以變大的器官。但是子宮可以從梨子般大小，變成像一顆足球那麼大。子宮完全由肌肉構成，而且非常強韌，可以把前面提過的大頭小寶寶從狹窄的產道往外推。子宮是每一個人類的孵化室，儘管它每個月都會做點怪怪的事，但依然值得讚揚。

女生為什麼有月經？

大家都覺得月經是女性身體為懷孕做準備的方式，其實沒有這麼簡單。快過來聽聽月經的精彩故事。

大部分的哺乳動物都沒有月經，只有高等靈長類才有。更重要的是，人類女性的月經次數超越其他動物。從演化的觀點來說，我們很難忽視圍繞著核心目標的種種考量。這豈不是浪費了重要的養分，而且過程往往很痛苦，還會為附近的掠食者留下追蹤線索。此外，為什麼其他有月經的哺乳動物孕期相對輕鬆，而且一胎可以產下很多寶寶？為什麼人類要受這麼多折磨？

這一切都要歸結於叫做胎盤的奇怪器官。

人類女性與雌性的猴子、兔子、猿、大鼠和小鼠，擁有多數哺乳動物沒有的器官：血性絨毛膜胎盤（hemochorial placenta）。懷孕期間，胎盤慢慢形成並鑽進厚厚的子宮內膜組織裡，取得母體的血液供應。它堅定不移地抽吸血液，供養貪婪成長的胚胎。與此同時，它讓母體的動脈裡充滿化學物質跟荷爾蒙，防止動脈收縮、減少血液流量。因此胎盤可以幾乎不受限制地從母體獲取血液。這跟月經有什麼關係？別急，孩子，要有耐心。

懷孕顯然對身體的需求極大，大部分的命令來自胎盤。胎盤就定位之後，母體對大多數的荷爾蒙就已失去掌控權。分娩後胎盤脫落，母體將面臨大出血的風險。因此，身體應當在胚胎著床前仔細檢查和篩選胚胎，因為無法存活的胎兒不值得母體冒著生命危險經歷孕期。

接下來要說說子宮內膜。這裡不是適合嬌弱胚胎的可愛溫馨環境，而是嚴苛又危險的試煉場，只有最強悍的胚胎才能存活。胚胎著床後，子宮與胚胎的貓捉老鼠遊戲正式展開。這是為了保護母體，因為延遲胎盤插入主機（血液）的時間愈長，她就有愈多時間判斷胚胎能否存活。另一方面，胚胎想要盡快展開胎盤取用豐富的血液，並增加母體對胚胎存活的潛在利害關係。所以子宮內膜會愈變愈厚，胎盤則是愈來愈積極鑽入子宮內膜。

當母體判斷這不可能是一次健康的懷孕時，會讓子宮內膜的表層完全脫落，這是每月一次的月經解決方案。這在本質上是一種堪用的自然選擇法，但也有顯著的缺點，例如經血過多和子宮內膜異位症（與子宮內膜相似的組織跑到卵巢、膀胱甚至肺臟生長！）這些問題可能會令患者身心虛弱，因為日常作息與生活都受到嚴重干擾。

即使沒有相關的婦科疾病，月經期間的子宮也會經歷人類已知最痛苦的生理作用之一，那就是缺血。子宮的肌肉層緊繃時，會使子宮血管受到壓迫，於是血液會暫時無法流入這些組織，也是月經疼痛的諸多原因之一。

卵子的偉大跳躍

還記得生物課的那張示意圖嗎？有子宮、輸卵管和卵巢，像樂高一樣整齊地排在一起。抱歉打破你的想像，其實卵巢和輸卵管不是連在一起的，因為它們來自不同的組織類型，也就是說，它們是分開發育的。卵巢製造的卵子必須跳過卵巢與輸卵管之間那道狹小而危險的鴻溝。為了增加成功機率，卵子通常會與輸卵管末端叫「繖部」的指狀觸角相接，繖部會把卵子彈進通往子宮的輸卵管。

若受精卵迷路找不到子宮，最常見的情況是迷途於輸卵管並在這裡著床，造成子宮外孕。這顯然不是適合著床的地方，會造成非常痛苦的婦科緊急事件，必須切除輸卵管。

受精卵也有可能跑進腹腔，這種情況非常罕見，卻可能造成更嚴重的災難。曾有極其罕見但嚇人的案例是受精卵跑進肝臟——一個血管密布、血液豐沛的器官。肝臟當然不是用來孕育胚胎的地方，這種情況可能導致母親死亡。

石胎

子宮外孕（更精確地說，是腹腔子宮外孕）顯然很悲傷也令人感到不安。然而，這還不是最慘的，有極少數的案例會演變成石胎。

跑到腹腔裡的胚胎死去後，因為太大無法被組織重新吸收，被身體認定為有害異物。為了自保，身體將胚胎慢慢鈣化，形成石胎。石胎經常被誤認為無害的腫塊。有些石胎會留在母體內長達數年，甚至數十年。

泌尿系統

不要憋尿

這件事你做過無數次。事實上，世界各地的醫護人員都和我有同樣的壞習慣，但憋尿真的有很多壞處。幸運的是，憋尿很容易，但為了身體好，有尿意時還是盡快去尿尿吧！

有別於一般常識，膀胱和尿液都不是無菌的。膀胱是一個黑暗洞穴，裡面有各種真菌、細菌、病毒、細胞殘骸、組織碎片。若任由這些東西在膀胱裡腐爛，它們會變成細菌繁殖的沃土，造成痛苦的結果。

下次看電影中途想尿尿時，不要等到片尾字幕出現時才去廁所。排尿是重要任務。腎臟過濾掉血液裡多餘的鹽分、水和廢物，蒸餾成尿液之後經由輸尿管送至膀胱儲存。膀胱是設計巧妙的撲滿，點滴儲存金黃色的尿液後一次出清，容量約為五百至七百毫升之間（兩杯水左右）。儲量達到三百毫升的時候，通常就會出現尿意。

如同排便，身體排出金色尿液也是（大致上）精準且自主的協調行為。調節排尿的大腦中樞、膀胱的逼尿肌、尿道內外的括約肌加上來自骨盆底肌的些許協助，大家攜手合作共同完成排尿任務。膀胱裝滿時，伸張信號（stretch signals）會送至大腦，告訴你該去尿尿了。大腦的回應是通知膀胱，允許它打開閘門或是再等一等。這是關鍵步驟，少了這一步，下場就不堪設想。

有趣的是，體重超過一公斤的哺乳動物（不分物種）排尿時間都差不多，平均二十一秒。體型較大的動物膀胱容量也比較大，但排尿時間似乎是一種業界標準。據信這是因為大型動物的尿道比較長，在重力的作用下，流速也會比較快。

你如果習慣憋尿，無視膀胱收縮的反射信號，膀胱會為了儲存更多尿液而伸張到不合理的程度，這在我的超能力願望清單上名列前茅。偶爾憋尿不會造成傷害，但經常憋尿不一定是好事。憋尿會使膀胱肌肉變得無力，也會減弱伸張信號。久而久之，膀胱會失去部分回復能力，伸張的強度也會降低，這是判斷尿液儲量的必備能力。如此一來，正常排尿對你來說會變得更加困難。膀胱若長期過度伸張，最後可能需要依賴導尿管的協助才能排尿。

憋尿過久還有一個更加可怕的後果，那就是膀胱爆裂。幸好這最糟的情況極為罕見，但機率再低也不是零。膀胱爆裂後，腹腔會迅速充滿尿液，需要立刻緊急手術才行。

但比起膀胱爆裂，憋尿導致尿褲子的可能性更高。要知道如果你能強行關閉非自主控制的閘門，就表示結構有可能會故障，甚至會帶來死亡風險，千萬要注意。

雖然膀胱能承受你對憋尿的堅持，但反覆憋尿有可能導致尿失禁。原因是骨盆底肌群變得鬆弛，這些肌肉像吊床一樣兜住骨盆器官，屬於核心肌群。尿失禁常見於產後婦女和曾接受重大骨盆手術的人，他們可能會在打噴嚏、咳嗽甚至哈哈大笑時漏尿。遺憾的是，隨著年齡漸增，原本緊繃的骨盆底肌群會慢慢變鬆，我們又變得像小時候一樣容易尿褲子。

除了可能削弱骨盆底肌群，憋尿也會拉伸和削弱尿道外括約肌。這些肌肉控制尿道閘門，用力擠壓可使閘門緊閉，放鬆就能打開閘門。過度拉伸可能會使尿道外括約肌逐漸失控，通常發生在尿液長期滯留的情況下，而意外漏尿會在社交場合造成尷尬局面。

自救小妙招

幸運的是，你可以天天鍛鍊骨盆底肌群來對抗時間的蹂躪。我們所說的鍛鍊是鍛鍊核心肌群，只要想像你正在憋尿或憋屎幾秒鐘，就能啟動核心肌群。記住，這是鍛鍊肌肉的模擬訓練，每天重複十到十五次，肌肉就會產生正向反應。因此需要尿尿的時候，請不要抗拒自然的生理需求。

以防萬一

看完以下這一段，你大概會開始鄙視我。在我用恐嚇的語氣讚揚不要憋尿的種種好處之後，接下來我要說明的是，你為什麼不應該為了「以防萬一」提前尿尿。

想像一下：你躺在床上享受至高無上的舒適。忽然間，你告訴自己必須去尿尿。你想無視這個念頭繼續睡覺，卻發現自己被尿床的焦慮淹沒。於是你屈服了，你走進廁所、「以防萬一」提前排尿，但你知道這不會是你今晚最後一次尿尿。

膀胱是一種安逸的動物，像個任性的孩子，只要有一點點想上廁所的衝動，你就會縱容它。若你是盡責的父母，有時候你應該提醒它誰才是老大。

長途旅行之前提前尿尿當然是很謹慎的作法，這種情況偶一為之沒什麼關係。若是你經常在不需要小便的時候停車小便，這意味著膀胱還沒裝滿，你就排光膀胱裡的尿液。也就是說，你把觸發尿意的臨界值壓得很低，所以尿意會出現得更加頻繁。在某些情況下，膀胱會因此縮小，不是真的體積縮小，而是功能上縮小以便配合降低的容量上限，而這樣的限縮完全沒有實際上的必要。這會造成負面的滾雪球效應，使你在膀胱明明還有很多空間的情況下產生尿意。

自救小妙招

如果你經常尿急，或是有尿失禁的徵兆，你可能需要重新訓練膀胱。不是嚴格鍛鍊腹肌的那種訓練，而是一種行為治療，可幫助你重新控制不聽話的膀胱。訓練膀胱大概需要至少三個月的時間，基本上就是鼓勵你慢慢增加膀胱容量到正常的程度，然後訓練膀胱延長儲存尿液的時間。

你或許覺得少喝一點水就不需要常常上廁所，這樣比較省事，那你就錯了。限制水分攝取除了可能罹患腎結石，也會導致膀胱裡的尿液濃度變高，進而刺激膀胱，使尿意變得更加急迫。

輕鬆排尿

尿尿是一門藝術。若掌握得宜，尿意出現時就能不假思索地排尿。美中不足的是骨盆底肌群和膀胱偶爾會故障，尤其是使用不當的時候。這時排尿不再是藝術，而是痛苦的功課。

你曾經用力尿尿、使勁擠出尿液嗎？你不該這麼做。骨盆底肌群與腹肌只要稍微放鬆，就是膀胱排空尿液的最佳力道。排尿時收緊腹肌和擠壓骨盆底肌群會打亂自然規律，讓大腦習慣收緊骨盆底肌群，但實際上它們應該放鬆才對。繃緊骨盆底肌群，膀胱頸和尿道周圍會承受更多壓力，導致膀胱無法排光尿液，我在前面已經解釋過這不是一件好事。

如果你經常用力排尿，說不定你已習慣尿液是斷斷續續地流出，因為你的骨盆底肌群已經陷入混亂。此外，如果你是男性，或許也有前列腺問題。排尿困難或必須用力擠出尿液，都可能是良性前列腺增生的症狀，這是與癌症無關的前列腺肥大。小便不順也有可能是神經問題、藥物影響或尿液感染。如果你有小便不順與排尿困難等問題，請務必就醫。

自救小妙招

我要教你「健康」的小便方式。與常識相反的是，坐著小便能提供最佳的流體動力，這一點不分男女。這對身體核心造成的壓力較小，亦即骨盆底肌群處於放鬆狀態。

我鼓勵大家坐著小便，而且我不建議蹲在馬桶上或用半蹲的姿勢尿尿。上公廁感染性病的可能性很低，如果你就是不想坐在有缺口和上一位使用者身體餘溫的馬桶座上，可以先鋪上衛生紙。半蹲的姿勢會繃緊骨盆底肌群，導致膀胱排尿不乾淨。

如果你趕時間所以想快點尿完，請務必等到尿液開始流出時再用力。還沒開始就用力，反而會關上排尿的閥門。別著急，耐心尿尿必有成效。

你有結石嗎？

你的身體熱愛結石，例如膽結石、唾液腺結石，甚至還有肚臍結石（由皮膚油脂、毛髮和死皮構成，而且肚臍有很多皺褶，很難清除結石）。在多半的情況下，身體的結石怪癖不會帶來實質上的好處，只會讓你陷入絕望、痛苦與無奈。

腎結石是腹腔裡無用的寶石，是血液裡的廢物慢慢結晶形成的。如果腎臟沒有定期攝取足夠的液體，磷酸鹽、草酸鹽、鈣與胱胺酸就會結合在一起，形成硬塊。這些硬塊會滯留在泌尿系統的彎曲處和縫隙裡，包括腎臟、輸尿管和膀胱。對大部分的患者來說，「腎結石」這個名字不太適切，因為痛得最厲害的結石是輸尿管結石（輸尿管負責將尿液從腎臟送至膀胱）。輸尿管出了名地細，而且錙銖必較、超愛記仇。事實證明，如果你攝取的水分不夠，輸尿管也會用結石報復你。

腎結石卡在輸尿管裡之所以會那麼痛，原因不言而喻。表面粗糙尖銳的石子卡在緊窄濕軟的管子裡，怎麼可能只是輕微疼痛呢？輸尿管結石也會阻礙尿液從腎臟流出，導致輸尿管像氣球一樣膨脹伸張，造成巨大痛苦。

如果你的肚子出現過這種可惡的結晶體，你肯定到死都不會忘記。遺憾的是，對多數人來說，腎結石不只是短暫的風暴。它就像一個恐怖的前男友，會在最不適當的時候突然重新出現在你的生命裡。想要徹底消除腎結石的風險，你能做的或許不多，但還是有些降低風險的作法。

自救小妙招

這件事沒有火箭科學或神經科學那麼複雜，避免最常見的腎結石形成最簡單的作法是：多喝水。我不建議規定自己一定要喝多少水，但是要注意尿液是不是淺黃色（而非深黃色），嘴唇與口腔不覺得乾，皮膚豐潤而且不覺得口渴（若有運動或天氣特別炎熱，多喝點水準沒錯）。水會稀釋尿液，進而預防尿液裡的化學物質形成結晶。另外值得注意的是，含有檸檬的飲料裡有檸檬酸鹽，或許也有助於防止結石形成。

我在前面提過草酸鹽與腎結石的形成有關，因此多攝取富含鈣的食物也有幫助，例如乳製品、麵包與蔬菜。鈣會與內臟裡的草酸鹽結合，減少腎臟處理和排出草酸鹽的分量。整體而言，這有助於降低尿液的草酸鹽含量，也能降低草酸鹽與尿液裡的鈣結合並形成結石、造成痛苦的機率。同理，減少鹽的攝取量也有助於防患未然。

如果你攝取過量的動物蛋白質，而且過去曾有結石病史，或許可考慮少吃一點紅肉。吃進大量豬肉與牛肉會增加尿酸濃度，進而增加結石的機率。除此之外，蛋白質過量的飲食可能有重要的檸檬酸鹽不足的問題。你不需要完全不吃紅肉與高蛋白，但如果你是結石的高危險群，每天攝取的紅肉最好不要超過七十公克。

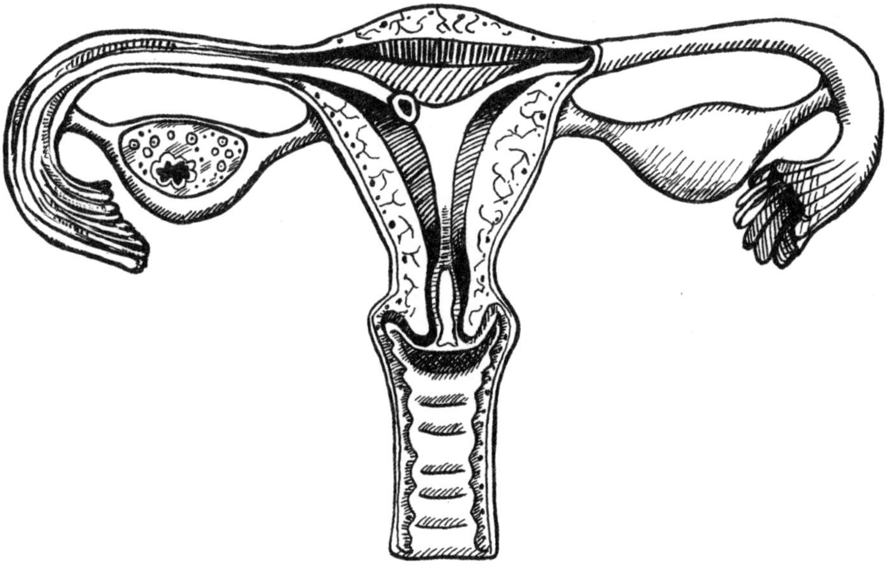

女性生殖器官

健康小撇步

胃食道逆流又叫火燒心，用來形容胃酸逆流而上、衝向喉嚨時的感受。胃食道逆流既不舒服又惱人，但好消息是：少吃或不吃某些食物有助於預防這種情況發生。

＊洋蔥充滿可發酵纖維，容易引發打嗝。這可能會攪動胃酸，造成胃食道逆流。

＊限制高脂食物的攝取量，因為高脂食物會刺激膽囊收縮素的分泌。膽囊收縮素會讓下食道括約肌放鬆，增加胃食道逆流的風險。

＊不要吃辣。因為辣的食物往往含有辣椒素，這種化學物質會減緩消化速度，延長食物在胃裡的停留時間，增加火燒心的發生機率。

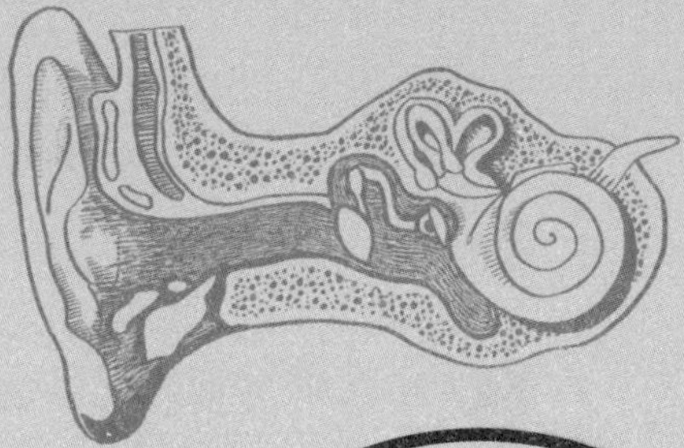
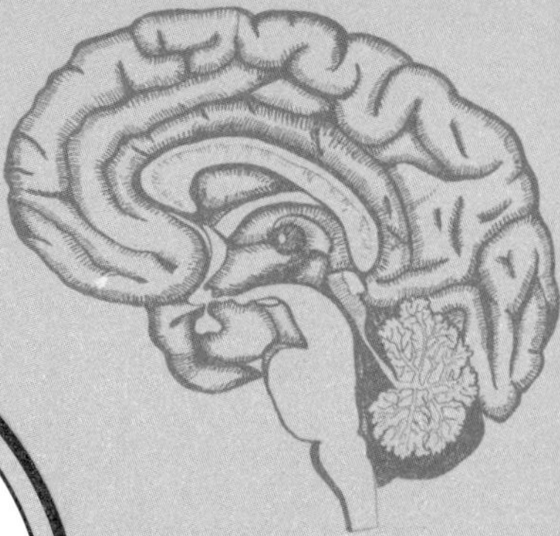
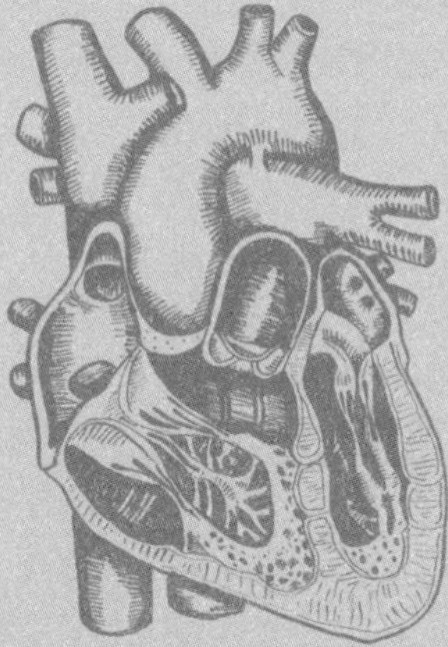

第12章

日出而作，日落而息

——睡眠

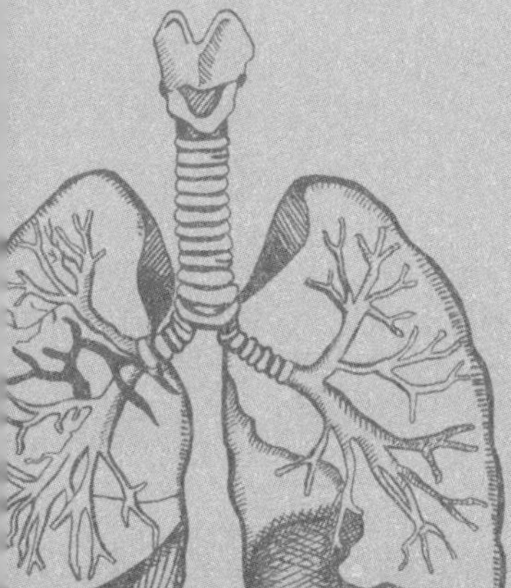
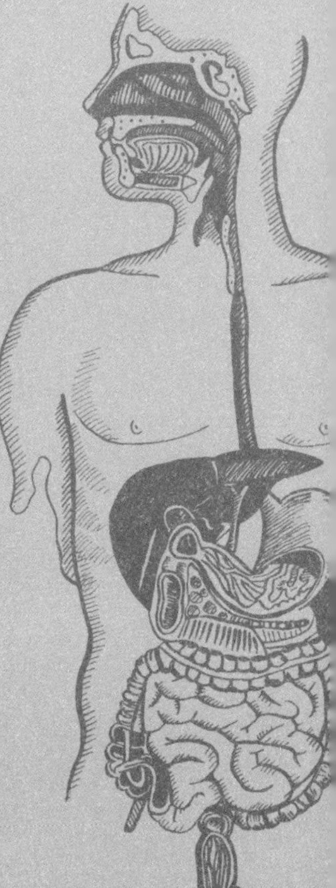
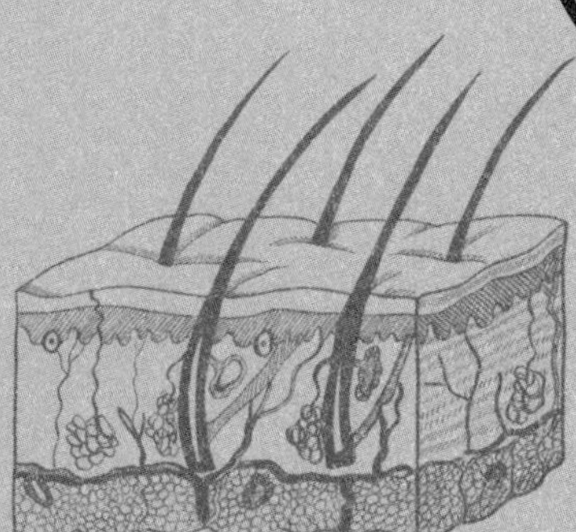
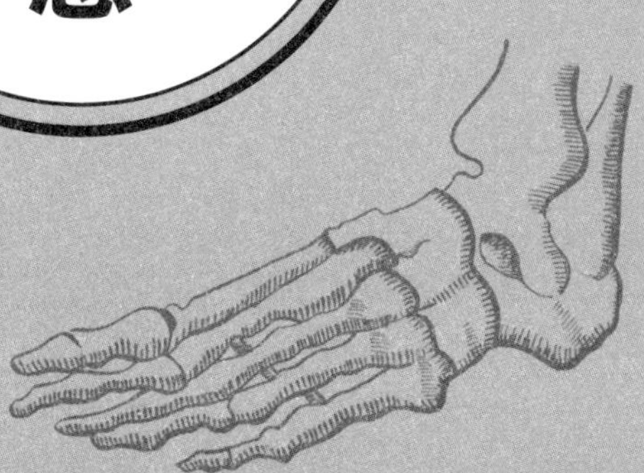

我當上醫生第一年即將結束時，緊張的輪班累積的壓力，加上研究所外科考試迫在眉睫的焦慮感，使我意外成為凌晨三點就起床的人。我的「睡眠」（如果算是睡眠的話）成了中途經常醒來的長時間小憩。我否認了好幾個星期，我告訴自己，我不可能失眠，我不是會失眠的那種人。

我可以抱怨是糟糕的輪班模式與工作壓力影響了我的日常生活，但老實說，我並不重視睡眠。我把睡眠當成一天結束時必須完成的任務，我的心態是「等我死掉就有大把時間睡覺」。這是醫生常掛在嘴上的無敵箴言之一，毫無科學根據，因為睡眠不足確實會縮短壽命。我想起這一點之後，花了好幾個月專心「處理睡眠」，找出自己哪裡做錯並修正了諸多錯誤。

睡眠的缺點

簡單地說，睡眠是健康的基礎——包括心理健康與身體健康。各種形式的認知表現與生理表現都需要睡眠的支撐。睡眠的影響甚至超出它被指派的職責範圍，對免疫系統、傷口修復、皮膚健康與外貌發揮影響力。遺憾的是，你身體的電池續航力和大部分智慧手機一樣有限。它需要經常充電，而充電需要睡眠，身體若在沒電的情況下運作會造成災難般的後果。

晝夜節律

你或許以為自己肚子餓了才吃東西，渴了才喝水，累了才睡覺，一切都在你的掌控之中，對嗎？選擇權看起來握在你手裡，其實這只是假象。如果拿走你擁有的裝置器具，讓你住在一個沒有人工照明、鬧鐘與嚴格工作行程的世界，那麼你的睡眠、口渴、飢餓和其他生理需求將不再由你決定，而是由專制的時間大帝、內在的生理時鐘——又稱視交叉上核（suprachiasmatic nucleus）——來主宰。

視交叉上核位於大腦深處，是由兩萬個神經元緊密組成的小小集合體，也是你的生命節律器。它不僅支配你的身體行為，也會左右你每天的心情與情緒。這個內在節拍器對溫度、黑暗與光線的跡象都極為敏感，不過真正的控制監視器位於大腦深處，是叫你睡著和醒來的裝置。其實它還有許多其他功能，例如會告訴你的身體何時該釋出荷爾蒙，甚至還會調整你的體溫。

從心跳到排便，你的各個方面都受到時間影響。地球自轉創造了光線、溫度與其他以日為單位的週期，而你的生理作用是這些週期的奴隸。事實上，你全身的細胞裡都有個小小的時鐘，聽命於大腦裡的「主時鐘」。這項作業以二十四小時為週期，稱為晝夜節律。任何嚴重擾亂晝夜節律的事都有可能影響壽命。試試一個星期不睡覺，你肯定能體會到忽視睡眠對你來說不是一件好事。

儘管演化與生命強逼你受制於晝夜節律是為了你好，但你和你的身體一逮到機會就想與之對抗。你狂喝咖啡與睡意作對，在應該睡覺的時候打開收音機和窗戶來保持專注。前額葉皮質使你相信最了解你的人是你自己，所以你會想盡一切辦法趕走睡魔。但無論你如何努力也只是慘勝，你贏了，卻也付出沉重代價。打亂晝夜節律影響的不僅是睡眠，還會影響代謝功能和情緒、身體的壓力反應，以及支配食慾、體力、甲狀腺功能等等的各種荷爾蒙。

光照週期

我們愈來愈喜歡待在沒有日照的空間裡。你選擇躲在家裡、辦公室裡、購物商場裡，像穴居人一樣放棄外面的世界。但如此一來，你就得不到幫助你與每日節律同步的東西：陽光。

一個多世紀前，我們得知視網膜裡有兩種主要的光受體，那就是視桿細胞與視錐細胞。但直到最近我們才發現，眼睛還有第三種感光細胞，這種感光細胞與視覺無關，可是對維持睡眠—清醒週期來說非常重要。少了它，你會與時間漸漸脫節，生活也會變得亂七八糟。也就是說，即便你雙目失明，你的眼睛依然能為你設定內在時鐘。不幸的是，有些人基於預防疾病的原因被眼科醫生摘除雙眼，他們或許會不知不覺陷入一個永遠都有時差的世界。

早睡早起

千百年來，人類的睡眠和清醒模式一直與自然界的明暗週期精準同步。你的身體演化出二十四小時的生理時鐘時，還沒有手機螢幕、電視、臥室小燈和街燈，這個設計藉由日出與日落幫你保持同步。現在我們生活於科技時代，科技帶來許多好處，卻也帶來人工照明的嚴重干擾，你的睡眠健康首當其衝。

為了回歸正軌，我想說說你每天早上必須做的第一件事。本章主題是睡眠，我提這件事或許有點奇怪，請見諒。喚醒你的主要刺激之一是體溫上升，以及一種叫做皮質醇的荷爾蒙增加分泌。皮質醇經常被形容為「壓力」荷爾蒙，所以我們常常錯誤地將其妖魔化，對皮質醇敬而遠之。其實只要適時（例如醒來的時候）適量，皮質醇能幫你集中精神、促進代謝、徹底擺脫殘存的睡意。因此「光」是一種提神醒腦的東西——像生理版本的濃縮咖啡。這件事發生在早上是件好事，若是發生在你想要睡覺的晚上，那可不妙。

自救小妙招

醒來後的第一個小時內接觸明亮的光線或陽光，能保證你在最佳時間接受皮質醇的洗禮。即便是陰天，紫外線仍可穿透雲層，刺激你眼睛裡的神經元向身體的內在時鐘（視交叉上核）發出信號，進而導致皮質醇快速飆升。這不僅對大腦與身體發揮鬧鐘的作用，也為你當天晚上的入睡設定了計時器。此外，皮質醇飆升也會抑制褪黑激素並清除腺苷，這兩種物質都會讓你在需要休息時感到疲倦。

最後，看見晨光不僅能提供使你清醒的最強生理刺激，也對你夜裡安然入睡的能力有巨大影響。

睡眠魔法

如同快速耗電的充電電池，人體也需要接上睡眠主電源來補充能量。

你需要睡七個小時還是八小時？睡九小時合理嗎？不好意思，這個問題沒有標準答案。用最簡約的方式來說，只要是能讓你醒來後神清氣爽、精神奕奕的睡眠，對你來說就是充足的睡眠。有許多因素參與其中，例如年齡、遺傳與環境。所謂的「正常」介於四到十一個小時不等，但多數人的平均睡眠時間在七到八小時左右。有些人身上帶有一種叫做DEC-2基因突變的遺傳變異，每晚僅需四、五小時的睡眠，就能擁有與睡眠時間更長的人一樣的認知能力。

睡眠階段

為了計算你需要睡多久，對睡眠時會發生什麼事應該有基本的了解。首先要知道的是，大腦不會在你睡到打呼時關機——這段時間，它非常活躍。睡眠分為四個階段，想要達到身心修復，關鍵在於微妙地讓這四個階段維持平衡。在每個階段裡，基本上你會經歷兩個時期：快速動眼期（REM），這時大腦相對活躍，夢境開始出現；非快速動眼期（NREM），這是更深層、恢復力更強的睡眠。

* **階段一**：NREM，持續約十分鐘，身體漸漸放鬆；這個階段很容易驚醒。
* **階段二**：NREM，比階段一持久一些，長達二十五分鐘。心跳漸漸變慢，但依然屬於輕

度睡眠。

＊階段三：NREM，持續約四十分鐘。這是關鍵的深度睡眠（慢波睡眠），不但是修復身體所需要的，也決定了你醒來後的精神好不好。

＊階段四：以第一次REM開始。這也是深度睡眠階段，但大腦依然非常活躍——與清醒時類似。在這次REM中，你可能會夢遊、說夢話、體驗生動的惡夢與夢境。

這四個階段完成一輪約需九十分鐘，你一個晚上會經歷四到五輪。每一輪裡NREM和REM的出現比例都會改變。睡眠初期以較深層、較具恢復作用的NREM睡眠為主。靠近黎明時，慢慢換成REM睡眠接手。無論你幾點上床睡覺，一定都是從NREM轉換成REM睡眠，而這會根據你的晝夜節律發生於夜裡的特定時段。因此，如果你睡得比平常更晚，REM睡眠的占比就會變多。深層的NREM睡眠變少了，醒來時可能會覺得昏昏沉沉。當然，這你只能怪自己——除非你做的是輪班工作。

自救小妙招

如果你是被鬧鐘吵醒，可以檢討一下你的睡眠習慣。你可能睡得不夠，或是無視鬧鐘響起之前身體已經準備要起床的某個時刻，這使你陷入一個注定要被打斷的睡眠週期。若鬧鐘在NREM睡眠期響起，可能會令你特別不爽，因為你絕對不可能在深度睡眠階段裡自然醒來。鬧鐘可不管這麼多，它會打斷重要的深度睡眠階段，這時大腦正在休息並安排日常瑣事。在這個階段被吵醒，你會昏昏沉沉，宛如宿醉——這是睡眠慣性，因為提神醒腦的荷爾蒙尚未達到巔峰。你的大腦基本上是被硬拉進清醒狀態，而不是漸漸醒來。這對身體造成衝擊並觸發壓力反應，也就是說你的一天以心跳加速、血壓上升拉開序幕。

想要確定你的身體需要多少睡眠，最簡單的方法就是先確定你想幾點起床，然後回推計算。目標是在鬧鐘響起前自然醒來，你可以試試調整上床的時間來做實驗，應該就能知道。建立了健康的睡眠模式後，週末盡量不要賴床，否則會破壞睡眠模式。你的晝夜節律不知道星期天是假日，所以睡到十點會干擾你的睡眠節奏。基本上，身體會根據習慣來預測日常行動。透過嚴格的時間表來維持類似效率的東西，從代謝、器官功能，甚至是基因表現[1]，都遵循這樣的時間框架。

若能維持良好的睡眠模式，那麼你甚至不需要鬧鐘。你的身體非常討厭鬧鐘，從生物學的角度來說，鬧鐘會對身體造成壓力，而且非常刺耳。為了避免經常被吵醒，身體會增加調節睡眠——清醒週期的蛋白質，幫助你在清醒過程中領先鬧鐘一步。你醒來的時間會很精準，可能是鬧鐘響起前幾分鐘，甚至是幾秒鐘。若是如此，這表示你的睡眠習慣很正常。

睡著後發生什麼事？

深度睡眠時，潛意識大腦會把稍縱即逝的念頭整合成長期記憶。除了整理檔案之外，大腦也會開啟清洗行程，洗去髒汙——包括具體和抽象的髒汙。大腦在白天的時候累積了各種畸形蛋白與垃圾。你睡著之後，腦脊髓液的波浪會把垃圾沖進內建的廢物處理廠：膠狀淋巴系統。若任由垃圾堆積，可能會造成神經退化疾病，例如失智症。

演化讓身體需要睡眠，是因為睡眠對身心都有許多益處。睡眠是一天之中生長荷爾蒙達到高峰的時候，可刺激受損傷的組織再生。睡眠在增強免疫系統、鞏固記憶與調節情緒等方面，都發揮了重要作用。

睡眠不足意味著壓力荷爾蒙皮質醇分泌增加，於是流向皮膚表面的血液變多，在眼睛下方皮膚較薄的地方形成腫腫的黑眼圈。血糖代謝也會受到影響，出現代謝問題、胰島素阻抗、慢性心臟病的風險隨之上升。

睡眠的問題在於，你的身體需要進入這種警戒偵測歸零的暫時休眠狀態。可是在覓食的老虎眼中，你成了現成的大餐。睡著的你也無法進食飲水和繁衍後代，也就是身為人類的你喜歡做的那些事，也是對生存至關重要的事。如果睡眠不能發揮重要功能，它肯定是演化最糟糕的錯誤。睡眠顯然好處多多，值得我們躺在暗夜裡靜止不動。

1 編註：gene expression，指基因內的DNA序列經過一系列步驟，轉化成蛋白質等生物分子的過程。

睡眠不足會怎樣？

一九六三年，有兩個青少年想挑戰長時間不睡覺，盡量保持清醒。為了在一場當地的科學競賽中勝出，蘭迪・賈德納（Randy Gardner）與布魯斯・麥克里斯特（Bruce McAllister）打算親身體驗睡眠不足會對認知與生理表現造成怎樣的影響。這兩個男孩用擲硬幣決定誰當白老鼠，誰當觀察者。蘭迪輸了。

這件事之所以能被詭異醫學史收錄，唯一的原因是當地媒體報導了這則新聞，於是史丹佛大學研究睡眠的威廉・德門特博士（Dr William Dement）注意到蘭迪的計畫。

在那之前，相關科學實驗發現睡眠不足會造成妄想症、情緒不穩（心情快速起伏）等各種問題，死亡也是不容忽視的副作用之一。因此當德門特提出要和一位美國海軍神經精神研究單位的官員一起監測實驗時，蘭迪和布魯斯都鬆了一口氣。

為了幫助蘭迪保持清醒，團隊成員陪他玩彈珠台、打籃球、不讓他躺下，甚至在他上廁所時陪他聊天，以免他偷偷打盹。最初二十四小時一切順利。但到了第二天，蘭迪用觸覺辨認物體的能力變差了。第三天他變得暴躁易怒，說某些字的時候咬字模糊。第四天記憶衰退，偶爾出現幻覺。第五天幻覺的強度和頻率都增加了。

接下來的六天，蘭迪情緒低落，說話變慢而且口齒不清，句子經常只說一半就沒下文，不過還可以打乒乓球。實驗結束時，蘭迪的清醒時間達到兩百六十四・四小時，這時他已面無表情，語調低沉平淡，看上去沒有重大的不良影響。他創下新的世界紀錄。

這項實驗指出，蘭迪保持清醒的漫長時間裡，大腦的某些區域基本上已切換至睡眠模式。後來有其他人打破蘭迪的紀錄，但值得注意的是這種行為實在太危險，因此金氏世界紀錄已停止受理不睡覺挑戰。

睡眠規律

要判斷內在時鐘受到干擾是否會導致健康問題，或是健康問題會不會干擾內在時鐘，不是一件容易的事。無論如何，讓身體的每日週期維持平穩、避免高低起伏，對整體健康來說或許是最好的零成本行為。生理時鐘雖然是個有趣的比喻，但你的身體確實需要像瑞士錶一樣規律運轉。

如果你每天早上六點起床，晚上十點睡覺，身體會漸漸習慣這個睡眠模式。也就是說，身體知道什麼時間應該釋放哪些荷爾蒙，例如使你感到睡意的褪黑激素。如果你打亂睡眠模式，熬到凌晨一點才睡，身體會把這種延遲視為威脅。於是大腦會釋放壓力荷爾蒙來幫你保持警覺，而不是把你關機。身體這麼做是為了生存，結果卻破壞了你的睡眠品質與時間。用最實際的方式尊重你的晝夜節律，睡眠就能變成常態，而不是意外。

朝九晚五

如果你和全世界大部分的人一樣有一份正職，每天早上痛苦地起床，到了下午就覺得體力下滑，這都要感謝亨利·福特（Henry Ford），也就是福特汽車的創辦人。一九二〇年代，為了提供超高效率的生產線，福特開始在工廠裡實施朝九晚五制度。一百多年後，突如其來的疫情讓我們必須在家工作，也讓我們開始質疑固定的工作時間是否合理。

尤其是考慮到身體會在特定的時段比較遲鈍或比較有精神。從生物學的角度來說，每個人的荷爾蒙都不一樣，釋放荷爾蒙的時間也是獨一無二的，體溫起伏波動的時間也各有不同。我這輩子都很討厭早起。以前我爸常在週日早上叫我起床，因為早上七點有游泳課，教練像軍人一樣嚴格。平日早上也是，為了讓我早點去上學，他會把我拖下床。我在微曦中換上衣服，腦袋隱隱作痛，反胃噁心。在特定的時段想睡覺（或非常清醒），這種偏好叫做時型（chronotype），主要是由遺傳基因和時鐘基因控制，並支配著你的許多生理機制。

不過，人類並非只分為晨型人與夜型人。晝夜偏好分散於一整個光譜，多數人落在中間區域，差別是中間偏白晝，或是中間偏黑夜。

你在夜裡完成一半睡眠的時間點，代表你的時型，這是一個重要因素，會決定專屬於你的生理時鐘如何影響你的日常行為。例如晨型人（早鳥）可能在早上特別有精神、特別活躍，到了傍晚就很疲憊。有些人屬於夜型人（夜貓子），早上很累但傍晚活力充沛。此外還有幾種時型介於早晚之間。

你的時型會決定身體釋放褪黑激素的時機，進而決定你的睡眠深度與睡眠—清醒週期。這之所以重要，是因為現代社會常常把夜貓子視為懶惰蟲，晚起床的人容易被瞧不起。這些人很可憐，為了保住朝九晚五的工作並獲得充足睡眠，他們努力對抗生理時鐘的力量。難怪陷入這種困境的夜貓子會面臨較高的健康風險。

值得注意的是，你對時間流逝的生理反應並非固定不變。多數人年輕的時候都屬於晨型人，然後在青春期漸漸變得比較像夜貓子。他們甚至會經歷像吸血鬼一樣熬夜不睡的階段，等老了才又回復到早起模式，到了那個年紀，早睡是種幸福的解脫。

說到獨一無二，你的生理時鐘是專門為你量身打造的。世上沒有晝夜節律一模一樣的兩個人，每個人的生理時鐘都稍稍不同步。為什麼？有一個假說叫哨兵假說（sentinel hypothesis），認為這是為了滿足古老的演化目的。早期人類部落可能曾因為某些同伴的睡眠時間跟大家錯開而受益，因為這樣，隨時都有人留意潛伏的掠食者。後來農業興起，人類需要利用早晨來發揮生產力，這意味著夜貓子被放逐到社會底層。他們沒有滅亡，而是被迫適應並承受隨之而來的健康後果。

自救小妙招

儘管一夜好眠，你醒來時仍會覺得由裡到外都非常乾燥。雖然你的身體採取某些措施來防止程度嚴重的缺水，例如減緩代謝、增加抗利尿激素的濃度等等，盡可能幫助你留住水分，甚至降低了核心體溫。但是，仰躺（或蜷縮）睡了一整夜之後，輕度缺水是不可避免的情況。但輕度缺水也足以影響你早晨的意識敏銳、專注力和心情。為了彌補這種精神上的乾屍現象，早上請喝一大杯水來補充能量。

理想情況下，我建議你先喝水再拿手機。但你八成是一張開眼就看手機，從電子郵件、社群媒體到突發新聞，你還沒完全清醒就已經被各種資訊、壓力與通知淹沒。

你醒來之前，大腦會從深度睡眠的 δ 波（delta wave）模式轉換至輕度睡眠的 θ 波（theta wave）。徹底甦醒前，大腦會轉換至白天狀態的 α 波（alpha wave）。在這段和緩轉換的過程中，大腦不需要知道你睡前的貓咪發文得到幾個讚。這種事等一下再看也沒差，大腦會感謝你的。接觸肯定將在白天控制你的微小壓力，只會觸發壓力反應。實際上，為了身心健康著想，你起床後幾乎任何事都能等個三十分鐘再說。你可以利用這段時間好好喝杯水，提提神。

除了缺水之外，起床時，你的葡萄糖儲量也見底了。你睡著後非自主地禁食一整夜，所以血糖很低，這使你感到暴躁和疲倦。即便你不吃早餐，也可以吃一小份水果來補充能量、提神醒腦。

最後，睡眠時四肢僵硬、關節生鏽，起床後可做些輕鬆的活動，例如快走或動態伸展，幫助你擺脫睡魔，迎接嶄新的一天。

夜班工作

改變生理時鐘的影響不只是夜裡難入眠、早上起不來，而可能會有更嚴重的後果，最極端的影響發生在日夜顛倒的夜班工作者身上。研究發現，醫護人員、工廠工人與跨越時區的空服員等從事輪班工作的人，罹患各種癌症、代謝疾病、心理健康問題，甚至是心血管疾病的機率都顯著較高。事實上，就算只是將晝夜節律改變一個小時，也會對健康有害——夏令時間應該取消的原因再加一。

我自己經常值夜班，所以我能證明星期四凌晨三點值大夜班時，凝視睡眠紊亂的深淵感覺有多麼毛骨悚然。夜班涵蓋了二十四小時週期中，認知功能和心情處於最低谷的時段，也就是凌晨三到五點。下班後，你強迫身體在比較不利於睡眠的時候休息，結果反而加深疲勞並增加睡眠障礙。這對任何人來說都很辛苦，你必須建立對自己有用的策略和習慣。

自救小妙招

大家都在睡覺的時候你卻在工作，你的首要之務是值夜班之前盡量多睡一點。為什麼？因為第一晚你很可能會非常想睡，使你無法拿出最好的工作能力。你可以在值夜班的那天早上無拘無束地睡到自然醒，睡到幾點都行，不要設定鬧鐘。讚啦！你甚至可以在下午睡個午覺，充分利用兩點到六點之間自然出現的「精神不濟」。

許多值班工作者都是靠咖啡因這種存在於咖啡裡的興奮劑來苦撐，但是我不贊成喝咖啡，為什麼？主要的原因是值班時若太晚攝取咖啡會影響白天的睡眠，而白天睡覺原本就得面對光線、噪音和對抗生理時鐘等不利因素。

你所有的生理作用都是晝夜節律的奴隸，包括消化。胰島素和葡萄糖的分泌、肝臟功能、腸道蠕動、胃排空等等，在睡眠期間都會變慢。就算你正在努力值夜班，它們一樣會變慢。

說到底，期待身體短期內漸漸「習慣」在入夜後工作，根本是不可能的任務。長途飛機上的乘客會告訴你，時差需要幾天才能適應。所以你最應該做的是提升值班之間的睡眠品質，減少睡眠債與疲勞。關鍵策略包括：回家時戴上太陽眼鏡，避免看到明亮的日光；把臥室變成黑暗的環境，模擬夜晚；使用耳塞，將白天的噪音降到最低，也能幫你趕走睡眠干擾。

夜班工作結束後或是長途旅行後想要重設生理時鐘，建議以恢復正常睡眠模式為優先，愈快愈好。可試試兩種方法。第一種是利用自然光告訴你的生理時鐘，叛亂已經結束，可選擇在日出和日落時走到室外。第二種方法是白天找時間睡一下，大約九十分鐘（一個完整的睡眠週期）。若你想在合適的時間上床睡覺，日間小憩能使臨睡前的那段時間不那麼辛苦。

睡眠問題

異睡症

睡眠期間，身體經常想要奪走主導權，逼迫你做出古怪甚至危險的事。異睡症（parasomnia）被視為睡眠障礙，患者是否應為自己並不知情的行為負責也引發爭議。

說夢話就是輕微的異睡症行為。夢遊看似無害，但受傷的風險非常高。不要相信都市傳說，看到夢遊的人最好趕緊把對方喚醒，以免他們跌下樓梯或落入險境。睡眠性交症（sexsomnia）則是患者在睡眠中從事性行為，在極罕見的情況下，患者醒來後會發現他們在惡夢裡殺人其實並非作夢。異睡症大多無害，通常是說些無意義的夢話，但這些症狀展現了睡眠與清醒只有一線之隔。

異睡症常發生於快速動眼期，這時候大腦向肌肉發出信號，允許肌肉執行夢裡的動作。幸運的是，大腦也會向肌肉發出防故障信號來阻止你真的做出那些事，這個信號會麻痺你身上大部分的肌肉。免於被麻痺的肌肉包括橫膈膜、耳朵裡的小肌肉與眼部肌肉。不過，有些症狀叫「快速動眼期行為障礙」，也就是快速動眼期的肌肉麻痺沒有發揮作用，導致肌肉的動作不受限制，睡著的人可能對自己和他人都構成危險。

睡眠癱瘓症

每天晚上，你的身體都用自然的方式麻醉自己，目的是為了讓你睡得安穩……除非你碰巧清楚意識到周遭的情況。我第一次經歷睡眠癱瘓症（sleep paralysis，俗稱鬼壓床）發生在醫學院期末考前的那一週。凌晨兩點，我睜開雙眼但身體卻動彈不得。不知道是單純的恐懼還是幾小時前我看的那部恐怖片的影響，我發誓我真的看到臥室角落有個奇形怪狀的人影。當然，那一刻我膽戰心驚。謝天謝地，後來我還是睡著了，一覺到天亮。

從古至今，人類一直把睡眠癱瘓症形容得很可怕，描述有一個人、一團東西、外星人或魔鬼坐在自己的胸口上。

你說不定也體驗過這種大腦故障。據信控制睡眠—清醒週期的，是腦幹裡一個叫腦橋（pons）的結構。腦橋負責向脊髓發送化學物質與信號，暫時麻痺肌肉，防止你做出驚悚惡夢裡的行為，拚命逃離巨大的乳酪球。

很可惜，就算你想要醒過來，腦橋也不一定會關掉麻痺肌肉的化學物質。這會使你稍微清醒過來，但一部分的你仍在夢境裡，大腦裡有清晰的幻想畫面。問題是你的身體動彈不得，這是最接近惡夢成真的狀態。

睡眠呼吸中止症

睡眠期間，脖子與喉嚨的角度沒喬好就可能會打鼾。不是每個人都有這種叫做阻塞型睡眠呼吸中止的結構障礙，但全球數億人受其影響，他們整個晚上會多次呼吸中斷。

想像一下，你的喉嚨與上呼吸道應保持暢通才能執行任務。你醒著的時候，這條管道暢通無阻，方便你呼吸和吞嚥。躺下睡覺時，管道周圍的肌肉會放鬆。舌頭與軟顎等周邊結構也會跟著放鬆，並往下壓住管道，阻礙空氣流動。於是，這條管道就塞住了。

這種設計錯誤導致患者夜裡輾轉難眠，經常呼吸困難，因此白天感到疲憊且精神不濟。患者打鼾的可能性也比較高，打鼾就是空氣試圖通過阻塞管道的聲音。雪上加霜的是，聽得到打鼾的旁人也會受到影響睡不好，進而出現暴躁和不講理的症狀。

打鼾的明顯原因包括腺樣體或扁桃腺腫大，手術可有效解決這個問題。其他原因包括體重過重，導致喉嚨與胸部脂肪太多，對呼吸造成阻礙。若是這種情況，適度減重應可解決打鼾。無可避免地，伴隨老化而來的退化也是原因之一，退化發生於喉嚨時，睡覺時就會打鼾。

喉嚨的結構設計得很糟，小小的空間裡塞了一大堆固定裝置和配備，擠成一團。從某個角度來說，這是你為了大腦和複雜的說話能力付出的犧牲。因為空間有限，你不得不忍受口腔很狹小、舌頭的彎度呈直角等種種不便。阻塞型睡眠呼吸中止令人頭痛（是事實，也是比喻），但這或許就是身而為人的代價吧！

自救小妙招

睡眠是生命裡不可或缺的事。就算你有意抗拒睡意，也只能勉強硬撐一段時間。結束辛苦的一天後，你應該很期待上床睡覺，但你如何確定今晚能享受優質睡眠，不會受到夜間干擾呢？這件事似乎只能碰運氣，其實有很多作法能幫你睡個好覺。

• 咖啡因

咖啡因是咖啡的主要活性成分，是許多人提神醒腦的精神藥物首選，至少這是咖啡因的宣傳賣點。其實咖啡因應被視為抗睡劑，而不是用來提神的，它提振你的精神只是表面上看來如此。

從你醒來的那一刻開始，身體就在慢慢累積睡眠壓力，這股無形的力量會令你在一天之中愈來愈疲憊。細胞與組織透過腺苷三磷酸（ATP）這種化學物質燃燒能量，在你燃燒這種生物柴火時，細胞會製造叫做腺苷二磷酸（ADP）的副產品，它會與大腦裡的受體結合，使你產生睡意。

咖啡因的結構與腺苷類似，所以它可以偷偷溜進腺苷的受體結合點來欺騙身體。也就是說，在腺苷讓身體為休息做準備的時候，咖啡因出手干擾，趕走你的睡意。為了報復咖啡因，腺苷在背景中持續增加累積。當咖啡因終於被代謝掉之後，腺苷分子一舉湧向受體，於是疲勞如海嘯般將你淹沒。因此，你可以把咖啡因視為延遲睡意的手段，但這筆債終究是要還的，而且有利息。

如果你需要咖啡因提神，下午兩點之後最好別再喝咖啡。若在下午兩點之後攝取咖啡因，身體累積的睡眠壓力可能不足以激發睡眠渴望。最後陷入睡眠不足與晨起精神不佳的惡性循環，反而使你需要攝取更多咖啡。

咖啡因有個不為人知的真相：它既能補救睡眠不足的後果，又能補償咖啡因造成的睡眠品質不佳。也就是說，它能掩蓋由它一手促成的問題。

• 睡午覺

我小時候住在悶熱的孟買，夏季每天下午都要睡個午覺。後來我才知道，我喜歡睡午覺不是因為天氣濕熱，而是生理上的原因。人類的身體本來就是為了午睡而設計，午後小睡是釋放日常壓力的壓力閥。午睡期間，血壓下降、心跳變慢，免疫系統重振旗鼓。研究甚至顯示，午睡有助於提高記憶力和認知表現。

午睡要睡多久才算理想呢？大白天睡覺，有沒有一個生物優勢與社會認可兼備的時間長度？午睡二十分鐘有些顯著的好處。時間夠長，能讓大腦進入重設模式，使你恢復精神，而且你不會進入更深層的慢波睡眠階段，醒來後感到「睡眠宿醉」。

時間更長的午睡，例如（我個人偏好）九十分鐘，比起短時間午睡更能提升表現和降低倦意。走完包含REM與NREM的完整睡眠週期，你的程序記憶和情感記憶都會得到改善。九十分鐘午睡應可涵蓋完整的睡眠週期，所以你會從較淺層的睡眠階段醒來，完全避開睡眠慣性的影響。

一般而言，如果你在晚上十點或十一點上床睡覺，盡量不要在下午四點後午睡，以免影響晚上的睡意。

• 零食時間

你吃的食物以及用餐時間，都會影響睡眠品質。富含脂肪的食物（例如乳酪）或臨睡前吃大分量的食物，都會增加消化不良和胃食道逆流的機率。這些因素可能會聯手干擾睡眠週期，帶來你記憶中的惡夢。根據我針對這個主題的個人研究，這正是奇特的乳酪—惡夢關聯性背後的科學原理。

胃把五〇％的食物送進小腸大約需要九十分鐘。若還不到九十分鐘就上床睡覺，忙碌的腸道會使你難以入睡。

• 安眠藥與酒精

安眠藥會刺激一種叫做GABA的神經傳導物質的分泌，降低大腦神經元的活動，酒精也有類似的效果，問題是兩者都是鎮靜劑。雖然可助眠，但有證據顯示兩者都會限制恢復階段的深層腦波，使你隔天早上感到昏昏沉沉。另一件要注意的事，是酒精特別容易干擾REM睡眠，請把這一點寫進飲酒的健康危害清單裡。

我當然開過安眠藥給住院病患。病房裡整夜都有刺耳的嗶嗶聲與閃爍的燈光，病患的睡眠模式很糟糕。不過，在大部分的情況下，這種睡眠障礙是暫時的，安眠藥只是短期輔助。病患出院回家後，睡眠通常會改善。簡言之，安眠藥不是長期的解決之道，只是暫時的權宜之計。

・放鬆

白天，你的身體像一輛在公路上奔馳的汽車，旅途結束時，你自然會慢慢減速，把車停下。如果你在極速行駛的情況下猛然停車，肯定會造成混亂，而睡眠也是一樣。

準備睡覺前，你必須讓脈搏、血壓、呼吸和精神狀態都放慢下來。所以除了避免深夜運動之外，也不要看會令你腎上腺素飆升的電影，例如聲音很大、畫面很刺激的那種。臨睡前不需要焦慮、亢奮、胡思亂想，因為這種狀態會延遲睡眠導入（sleep induction，入睡需要花費的時間）。本質上，大腦與身體需要更長的「剎車」時間才能停車過夜。

臨睡前花一、兩個小時的時間，有意識地慢慢放鬆。把房子裡的燈光調暗一些，盡量少看3C螢幕與電視。可以做輕鬆的呼吸練習，有意識地放慢心跳與呼吸。看書也是有效的放鬆方式，能幫你慢慢換檔降速，把車停進睡眠的車庫裡。

• 睡眠模式

不是所有的光線都對生理時鐘有益。如果你是晚上會躺在床上滑手機的那種人，手機螢幕的光會干擾睡眠。這是因為眼睛與大腦的生理機制存在著一種獨特的不對稱性。早上你需要大量的光子來喚醒你，但是到了夜晚，一點點人工光源也可能擾亂你的晝夜節律。

睡前到底何時應該放下手機沒有硬性規定。你不是小孩子，我也不想給你規定一個不切實際或不合理的時間。你只要記住，天黑之後滑手機會刺激大腦，可能還會進一步加深你的焦慮程度。再加上刺激眼球的人造光源，你不失眠才怪。

最後一點，如果睡前一小時必須放下手機這個想法使你感到恐懼，在你改善睡眠健康之前，不如先檢討一下你與科技之間的關係。

睡眠與皮質醇、褪黑激素及體溫之間的正常同步關係

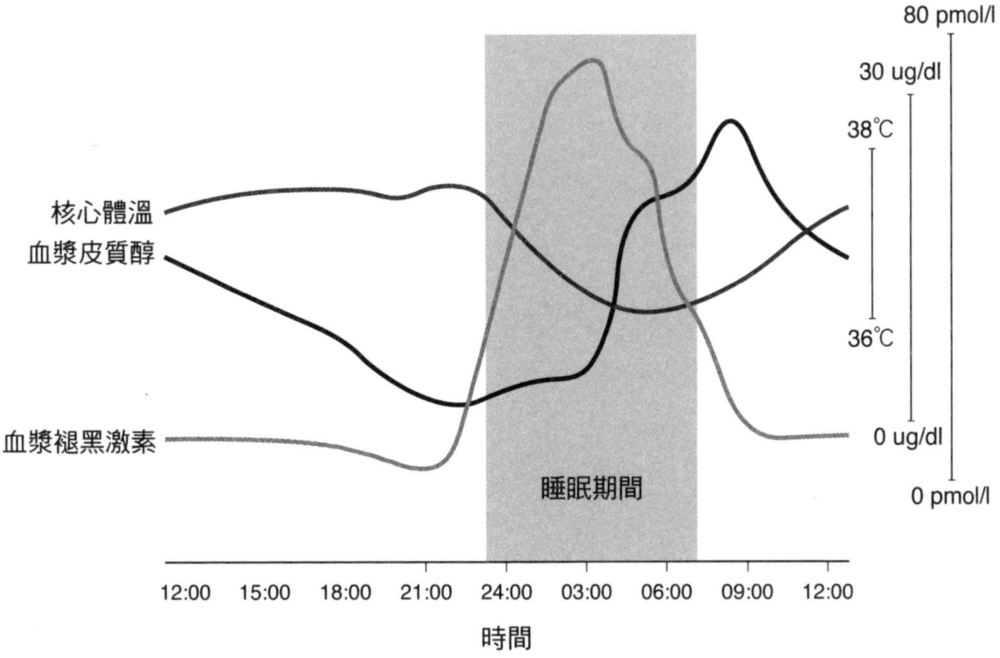

健康小撇步

成熟的香蕉與尚未成熟的香蕉，各自有不同的健康益處。以下教你如何充分利用你最愛吃的香蕉：

*青色的香蕉含有較高比例的抗性澱粉。這是一種表現如同纖維的碳水化合物，是腸道愛吃的益生元。

*除此之外，香蕉顏色愈青，升糖指數就愈低。這意味著身體必須花更長的時間將它分解成葡萄糖，熱量會放得比較慢、比較漸進。

*黃色的成熟香蕉比較容易消化。這是因為澱粉隨著時間轉變成簡單碳水化合物。

*褐色或過熟的香蕉看起來賣相不佳，但由於葉綠素已被分解，所以抗氧化物的含量更高。

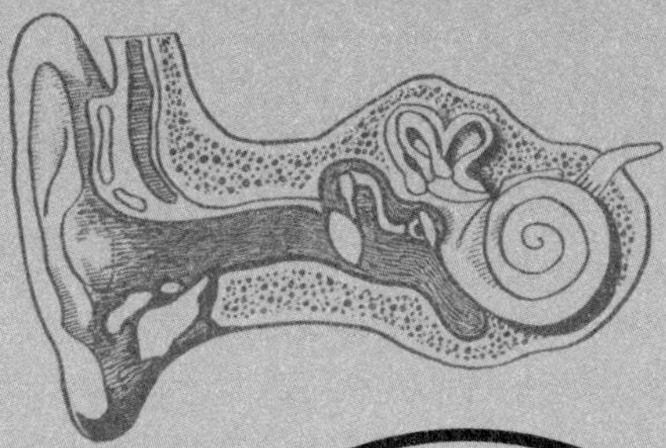
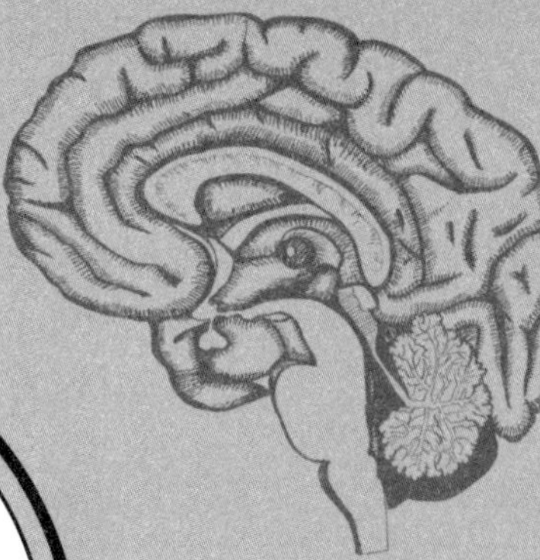
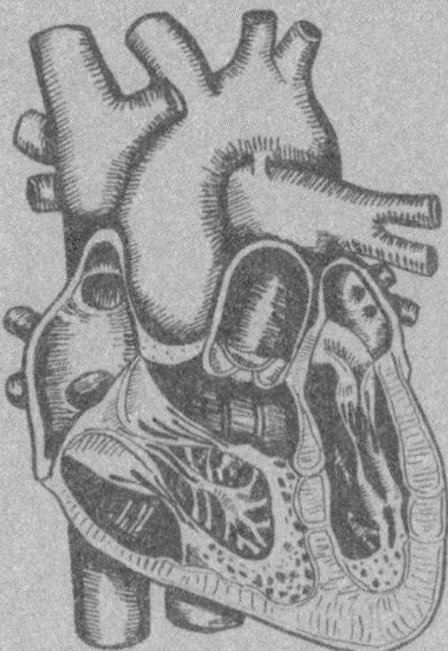

第13章

細菌大戰

——免疫系統

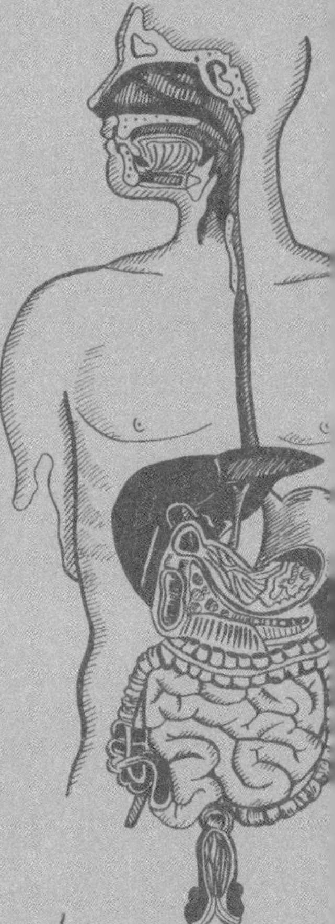
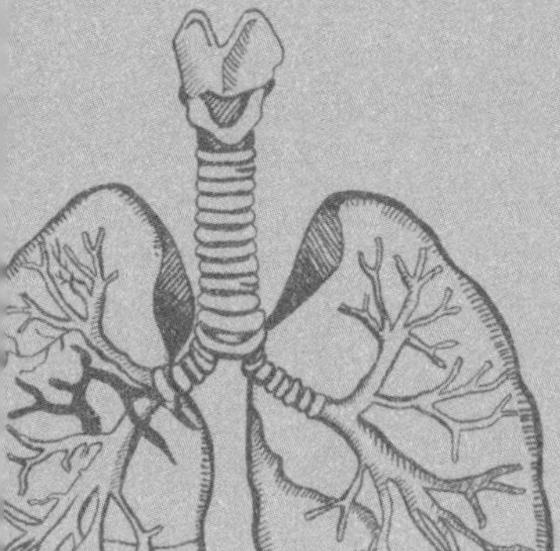
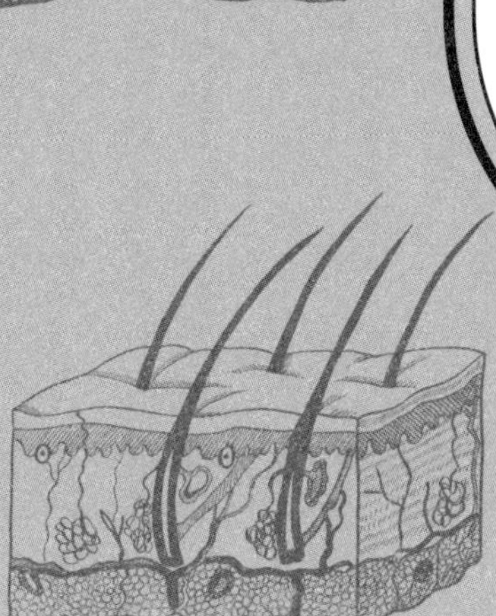
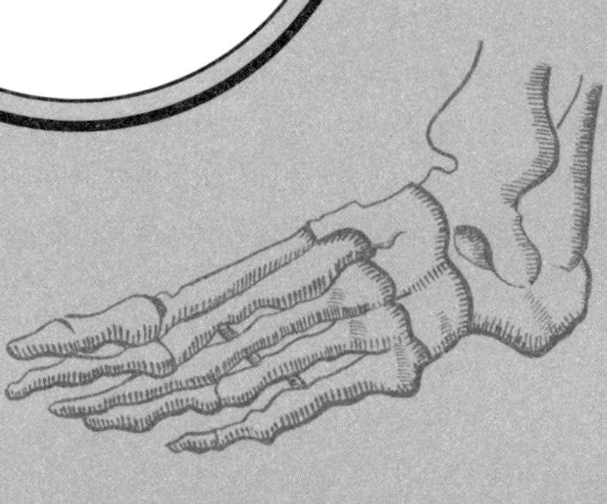

免疫系統是人體版的反惡意軟體。從生物學的角度來說，免疫系統會頻繁更新，透過與外界的互動不斷學習和自動續約。它是至關重要的程式碼，專門為了幫你對抗各種威脅而存在。但令人沮喪的是，它還滿常故障的。

人類這個物種體弱多病。我們比其他動物更常流鼻涕、感冒、流感，這些還算是輕微疾病。從狂拉肚子的劇烈腹瀉，到花生引發的致命過敏反應，人類承受無數疾病與感染的折磨。

許多困擾你的疾病，都可以直接歸因於免疫系統出錯。整體而言，免疫系統的工作表現還不錯，問題是它的工作量經常超過能力負荷，偶爾會突然失控，表現出自我破壞的傾向。

平心而論，身為人類的我們沒有給免疫系統一丁點協助。我們住在人口稠密又骯髒的都會環境裡，在長達好幾百年的時間裡，我們既不了解也不在乎基本衛生，無意間培養出由致病細菌、兇殘病毒與奪命寄生蟲混合而成的惡意雞尾酒。幸虧有幾位衛生領域的先驅、顯微鏡的發明與現代管道工程，人類文明才得以發展到今日。

看不見的戰爭

此時此刻，你的體內正在發生一場激烈的衝突。微小的武裝超級軍隊保持警戒，蓄勢待發；有些士兵在你身體裡的每個角落巡邏，尋找危險的蹤跡，有些像神風特攻隊一樣直接衝入戰場。它們是站在你這一邊的好人，在免疫系統的麾下效命。從你出生開始，免疫系統一直在為你服務，不離不棄，時刻守護。但真正的問題是：誰來照顧你的守護者？

免疫系統任勞任怨地執行命令，卻沒有得到任何感激。這支細胞軍團用盡全力抵禦細菌和病毒的轟炸。少了免疫系統，你早就死了。但當它稍有閃失，讓你得了一場小感冒或花粉過敏，你便為了身體不舒服而滿嘴抱怨，彷彿體內的防線一點也不可靠。

除了極少數的例外情況，免疫系統幾乎不會背棄崗位。不過，它也很容易崩潰並做出自我毀滅的行為，使你承受附加傷害。它經常誤判開火，攻擊自己的細胞，造成自體免疫疾病；甚至會對無害的粒子反應過度（例如貓毛），引發足以危及生命的緊急事件。有時它甚至無法及時揪出可能癌變的異常細胞。

新兵訓練營

身體每天都會接觸到大量的外來物質。儘管如此，我們至今尚未完全了解身體如何區分哪些外來物質有害，哪些無害。但我們知道，免疫系統在胎兒時期與童年早期就已接受一些初步訓練。

在你仍是一個新生胚胎時，發生了一件非常科幻又帶點反烏托邦色彩的事情：細胞株刪除（clonal deletion）。你初生的胚胎免疫細胞接觸到屬於你的胎兒蛋白片段，對這些物質產生無謂反應的免疫細胞沒有通過測試，會直接被淘汰。它們被無情地從免疫系統裡永久刪除，因為只有外來入侵者才是免疫系統的攻擊目標。

你誕生在這個充滿細菌的世界之後，免疫系統必須辨別真正的敵人是誰。奇怪的是，它只能透過親身經歷才能做到這件事。正因如此，小孩子經常生病，因為他們仍在鞏固免疫力以及收集病毒和其他病原體的資訊。

全副武裝

免疫系統有兩支大軍。第一支叫先天免疫反應，本質上屬於屏障防禦，包含皮膚與消化道的黏膜。兩者都是具體的防禦前線，可阻擋感染性病原體進入你的身體。

為了支援這些步兵，身體會動用代號「吞噬作用」的先進武器。吞噬作用指的是細菌被能夠製造干擾素的細胞吞噬——干擾素聽起來很科幻，其實它是一種重要的蛋白質，可限制受到病毒感染的細胞繼續複製。雖然先天免疫反應很厲害，但它使用的是亂槍打鳥的防禦策略。當身體感知到威脅時，這種粗糙、遲鈍的防禦工具會導致發炎反應快速啟動，卻不知道明確的目標在哪裡。因此即便病原體已被消滅，你很有可能會遭受附加損傷，例如單純的感染演變成全身性的發炎或是過敏性皮疹。先天免疫系統也不一定阻擋得了外來攻擊，所以它需要援軍。

後天免疫反應的主力是一支訓練有術的特殊任務小隊，由叫做淋巴細胞的白血球組成。淋巴細胞來自兩個訓練營或「譜系」：B 細胞和 T 細胞。B 細胞是專門製造特定免疫球蛋白的老兵——基本上，免疫球蛋白是用來偵測與消滅病原體的抗體。而抗體消滅敵人的方式包括直接與敵人結合，或是與敵人製造的毒素結合。有時抗體會在微生物上做標記，讓先天免疫系統的巡邏小隊消滅這些微生物。

至於 T 細胞，它們是一群瘋子。像不要命的神風特攻隊一樣，它們毫不留情地摧毀癌細胞，甚至是被病毒感染的細胞。除此之外，輔助 T 細胞（helper T cells）也會從旁支援 B 細胞和 T 細胞執行任務。

B 細胞製造的抗體會在血液裡存在很多年，防止曾被擊退的敵人再次進攻。大部分的殺手 T 細胞（killer T cells）會在任務完成後死去，但有些會像傭兵一樣繼續留下，因為它們記得如何攻擊特定的病原體。這些傢伙隨時接受召喚、奔赴前線，重新啟動獵殺模式。如果它們是人類，肯定會成為生存節目的主角。

武器試射

後天免疫系統幾乎過目不忘，再次接觸相同的病原體時，免疫反應會來得更猛、更快，幸好這也意味著有些感染（例如痲疹）通常一生只會得一次。重要的是，我們注射疫苗的目的就是劫持後天免疫系統。

讓身體以不會感染或生病的方式接觸病原體的零件，可刺激免疫系統展開一場模擬戰。免疫系統可因此認得敵人的面貌，為將來真正的戰爭做好準備。

雖然有聰明的後天免疫系統保護我們抵禦重大感染——尤其是致死的感染——但它有過度反應的傾向，可能會導致多達幾十種自體免疫疾病，例如第一型糖尿病和乳糜瀉。

數十年來，這類健康問題急遽上升，與抗生素更頻繁的使用以及更單一、更重度加工的飲食有關。

自救小妙招

「加強」免疫系統的說法其實是一種誤導。聽起來很棒，但免疫系統過度活躍可能會導致過敏和多發性硬化症等自體免疫疾病。事實上，你真正需要的是優化現在的免疫系統，那麼，該怎麼做才能辦到呢？

首先，接觸一些壞東西其實對健康有益。你每次與另一個人類舌吻時，會與對方交換大約八千萬個細菌。你把多力多滋重複放進沾醬裡，或是聊天時跟對方站得很近，都是在交換細菌。我說這些是想勸你安心，但我的薯條還是不會分你吃。

健康均衡的飲食對免疫系統有什麼好處，在此我就不多說了，你肯定聽過無數次，而且只想靜靜地吃零食。不過，有一類食物對免疫系統影響甚鉅，而大多數住在西方國家的人攝取得都不夠，那就是纖維。纖維不僅能促進腸道裡分解食物的微生物生長，還能訓練免疫系統抵禦感染。腸道微生物是對抗疾病的第一道防線，它們製造維生素K等重要的微量營養素，維生素K能支持免疫系統的高效運作。燕麥、全穀物、焗豆、蘋果、香蕉都富含纖維，你不需要花大錢買枸杞和奇亞籽也能吃到每日建議攝取的三十公克纖維。

顏色鮮豔的食物，例如柑橘類、紅甘藍、甜椒和莓果，都含有大量的類黃酮。這些植物性化合物能幫助你對抗疾病與發炎。

均衡飲食搭配合理的運動與良好的睡眠習慣，都對免疫系統有好處。最後，你必須少喝點酒。抱歉，酒精會抑制你的防禦力，還會減少腸道裡的好菌。

不過，要改變這些生活習慣需要花很多力氣，難道沒有捷徑嗎？

多補充維生素C。許多重要的身體功能都有維生素C的參與，包括白血球的製造與活動力。因此，維生素C攝取不足會嚴重削弱我們抵禦感染的能力。不過（這點很重要），生活在富裕國家的多數人早已從飲食裡攝取足夠的維生素C。一顆奇異果含有的維生素C，就已超過英國國民保健署（NHS）每日建議攝取量的一〇〇%。我們的身體無法儲存維生素C，多攝取的部分會被排出體外（就像你買補充品的錢一樣）。雖然幾乎沒有證據顯示吃維生素C補充品能預防疾病，但若是你已經感冒，經常補充維生素C會縮短病程，大概縮短八%吧。換句話說，若感冒五天大約可縮短十小時，想想這樣能省下多少衛生紙。

但在你吞下一管維生素C錠之前，請注意攝取過量可能會導致嚴重的健康問題，例如腹瀉、噁心與腎結石。因此，建議每日不要攝取超過兩千毫克。

有些維生素C補充品會搭配另一種微量營養素，例如鋅。鋅是一種礦物質，能幫助細胞軍隊受感染的細胞結合並施展攻擊。如果在感冒症狀出現的頭二十四個小時內攝取鋅補充品，確實可以大幅縮短感冒的時間，程度也會減輕。每天補充鋅已證實可讓感冒的恢復速度加快三倍，打噴嚏次數減少二二%，咳嗽次數減半。但是喝那種橙色維生素C發泡錠裡的鋅沒有用，只有放在舌根的鋅補充品口含片才能發揮效果，問題是你需要服用大量的鋅——每日約八十毫克——遠超過大部分補充品的含量（而且是每日建議攝取量的十倍）。此外，攝取量若超過八十毫克可能會造成問題，例如消化問題和銅不足（缺銅會導致貧血和減少白血球數量，與你追求的效果完全相反）。

維生素C加鋅已在市面上當成感冒靈藥販售數十年，但現在出現一個新角色：維生素D。嚴格說來，它不是維生素，而是一種促進鈣吸收的荷爾蒙。它也參與平衡免疫統，幫助細胞士兵對抗感染，同時減輕發炎和自體免疫疾病發生的機率。儘管如此，全球每年有將近十億人維生素D攝取不足。不同於其他維生素，我們每天僅從飲食攝取一〇%的維生素D，來自油性魚、紅肉、蛋和添加營養素的強化食品（fortified food），例如早餐穀片。我們最主要的維生素D來源是陽光。

曾在遠離赤道的國家度過冬天的人都知道，這為什麼是個問題。以英國的冬天為例，我們冬天無法從陽光獲得足夠的紫外線輻射，製造身體需要的維生素D。因此國民保健署建議十月到三月每日補充十微克的維生素D。對膚色較深的人來說尤其重要，因為黑色素會阻擋紫外線，而冬季紫外線本就不多。

如同其他維生素，過猶不及都不是好事——維生素D攝取過量會導致體內累積過多的鈣，進而削弱骨骼，損害腎臟與心臟。不用太擔心，每天不要攝取超過一百微克（每日建議攝取量的十倍）應該就沒問題了。

抗生素末日

亞歷山大・弗萊明（Alexander Fleming）在一九二〇年代末發明青黴素（盤尼西林），以及後續幾十年陸續誕生的各種抗生素，肯定是現代醫學最重要的成就之一。但這是一把雙刃劍，若使用得當，抗生素確實可以挽救生命，可是過度使用抗生素，卻會促進超級細菌的演化。抗生素還會擾亂體內生態的自然平衡，演化出自體免疫疾病。所以，這個醫學奇蹟會不會成為人類滅亡的原因呢？我們正在一步步靠近「後抗生素時代」的末日世界，一個簡單的割傷都足以致命的世界將再次出現。我們生活在先進的現代世界，怎會落得如此下場？又該如何應對？

簡單粗暴的答案是：無知。我們不知道抗生素是一種珍貴的資源，像發糖果一樣隨意發送，無意間給了細菌演化和產生抗藥性的機會。這是因為細菌接觸抗生素之後，突變的細菌可逃脫這種針對性的攻擊。突變的細菌若繼續繁殖，就會製造出一群擁有超級抗藥性的細菌。這場抗藥性運動的宿主不只是人類，我們在動物的飼料和飲水裡也使用了抗生素，用來預防牲畜爆發疾病……你應該想像得到後果。在這條後抗生素時代的時間軸上——姑且稱之為「最糟的情境」——每年有一千萬人死於抗藥性感染。在這個世界裡，化療不再安全，簡單的手術也因為風險太高而無法進行，連肺炎也無法治療。

人類與細菌之間的互相仇視由來已久，但其實早在人類出現之前，這些古老的生物早已存在。以腸道健康來說，人體靠細菌才得以正常運作。多數時候，我們與細菌維持和諧的共生關係，但我們服用的抗生素會無差別消滅體內細菌。抗生素雖然殺死壞菌，卻也破壞了腸道微生物體的許多好菌，這些好菌可幫助抑制有害微生物，例如沙門氏菌、曲狀桿菌和困難梭狀桿菌。

幸好面對悄悄逼近的抗生素危機，我們已有一些對策。科學研究專注於防止細菌抗藥性的同時，自然界也出現希望的曙光。有一種叫做噬菌體的病毒或許可成為救星，這些古老的生物是地球上數量最多的生物。它們對人類無害，專門入侵其他細菌，繁殖，然後摧毀細菌。真菌也是贏得抗生素大戰的希望之一，因為有些真菌會製造殺菌的化學物質。人類對這些發展寄予厚望，因為少了它們，人類說不定真的會滅亡。

我的意思不是應該全面停用抗生素，而是對於使用的時機與方式必須更加謹慎。舉例來說，抗生素應該用來治療細菌引發的疾病。感冒和流感等病毒造成的疾病，使用抗生素毫無作用。但是抗生素在世界上某些地方是開架商品，被視為治療疾病的第一防線。目前戰火仍在蔓延，細菌與抗生素之間的軍備競賽愈演愈烈，至於最終結局如何……我們只能誠心祈禱。

窩裡反

免疫系統反叛時，會發生什麼事？當守護身體的軍隊反過來攻擊身體時，會是怎樣的感覺？這就是自體免疫疾病的本質，自體免疫疾病的發生頻率超乎許多人的想像。

這是任務徹底失敗的經典範例。自體免疫疾病有點像叫一群吃糖之後亢奮不已的幼兒去洗碗，他們會非常認真，卻會把碗盤全部打破。免疫系統的智慧精準攻擊系統失效時，即使身體健康也會出現發炎反應，導致健康組織遭受損傷。自體免疫疾病就是顯著的例子，例如狼瘡和發炎性腸道疾病（克隆氏症或潰瘍性結腸炎），反叛的免疫系統會把正常細胞當成外來物質，並對它們展開攻擊。原本用來對抗疾病的系統，反過來變成生病的原因。

從醫學的角度來說，自體免疫疾病非常棘手。為什麼？因為沒有腫瘤可切除，沒有抗生素可殺死的細菌，也沒有能用抗體消滅的病毒。元凶正是你自己，這是被友軍誤傷的極端案例。當身體攻擊自己（也就是你）時，通常只有一個辦法，那就是抑制整個免疫系統。這當然會使你更容易感染其他疾病，有時候，治療造成的傷害不亞於疾病。

自體免疫疾病是既古怪又無情的自我破壞，而且發生在女性身上的比例遠遠超過男性，著實殘酷。此外，慢性的長期症狀也使自體免疫疾病經常伴隨著憂鬱症和其他心理健康問題。我也希望能告訴你，自體免疫疾病是演化上的某種利益取捨，很可惜答案是否定的。這是免疫系統的錯誤，是我們希望醫學進步能將其徹底消滅的功能障礙。

飛機上的花生

做為強大堅韌的防禦機制，你的免疫系統也可能像個任性的小公主，在碰到花粉或麩質等無害的東西時大發雷霆。

在一般情況下，過敏不像自體免疫疾病那樣對生活產生巨大影響，儘管如此，兩者之間還是存在著共同點，那就是免疫系統發生故障，無法正常運作。無論從常識還是醫療的角度來看，過敏都很荒謬。你的身體對無害的物質發動足以致命的猛烈免疫反應，這是過度反應嗎？當然是。

現在似乎每個人都對某樣東西過敏。不過，每個人過敏的情況都不一樣。有些人對特定的食物輕微不耐，只是口腔有點刺痛或舌頭癢癢的；有些人則是爆發有生命危險的全身性過敏反應，例如嚴重的堅果過敏。

我們太愛乾淨了？

過去一個世紀以來，人類漸漸發現並非所有的微生物都是壞蛋。微生物大多無害，事實上，許多微生物對人類有益。這個觀念催生出「衛生假說」（hygiene hypothesis），也就是我們生活的環境非常乾淨，小孩和大人自己都接觸不到各種微生物，而這或許對免疫系統產生了負面影響。

然而，這並沒有說明問題的全貌。認為我們不該那麼愛乾淨，這個想法本身是錯誤的，放寬衛生標準將是退步。太愛乾淨，的確會減少免疫系統的鍛鍊機會。小孩的免疫系統正在發育，會從生活裡的各種小小接觸中獲得線索，例如玩泥巴、去朋友家過夜、把掉在廚房地板上的東西撿起來吃。在這些接觸機會變少的社會裡，免疫系統雖然已做好準備卻缺少實戰經驗，很容易看到黑影就開槍。解決之道是保持理性，多多出門和朋友相處，享受生活。適度洗手，稍微鼻塞不用狂噴抗生素，也盡量不要躺在狗屎上睡覺。

自救小妙招

從細胞的層面來說，若想影響免疫系統的終生戰役，你能做得並不多，但可以透過支援第一道防線來加入這場硬仗。

你的身體充滿各種孔洞、縫隙與皺褶。病毒和細菌等病原體會利用陰暗、潮濕與黏黏的表面壯大自己，製造並擴散混亂。有些病原體甚至會霸占鼻腔、喉嚨、肺部——甚至腸道——的黏膜，觸發咳嗽、噴嚏與腹瀉。它們透過這些行動複製繁殖，向外部世界散播並感染其他人類。

咳嗽或打噴嚏時遮住口鼻，不要成為這些惡行的幫兇。如果你覺得身體不舒服，外出時像疫情期間一樣戴上口罩也不錯。

你的身體裡也有很多祕密通道，串連各種管道系統。例如連接眼角淚點與鼻腔的鼻淚管，它是用來排出眼淚的，所以你哭泣時也會流鼻水。鼻淚管和鼻竇、中耳之間也有祕密通道，那就是耳咽管，這件事有點危險。如果你不知道為什麼老愛摸臉和眼球，這會讓手指上的病毒或病原體快速散播到眼球，再從鼻淚管進入你的身體。最有效的解決方法是經常洗手，以及盡量不要摸臉。你八成從小到大都很愛摸臉，改掉這個習慣，說不定就能避免英年早逝。

癌症

就算你成功躲開糾纏人類的各種感染怪獸，還有一隻威脅人類的兇猛怪物在等著你。

人類的癌症發生率穩定上升，原因是我們變得不容易被其他東西殺死。也就是說我們活得愈久，免疫系統沒能殺死某個叛變細胞的機率就愈高，就像忘記關掉烤箱一樣危險。

有人說，癌症是最嚴重的設計缺陷。我們可以降低罹癌風險、篩檢癌症、治療癌症，用切除、放射線和毒藥來消滅癌症，但目前科學還做不到將罹癌風險降低為零。為什麼？因為只要細胞與細胞分裂存在，就有可能出現癌細胞。

癌症沒有一體適用的「療法」，原因之一是癌症的性質經常遭到誤解。癌症是一個統稱，涵蓋數百種迥異的病變。癌症不是一種疾病，而是一種病變過程。每一種癌症——就算發生於相同的器官，例如乳癌或膀胱癌——在基因結構上都有顯著差異，癌症與你體內的ＤＮＡ一樣獨特。

與自體免疫疾病相似的是，癌症也是自體細胞反叛所導致。這些細胞不再遵守規則，也拒絕服從停止增長的指令。如同無意義的動亂，它們繁殖成一群危險暴民。若放任不管，癌症可能會跳上體內的各種運輸系統，偷偷散播到身體的其他部位，這樣的癌症擴散叫做轉移。癌症轉移會使身體愈來愈虛弱，因為癌細胞的代謝需求愈來愈高，被癌症劫持的系統也漸漸失去作用。

癌症很難治療，因為這不是驅逐外來的入侵者，而是從內部消除一場叛亂。治療癌症就是在攻擊自己，例如外科醫生進行腸癌手術時，也必須切除一小部分健康組織。化療則是全面攻擊，連健康細胞也不放過。

沒有及早消滅癌症不能總是怪在免疫系統頭上，畢竟身體幾乎每一個細胞都可能發生隨機的基因突變，而突變經常是環境毒素造成的。我念醫學院的時候，有次準備期末考的筆試時看到這個問題：「七十五歲男性，曾在苯胺染料工廠工作，症狀為體重減輕、血尿、腹痛，最有可能的診斷是什麼？」答案有好幾個選項，但受過訓練的我立刻想到與那個工作相關的毒素經常導致膀胱癌。

自救小妙招

人人都對癌症深感恐懼，這種恐懼其來有自。癌症和許多致命疾病大不相同，往往驟然露出突變的面貌，毫無徵兆。雖然癌症幾乎無法預防，但你可以減少一些與生活習慣有關的風險因子。有些風險因子似乎不言自明，但因為和癌症之間的因果關係很明確，所以還是值得詳細說明，說不定能救你一命。

抽菸或許是最糟糕的致癌風險之一，即使只抽一根香菸也會損害你的DNA，有可能觸發癌症。抽菸可能引發的癌症幾乎遍及所有組織和器官，包括胰臟、肝臟、卵巢，甚至還有幾種類型的白血病。電子菸不像菸草那麼歷史悠久，所以暫時很難斷定它與癌症風險之間的關聯，但我們知道有些電子菸的氣體可能含有致癌物。

攝取酒精也與癌症有關，減少飲酒或完全戒酒有很多健康益處。均衡的高纖飲食加上經常運動已證實有助於加強身體的防禦力，良好的睡眠也是。一定要對太陽的威力心存敬畏，這能降低罹患皮膚癌（黑色素瘤）的機率，別忘了擦防曬乳，陰天也一樣。沒有人能對癌症免疫，定期接受健檢，你的身體會感謝你的，可以請家醫科醫生推薦適合你的健檢內容。

在結束這趟免疫系統之旅前，讓我們保持理性，把話說清楚、講明白。免疫系統儘管有缺點，卻仍是相當有用的防禦。微生物如禿鷹般在人類周圍盤旋，如果免疫系統真的一無是處，我們早就被大量的致命微生物消滅殆盡。事實上，免疫系統每天都為你打贏無數戰役，你的免疫系統適應力超強，保證可攔截九九．九%的攻擊。不過，先別急著慶祝，因為剩下的一%差不多是一千萬次攻擊吧！

如果看到這裡你覺得自己很失敗，認為你的身體無所作為、讓你失望透頂，請記住你的身體每天進行 1×10^{11} 次細胞分裂——也就是說，每天成功複製的 DNA 是天文數字——複製一百萬次才出現一次錯誤，而且還能挑出九九．九%的錯誤，實在是太強了。

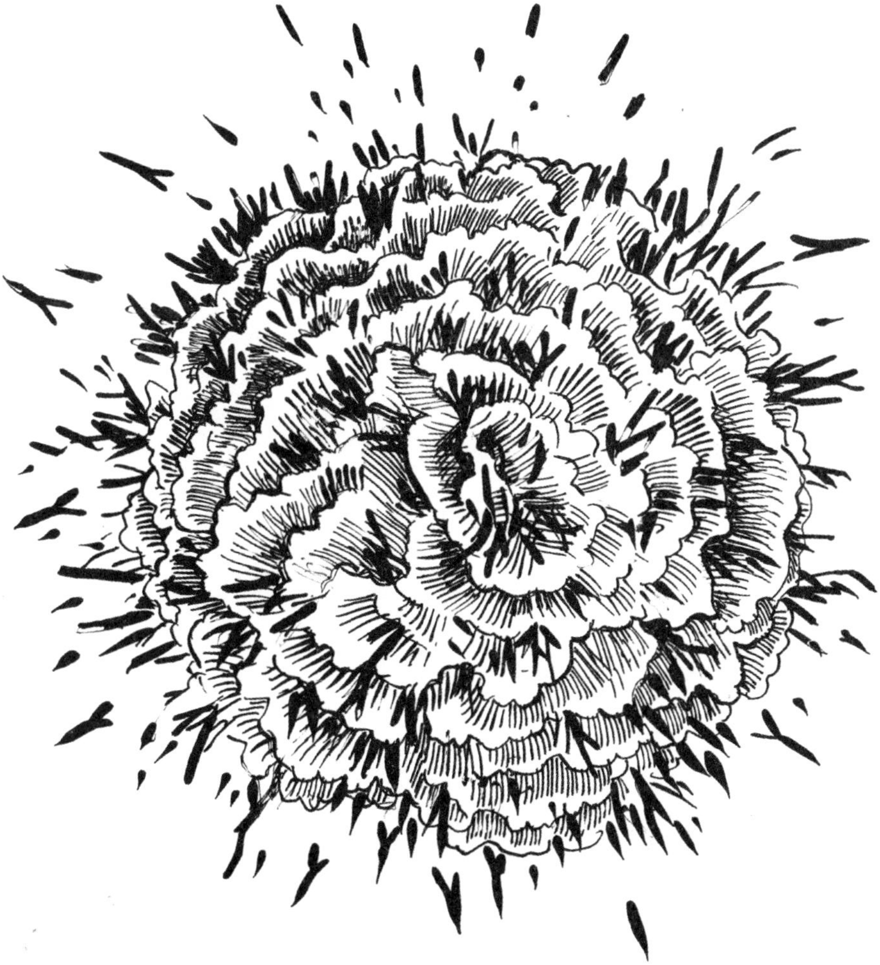

T細胞

健康小撇步

洗澡時用手指清潔肛門可預防不適與疼痛。我指的不是把手指完全插進肛門或體腔做檢查，而是清理一下可能卡住糞便碎屑的縫隙，這件事非常重要。

＊身為外科醫生，我每天都在檢查生鏽的排氣管。當我戴上手套並使用潤滑劑檢查病患時，經常會發現糞便碎屑，這是肛門搔癢症最大的元凶。

＊對多數人來說，肛門搔癢只是小麻煩，但是會陰衛生不佳可能會造成肛門膿腫等感染——基本上就是體內長痘痘，會讓人痛不欲生。

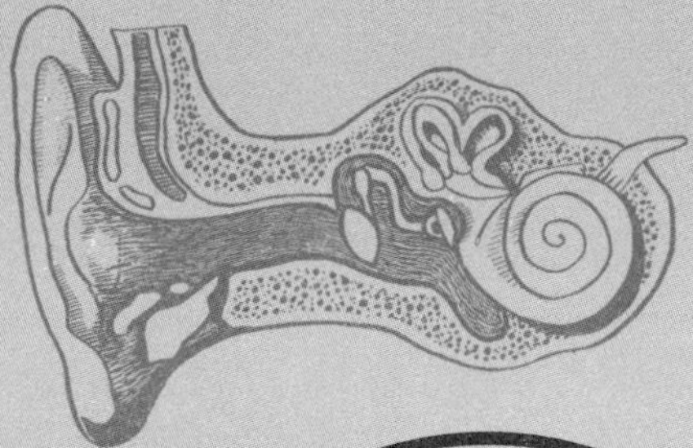

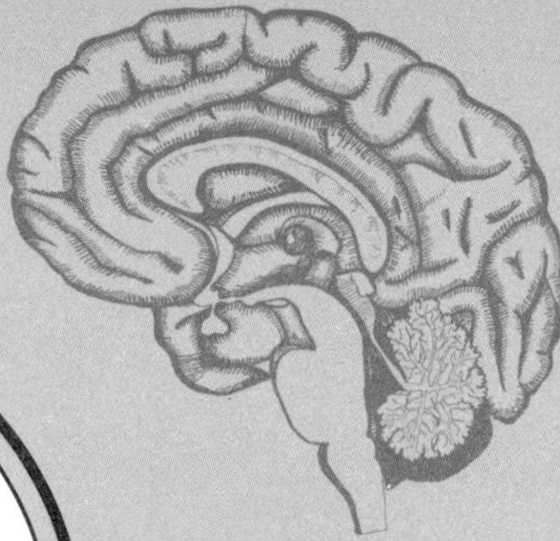

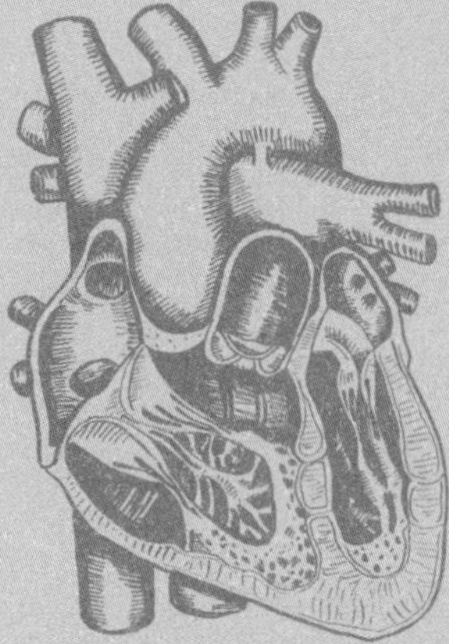

第14章 終須一別

——死亡

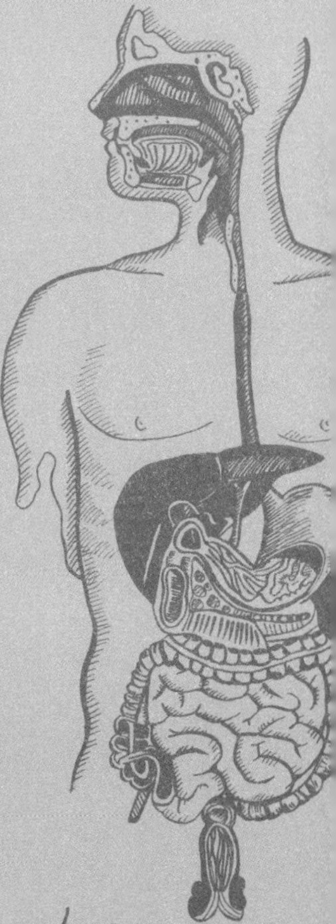

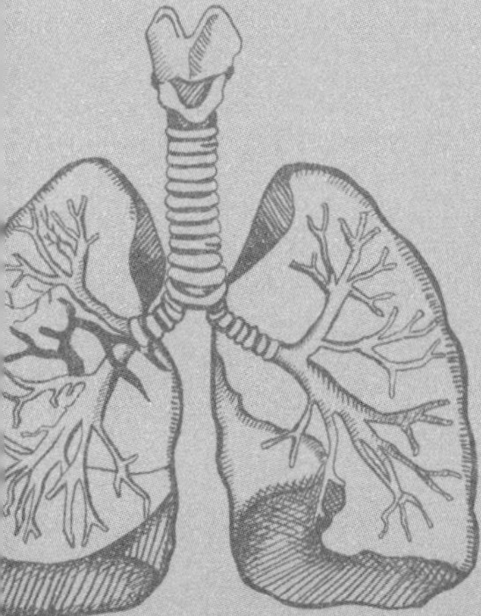

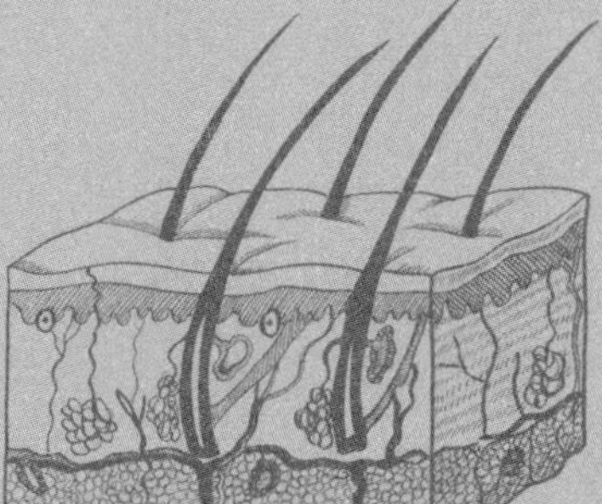

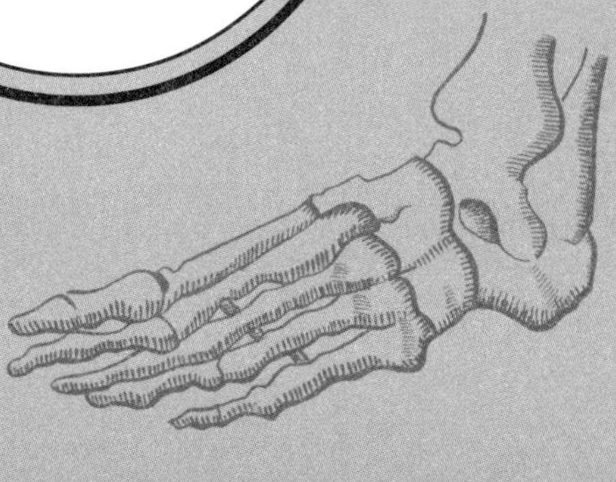

這是我連續第二天值夜班，也可能是第三天。我前不久剛取得醫師執照，但我覺得自己穿著刷手服、脖子上掛著聽診器只是在假扮醫生。呼叫器響起，要我接受一項確認患者死亡的任務，這項任務我之前只有看過，還沒親自做過。那一刻，我肩上的重擔前所未有地沉重。我帶著使命感，態度莊嚴地走上那條陰暗的走廊，走進患者剛剛過世的那間病房，是一位死於肺炎的老太太。

病房裡瀰漫著我從未感受過的寂靜。她的遺體是寂靜的中心點，她面無表情，身上穿著病人服。我看過死人，但我傾身檢查時，她微睜的雙眼似乎與我四目相望。

我提醒自己確認患者死亡的步驟。首先，我用面紙輕觸她的角膜，也就是眼睛的最外層，試著觸發眨眼反射（又稱角膜反射），她毫無反應。接著我用筆燈照她的眼睛，瞳孔毫無動靜，沒有因為變亮而收縮，也沒有因為變暗而放大。我用力捏她肩膀上的斜方肌，然後按壓她的胸骨。

兩項測試都毫無反應。

接下來，我用聽診器聽她的胸腔。我才二十四歲。踏入醫界後，我看過各種死法：九十四歲的女性急救失敗後過世，手術到一半患者心跳停止，解剖實驗室裡浸泡甲醛的無名大體。但這次不一樣。半個小時前，我的患者還在呼吸，她撐不住持續的胸腔感染，悄無聲息地死去。

聽診器聽到聲音，我頓時一驚。但我很快就發現，那是我的手移動時發出的聲音。我拿穩聽診器，只聽到一片令人不安的沉默。我必須用聽診器聽四分鐘，這是規定。這四分鐘裡，我一直在思考這位老太太的人生：她的童年、她的親友，還有她離世前的最後在想些什麼。我不認識她，甚至從未見過她，但那一刻我深深覺得我要對她負責。確認死亡後，我拉起床單蓋住她的遺體，像父母幫小孩蓋被子一樣，然後走出病房。我輕輕關上房門，彷彿不想吵醒她，接著轉身走回忙碌嘈雜的病房。

死亡不一定是失敗。有時候，死亡是自然的結局，因為醫學並非萬能，因為人會生病也會變老。我完成了這項任務，但值班結束前，還有堆積如山的其他任務在等著我。我知道她的離世不僅僅是清單上的一項任務，也是我在職業生涯中持續邂逅的自然力量。有一天，這股力量也會找上我。

長壽的代價

很久很久以前，地球上的人類活個三十年左右就告別俗世、壽終正寢。但過去兩百年來，人類的血肉之軀大幅延長了使用期限。時至今日，三十歲不再是生命的終點，就像人類祖先那樣；三十歲大概是「成年生活」開始的階段。

人類的身體經過疾病（例如傷寒）和自我破壞（例如菸癮）的漫長摧殘，至今仍屹立不搖。農業興起以及與動物一起生活之後，人類開始碰到新的疾病，這是諸多錯誤中的第一個錯誤。後來我們群聚在人口稠密、衛生條件不佳的城市裡，打造出滋生瘟疫的環境。十四世紀的黑死病消滅了三〇%至六〇%的歐洲人口。人類透過衛生措施、疫苗與後來問世的抗生素展開反擊，卻也為壽命延長付出了代價。是的，我們可以活到很老，有機會向下一代追憶美好的年輕歲月，但長壽也使老後的我們面臨癌症、心臟病與中風的風險。

死而復生？

醫生向來對生與死的邊界充滿好奇，一七七四年，這樣的好奇心催生了位於倫敦的皇家人道協會（Royal Humane Society）。這個協會在當時叫做瀕臨溺死者救援協會（Society for the Recovery of Persons Apparently Drowned），成立的目的是發展並散播救命的急救資訊，希望能將瀕死之人從鬼門關前拉回來。

當時口對口人工呼吸被視為粗俗行為，這與菸草灌腸法形成鮮明對比。菸草灌腸的作法是用風箱把菸草的煙灌進垂死之人的肛門裡，在當時是廣為接受的作法，有少數文字紀錄表示菸草灌腸確實有用。從現代醫學角度來看，患者可能是因為肛門被灌進熱風而嚇醒，若果真如此，想必有些患者會當場羞憤而亡。

所幸皇家人道協會也鼓勵比較傳統的治療方式，也就是用電擊的方式讓瀕死之人恢復意識。一七九四年，協會的一份報告描述了一個名叫蘇菲亞．葛林希爾（Sophia Greenhill）的孩子從二樓窗戶墜落，在施加胸部電擊後被救活。

信不信由你，電在醫學上的應用可追溯至古代：古羅馬醫生利用電鰩產生的電擊治病，例如頭痛、痛風和脫肛。人類一直到了十八世紀才有能力控制電力。

義大利醫生路易吉．伽伐尼（Luigi Galvani）是證實電力能夠刺激屍體動作的諸多先驅之一。這裡說的屍體是青蛙，（還）不是人類。他把電線接在青蛙屍體的神經和肌肉上，通電後青蛙的四肢劇烈抽搐。他的外甥喬凡尼．阿爾迪尼（Giovanni Aldini）把這些挑戰死亡的實驗提升到另一個境界。這件事要從一八〇三年一個寒冷的早晨說起，犯下謀殺罪的喬治・福斯特（George Forster）在倫敦的紐蓋特監獄被執行絞刑。在他嚥下最後一口氣的幾秒鐘後，他的遺體被快速送往倫敦皇家外科醫學院（Royal College of Surgeons），放在手術室中央一塊長長的石板上。阿爾迪尼在旁邊來回踱步。他手裡拿著的兩根金屬線通往金屬板搭建的高柱，是當時最接近現在小小的鋰電池的東西。圍觀者緊張的竊竊私語逐漸平息，阿爾迪尼用兩根電線觸碰遺體的太陽穴，然後通電。

福斯特的臉劇烈抽搐，左眼猛然睜開。人群驚呼著倒退。阿爾迪尼微笑不語，平靜地鬆開電線，遺體恢復靜止。接著他把一根電線放在遺體的耳朵上，另一根插進肛門（這麼做在當時顯然完全沒問題，但口對口人工呼吸卻很淫穢）。電線的另一端接上閃亮的金屬柱並通電後，遺體的雙腿猛踢，背部拱起，緊握的右拳用力揮向空中。儘管阿爾迪尼無法讓遺體的心臟恢復跳動，但許多旁觀者認為自己見證了一場奇蹟。其實只要移開電線，遺體會再次死氣沉沉。

這場戲劇性的展示成了轟動歐洲的新聞，年幼的瑪麗・雪萊（Mary Shelley）很可能聽說過阿爾迪尼的電擊實驗，十三年後寫下舉世聞名的小說《科學怪人》（*Frankenstein*）。

「生命火花」實驗令人印象深刻，也造就了十九世紀最具影響力的文學作品之一。但背後的科學原理有多可靠呢？信不信由你，它比你以為的還要科學得多。伽伐尼與他野心勃勃的外甥的研究，為研究電對生物發揮的關鍵作用打開了一扇門。你的每個動作與想法、心跳，甚至意識本身都以電為動力。在某些人身上，尤其是動過手術或心臟病發作後，這些信號會變得不同步。這可能會導致心跳太快或太慢，或是失去明確的節奏。碰到這樣的情況，患者可能需要裝心律調節器，將這個小小的裝置植入胸腔，它會發送電信號提醒心臟正常跳動。伽伐尼在許多方面都算是個有遠見的人，因為我們現在使用去顫器電擊臨床上已死亡的人，進行急救。電是生命的本質，少了電，生命一片黑暗。

為死亡做好準備

許多人揮霍生命，彷彿自己永生不死。抗老化已成為熱門的商業活動，毫無疑問地，我們想從身體裡榨取每一滴生命力。可是，因為死亡看似遙不可及，我們談論死亡的詞彙變得抽象而委婉。

我知道我的專業領域可能有點特殊。我的工作是延長生命，但死亡有時候會占上風。屍體在我工作的地方司空見慣，就像辦公室裡的飲水機一樣，差別是休息時間我們不會站在屍體旁邊聊八卦。但如果我值班時碰到患者死去，已經不會像第一次那樣受到震懾。

雖然我對死亡有長期、深刻的個人體驗，但我知道多數人從來沒看過屍體。我認為這讓我們更難面對死亡，無論是自己即將走到生命終點，還是其他人的時日所剩無多。我們甚至創造了一整套語彙來委婉描述死亡。避諱「死」或「亡」，改說「去世」、「安息」、「前往西方極樂世界」，彷彿暗示著彼岸有什麼正在等待我們。這些詞彙就像軟化劑，讓「死」這件事變得不那麼尖銳，但有時反而強化了它的禁忌形象。

分解與循環是身體的必然結局，面對這個事實很重要。生命的盡頭，是那個巨大的綠色垃圾桶。如果我們想以自由的心態面對這個主題，就不可以逃避它。尊重死亡，不代表不能幽默看待死亡，我們必須面對事實才能接受事實。

死亡是現實，避而不談可能有害。想想一味封禁會發生什麼事，例如美國禁酒時期的酒精、大麻，還有英國一九八〇年代的同志男團法蘭基去好萊塢（Frankie Goes to Hollywood）。大眾對死亡的需求不會消失，因為人類的身體有保存期限是生物學的事實。我們只能選擇要不要坦然接受，與必然會發生的事和平共處——無論發生於何時。

自救小妙招

無論你是身強體健，還是罹患絕症，討論死亡都出乎意料地令人心安。原本避諱的事變成日常交談的主題，圍繞著死亡的恐懼與未知因此煙消雲散。事實上，接受這個主題能帶來心靈的平靜，無論是親友在知道時間不多的時候進行重要的討論，還是實際參與決策過程，自己掌控生命的最後一個篇章（例如立遺囑，或是選擇瀕死的時候不要急救）。

什麼時候才算真的死了？

別忘了我是一位醫生，我認為死亡有兩種：臨床死亡與生物死亡。

臨床死亡指的是停止呼吸，而且血液停止流動，這樣已經死得差不多了，但是在某些情況下，臨床死亡是可逆轉的。以奧德莉・舒曼（Audrey Schoeman）為例，這名英國女性在西班牙的庇里牛斯山脈健行時，碰到暴風雪而出現嚴重的失溫，她臨床死亡了六個小時後才恢復意識。還有一個例子是波蘭的九十一歲婦人賈妮娜・科爾基維茨（Janina Kolkiewicz），她在殯儀館的冷凍櫃裡躺了十一個小時，然後突然甦醒，抱怨她很冷而且想吃鬆餅。

其實臨床死亡後心臟功能自動恢復的例子不算少，這種現象甚至有個名字：拉撒路症候群（Lazarus syndrome）。不可思議的是，以這種方式起死回生的人之中，三五%都能恢復正常健康的生活狀態。

若不考慮臨床死亡的恐怖故事，我們如何判斷一個人真的已經死透了呢？這與第二種死亡有關：生物死亡，也就是患者的大腦活動完全停止。一旦腦死就沒救了。

聽起來似乎死得很徹底，但腦死患者可能依然保有身體功能，只是運作得比較差。腦死患者的心臟仍可持續跳動好幾個小時，甚至好幾天。曾有一名孕婦在腦死後靠維生設備活了一百一十七天，讓腹中胎兒能在子宮裡繼續發育。到了懷孕第三十四週，在大量的醫療輔助下，一個健康的女嬰透過剖腹產誕生，死亡的悲劇中孕育出新生命。

反過來也一樣，心臟停止跳動後，大腦活動也可能持續一段時間。研究這樣的大腦活動可幫助我們了解，一個人嚥下最後一口氣之後，大腦裡發生了什麼事。第一個死後大腦仍有活動的證據是偶然發現的，一位八十七歲的男性在接受連續腦電圖（continuous EEG）監測時心臟病發作。他的心跳停止後，EEG顯示他的大腦仍在活動。更有趣的是，這些腦波和我們在作夢或提取記憶時一樣。這表示在監測顯示活動停止之前，這名男性生前的最後時刻很可能真的看到了人生走馬燈。

儘管我們很想在生與死之間畫一條明確的界線，現實卻不是如此單純。死亡不是一瞬間的事，而是一個漸進的過程，可能持續數小時，甚至長達數天。

死了以後會怎樣？

這是個老生常談的問題。若不考慮哲學或科幻的範疇，只從生理的角度來看，你死掉以後，你的身體會開始把自己當成大餐。過去熱心幫助你的細菌和酶現在反過來吞噬你，由內而外慢慢消化你。這個想法很恐怖，但總比你活著的時候被生吞活剝好吧。這些迷你的肉食者是如何受控制的呢？答案是生命的基本要素之一：血液。

血液運輸氧和養分給細胞，同時偷偷帶走廢物，所以你活著的時候，你的身體受到的服務還不錯。你死掉之後，血液不再流動，細胞因此失去氧和養分，廢物也開始累積，酸鹼值急遽下降。你可以把酸鹼值想像成電圍籬，把細胞裡的野獸（也就是酶）關在細胞裡。酸鹼值下降後，細胞膜失去作用，野獸紛紛逃出。

你死掉以後，細胞膜失效，酶先把細胞洗劫一空，然後展開一個叫做自溶作用的消化過程。在含有很多酶的器官裡，自溶作用發生特別快速猛烈，例如胰臟、胃和肝臟，但最終你身體裡的每一個細胞都逃不過被吞噬的命運。活著的人可以親眼觀察這個過程。屍僵是死後最令人不安的現象之一，屍體的肌肉因為內部化學改變而變硬。這個過程可能長達十二小時，是病理學家判斷死亡時間的重要工具。在那之後肌肉會再次放鬆，原因是酶已開始消化肌肉結構。這是屍體分解的一個階段，接下來會愈來愈噁心。

緊接著登場的是細菌洪流，數量非常龐大。你體內的細菌數量原本就超過構成身體的細胞。你活著的時候，免疫系統會把這些「囚犯」控制得很好。獄警卸下職務後，囚犯肆意橫行。在沒有對手壓制的情況下，它們開心享用酶預先準備好的大餐。這個過程叫做腐敗，細菌吞食你的組織，並釋放帶有惡臭的氣體，例如甲烷，氣體會讓屍體腫脹變形。到了這個時候，不是醫學專家也能判斷你已經死了。

為科學捐軀

要是你真的死透了，無論如何不會復活，我為你的離世感到遺憾。可是別害怕，如果你不想分解腐爛或是被送進火葬場，也可以選擇把遺體捐獻給醫學，我們會好好照顧你的。

我們知道死亡伴隨著大量的悲傷、創傷與失落，這是人性的一部分。但與此同時，人類這個物種仍在進步，逝者的遺體還有很多知識能傳承給我們。捐贈的遺體讓醫學生、受訓的外科醫生，甚至至資深的外科醫生有機會練習並掌握專業技能，從簡單的人體結構到複雜的腸癌手術都有幫助。

救救他人

嚴格說來，做為一個死人，你已經沒什麼好救的了。不過，在你放下這本書之前，如果你對捐贈遺體給醫學院有興趣，可以找你的家醫科醫生討論登記捐贈的事。雖然不是每個人都願意，但我可以肯定地說，少了善良的人當大體老師，我不可能成為一名醫生，更不可能成為外科醫生。

最後補充一點：雖然我提供的資訊都來自科學、醫學與個人的行醫經驗，但老實說，這些資訊難保將來不會被證實有誤。許多年後醫學更加進步，或許這本書的內容會顯得很可笑。人體仍有許多尚未解開的謎團，人體固有的殺傷力也有很多問題尚待解決。想一想人類花費多少時間休息、修復、長期保養跟擦屁股，就能明白美好的時刻為什麼因此更顯珍貴。

不要忘記你是一個奇蹟。一堆太空塵埃被拋進無垠的宇宙，落在一顆溫暖的岩石上，演化出地球的單細胞生物。經歷過一次又一次的錯誤，對抗了無數逆境，好不容易才演化出今日的你。因此，儘管你在名為人類的這部巨作中只扮演一個小角色，而且必須承受身體的怪癖、退化的特性與隨機的突變，我還是要鼓勵你好好享受生活在地球上的時光。畢竟你是人類，而不是一隻不小心把有毒的食物帶回蟻窩、殺死蟻群和蟻后的小螞蟻。這麼一想，人生其實也沒那麼糟糕。

延伸閱讀

- Alcock, Joe and Maley, Carlo C. (2014) 'Is eating behavior manipulated by the gastrointestinal microbiota? Evolutionary pressures and potential mechanisms', *BioEssays*, 36 (10): 940–949.
- Balbag, M. A., Pedersen, N. L. and Gatz, M. (2014) 'Playing a musical instrument as a protective factor against dementia and cognitive impairment: a population-based twin study', *International Journal of Alzheimer's Disease*, 2014.
- Callewaert, Chris et al. (2016) 'Towards a bacterial treatment for armpit malodour', *Experimental Dermatology*, 26 (5): 388–391.
- Darrington, Mike et al. (2022) 'Characterisation of the symbionts in the Mediterranean fruit fly gut', *Microbial Genomics*, 8 (4).
- Dutheil, Frédéric et al. (2021) 'Effects of a short daytime nap on the cognitive performance: a systematic review and meta-analysis', *International Journal of Environmental Research and Public Health*, 18 (19).
- Feldman, Jack L. et al. (2003) 'Breathing: rhythmicity, plasticity, chemosensitivity', *Annual Review of Neuroscience*, 26: 239–66.
- Gulevich G., Dement W. and Johnson, L. (1966) 'Psychiatric and EEG observations on a case of prolonged (264 hours) wakefulness', *Archives of General Psychiatry*, 15: 29–35.
- Johnson L. C., Slye E. S. and Dement W. (1965) 'Electroencephalographic and autonomic activity during and after prolonged sleep deprivation', *Psychosomatic Medicine*, 27: 415–423.
- Kresser, C. (2019) 'Do gut microbes control your food cravings?' www. chriskresser.com, 24 October 2022.
- Lam, Y. Y. (2017) 'Are the gut bacteria telling us to eat or not to eat? Reviewing the role of gut microbiota in the etiology, disease progression and treatment of eating disorders', *Nutrients*, 9 (6): 602.
- Lennon, Matthew J. et al. (2023) 'Lifetime traumatic brain injury and cognitive domain deficits in late life: the PROTECT-TBI Cohort study', *Journal of Neurotrauma*, 40: 13–14.

- Lovato, Nicole and Lack, Leon (2010) 'The effects of napping on cognitive function', *Progress in Brain Research*, 185: 155–166.
- Marshall, B. J. and Warren, J. R. (1984) 'Unidentified curved bacilli in the stomach of patients with gastritis and peptic ulceration', *Lancet*, 323 (8390): 1311–1315.
- Piccolino, Marco (2006) 'Luigi Galvani's path to animal electricity', *Comptes Rendus Biologies*, 329: 303–318.
- Sikirov, Dov (2003) 'Comparison of straining during defecation in three positions: results and implications for human health', *Digestive Diseases and Sciences*, 48 (7): 1201–1205.
- Sun, L. J. et al. (2020) 'Gut hormones in microbiota-gut-brain cross-talk', *Chinese Medical Journal*, 133 (7): 826
- Tandy, Vic and Lawrence, Tony R. (1998) 'The Ghost in the Machine', *Journal of the Society for Psychical Research*, 62 (851).
- Trevelline, Brian K. (2022) 'The gut microbiome influences host diet selection behavior', *PNAS*, 119 (17).
- Truett, J. et al. (1967) 'A multivariate analysis of the risk of coronary heart disease in Framingham', *Journal of Chronic Diseases*, 20 (7): 511–524.
- Yang, Patricia J. et al. (2017) 'Hydrodynamics of defecation', *Soft Matter*, 13: 4960–4970.
- Zampini, Massimiliano and Spence, Charles (2005) 'The role of auditory cues in modulating the perceived crispness and staleness of potato chips', *Journal of Sensory Studies*, 19: 347–363.

謝詞

我這輩子遇到的每一個人，都以某種方式影響了我對世界的看法以及我對生命的詮釋……因此我要感謝每一個曾與我互動的人，即便只是短暫的互動。

感謝喜歡我的網路影片的人——是你們給我機會放下手術刀，拿起筆來寫作。這本書得以問世，是你們的功勞。

最後，不提到父母可就太不負責任了。孩子真的有辦法感激父母嗎？親恩難道不是難以償還的債，只能用愛與真情來回報嗎？

謹以這封半正式的感謝信獻給各自為我提供一半遺傳資訊的父母，謝謝你們讓我在充滿鼓勵、重要回饋、堅定的各種支持與無條件的愛的環境裡長大。

（P.S. 也謝謝我的狗狗影子〔Shadow〕，牠是一隻七十公斤的黑色巨獸……我沒有忘記你唷，謝謝你總是在我快要陷入無聊的深淵時拉我一把。）

國家圖書館出版品預行編目（CIP）資料

這本書可能會救你一命：抖音最受歡迎外科醫師直指人體設計缺陷，科學認證的求生攻略／卡蘭·拉詹（Karan Rajan）著；駱香潔譯 . -- 初版 . -- 新北市：方舟文化，遠足文化事業股份有限公司，2025.04

304 面；17×23 公分 . --（醫藥新知；31）

譯自：This book may save your life : everyday health hacks to worry less and live better.

ISBN 978-626-7596-61-6（平裝）

1. CST：保健常識　2. CST：健康法
3. CST：人體生理學

411.1　114001809

醫藥新知 0031

這本書可能會救你一命

抖音最受歡迎外科醫師直指人體設計缺陷，科學認證的求生攻略

This Book May Save Your Life: Everyday Health Hacks to Worry Less and Live Better

作　　者　卡蘭・拉詹
譯　　者　駱香潔
封面設計　江孟達工作室
內頁設計　Atelier Design Ours
內頁排版　吳思融
主　　編　錢滿姿
行銷主任　林舜婷
總 編 輯　林淑雯

出 版 者　方舟文化／遠足文化事業股份有限公司
發　　行　遠足文化事業股份有限公司（讀書共和國出版集團）
231 新北市新店區民權路 108-2 號 9 樓
電話：（02）2218-1417
傳真：（02）8667-1851
劃撥帳號：19504465
戶名：遠足文化事業股份有限公司
客服專線　0800-221-029
E-MAIL　service@bookrep.com.tw
網　　站　www.bookrep.com.tw
印　　製　呈靖彩藝有限公司
法律顧問　華洋法律事務所　蘇文生律師
定　　價　460 元
初版一刷　2025 年 4 月
初版二刷　2025 年 11 月

方舟文化官方網站　方舟文化讀者回函